JN049059

新・社会福祉士シリーズ **16**

# 貧困に対する支援

福祉臨床シリーズ編集委員会編

責任編集＝ 伊藤秀一

弘文堂

# はじめに

　本書は、前版の『低所得者の支援と生活保護制度』の内容をベースとして、2019（令和元）年度に改正された社会福祉士・精神保健福祉士養成カリキュラムに合わせて『貧困に対する支援』のテキストとして編集したものである。前版刊行後の動向のフォロー（生活保護法や生活困窮者自立支援法、子どもの貧困対策法の一部改正など）や最新の統計データ等の更新を基本に改訂がなされているものの、今回の改訂ではこれまでのシラバスとの対比で言えば公的扶助制度のいわば前提となる貧困論や貧困観などの比重が大きくなっている。本書でもそれらに対応するべく近年の貧困問題の広がりを踏まえ、新たに加筆している。

　翻って、本シリーズは2001（平成13）年に出版され、その後、書名の変更や版を重ね、刊行されてからすでに20年以上の月日が経過した。この間、貧困認識・意識の貧困、法理念と現実とのギャップ、セーフティネットの脆弱性などの公的扶助の従前から連続しているともいえる問題性を指摘してきたが、これらは依然として今日なお継続されたまま推移しているように思える。

　近年の動向を振り返ると、貧困や格差が拡大する中、一方で子どもの貧困や生活困窮者・非正規雇用者の増大等が可視化されてきた。しかしながら、他方では自己責任、自助が優先され、生活保護基準の引き下げに見られるように抑制という方向での施策が進んでいる。

　今日、コロナ禍での貧困問題があぶり出され、誰もが生活困窮に直面しうることを学んでいる。こうした状況下で公助の要である生活保護は以前にも増してその重要性と必要性が改めて問われていると言わねばならない。貧困に対応する最低生活保障は一時的な給付等での対応に終始することなく、確固とした岩盤を構築していかねばならないことをこのコロナ禍からの教訓にできたらと思う。

　最後に、読者諸氏には本書から公的扶助を中心とした内容を学ぶ上で根幹とも言うべき貧困に対する認識をはじめ、生活保護が権利として成立してきた歴史的経緯や、お恵みから権利へという発展方向を踏まえた生活保護の重要性に留意して、大局的な見地からの関心を持ってほしいと願っている。

2022年1月

責任編集　伊藤秀一

# 目次

# 第4章　貧困に対する法制度①―生活保護法― …………………… 65

# 貧困に対する支援 (30時間)〈2021年度からのシラバスと本書との対応表〉

| シラバスの内容　ねらい |
| --- |

①貧困や公的扶助の概念を踏まえ、貧困状態にある人の生活実態とこれを取り巻く社会環境について理解する。
②貧困の歴史と貧困観の変遷について理解する。
③貧困に係る法制度と支援の仕組みについて理解する。
④貧困による生活課題を踏まえ、社会福祉士としての適切な支援のあり方を理解する。

| 教育に含むべき事項 | 想定される教育内容の例 | | 本書との対応 |
| --- | --- | --- | --- |
| 大項目 | 中項目 | 小項目（例示） | |
| ①貧困の概念 | 1 貧困の概念 | ●絶対的貧困、相対的貧困、社会的排除、社会的孤立 等 | 第1章1節 |
| | 2 公的扶助の意義と範囲 | ●公的扶助の意義（生存権、セーフティーネット、ナショナルミニマム）<br>●公的扶助の範囲（狭義、広義） | 第1章2節 |
| ②貧困状態にある人の生活実態とこれを取り巻く社会環境 | 1 貧困状態にある人の生活実態 | ●健康<br>●居住<br>●就労<br>●教育<br>●社会関係資本 | 第2章1節 |
| | 2 貧困状態にある人を取り巻く社会環境 | ●経済構造の変化<br>●家族、地域の変化<br>●格差の拡大<br>●社会的孤立 | 第2章2節 |
| ③貧困の歴史 | 1 貧困状態にある人に対する福祉の理念 | ●人権の尊重<br>●尊厳の保持<br>●貧困、格差、差別の解消 | 第3章1節 |
| | 2 貧困観の変遷 | ●スティグマ<br>●貧困の測定<br>●貧困の発見 | 第3章2節 |
| | 3 貧困に対する制度の発展過程 | ●救貧制度（日本、諸外国）<br>●生活保護法<br>●ホームレスの自立の支援等に関する特別措置法<br>●子どもの貧困対策の推進に関する法律<br>●生活困窮者自立支援法 | 第3章3節 |
| ④貧困に対する法制度 | 1 生活保護法 | ●生活保護法の原理原則と概要<br>●生活保護制度の動向<br>●最低生活費と生活保護基準<br>●福祉事務所の機能と役割<br>●相談支援の流れ<br>●自立支援、就労支援の考え方と自立支援プログラム<br>●生活保護施設の役割 | 第4章 |
| | 2 生活困窮者自立支援法 | ●生活困窮者自立支援法の理念と概要<br>●生活困窮者自立支援制度の動向<br>●自立相談支援事業と任意事業<br>●生活困窮者自立支援制度における組織と実施体制<br>●相談支援の流れ | 第5章 |

| 教育に含むべき事項 | 想定される教育内容の例 | | 本書との対応 |
|---|---|---|---|
| 大項目 | 中項目 | 小項目（例示） | |
| | 3 低所得者対策 | ● 生活福祉資金貸付制度<br>● 無料低額診療事業<br>● 無料低額宿泊所<br>● 求職者支援制度<br>● 法律扶助<br>● 低所得者への住宅政策と住居支援 | 第6章1節 |
| | 4 ホームレス対策 | ● ホームレスの自立の支援等に関する特別措置法の概要<br>● ホームレスの考え方と動向<br>● ホームレス支援施策 | 第6章2節 |
| ⑤貧困に対する支援における関係機関と専門職の役割 | 1 貧困に対する支援における公私の役割関係 | ● 行政の責務<br>● 公私の役割関係 | 第7章1節 |
| | 2 国、都道府県、市町村の役割 | ● 国の役割<br>● 都道府県の役割<br>● 市町村の役割 | 第7章2節 |
| | 3 福祉事務所の役割 | ● 福祉事務所の組織<br>● 福祉事務所の業務 | 第7章3節 |
| | 4 自立相談支援機関の役割 | ● 自立相談支援機関の組織<br>● 自立相談支援機関の業務 | 第7章4節 |
| | 5 その他の貧困に対する支援における関係機関の役割 | ● 社会福祉協議会<br>● ハローワーク、地域若者サポートステーション<br>● 民間支援団体 等 | 第7章5節 |
| | 6 関連する専門職等の役割 | ● 精神保健福祉士、医師、保健師、看護師、理学療法士、作業療法士 等<br>● 介護支援専門員、サービス管理責任者 等<br>● ハローワーク就職支援ナビゲーター 等<br>● 教諭、スクールソーシャルワーカー 等<br>● 弁護士、保護観察官、保護司 等<br>● 民生委員、児童委員、主任児童委員<br>● 家族、住民、ボランティア 等 | 第7章6節 |
| ⑥貧困に対する支援の実際 | 1 社会福祉士の役割 | | 第8章1節 |
| | 2 貧困に対する支援の実際（多職種連携を含む） | ● 生活保護制度及び生活保護施設における自立支援、就労支援、居住支援<br>● 生活困窮者自立支援制度における自立支援、就労支援、居住支援<br>● 生活福祉資金貸付を通じた自立支援<br>● 多機関及び多職種、住民、企業等との連携による地域づくりや参加の場づくり | 第8章2節 |

注）この対応表は、厚生労働省が発表したシラバスの内容が、本書のどの章・節で扱われているかを示しています。
　　全体にかかわる項目については、「本書との対応」欄には挙げていません。
　　「想定される教育内容の例」で挙げられていない重要項目については、独自の視点で盛り込んであります。目次や索引でご確認ください。

# 第1章　貧困概念と公的扶助の役割

貧困を貧困として認めない社会に貧困対策が生まれるはずはなく、貧困理解は、公的扶助を学ぶ上で欠かすことはできないのである。本章ではまず貧困概念の変遷をもとに貧困理解を進めた上で、貧困問題への対応策としての公的扶助の制度的位置や役割などを学ぶ。

## 1

貧困概念を歴史的観点から①絶対的貧困、②相対的貧困、③現代的貧困の代名詞ともいわれ、社会的孤立という今日的な特徴をもつ社会的排除の順に見ていく。

## 2

貧困・低所得問題への対応として広く社会保障制度を概観した上で、公的扶助の特徴・範囲、制度的位置と役割・機能を説明する。

# 1. 貧困概念の変遷

　貧困はしばしば単純にわれわれの生活を支える基礎的ニーズの不足あるいは欠如であるといわれる。また、社会通念的に日常的な生活資糧の欠乏状態として理解されてきた。しかし何が基礎的ニーズであり、またどの程度の充足で十分なのか、その答えは必ずしも一義的に決められるものではない。それは、貧困が時代や社会によってそのあらわれ方を異にするからである。これまで欧米社会を中心に多くの研究者が貧困を把握するためにさまざまなアプローチを試みてきているが、今なお、貧困概念については論争の的となっているのが現状である。本節では貧困概念を歴史的観点から①絶対的貧困、②相対的貧困、③社会的排除の順に見ていくことにしたい。

## A. 貧困の原型と絶対的貧困

　貧困問題を個人の責任においてではなく、社会が予防し、解決しなければならない問題、すなわち社会問題として捉え、社会的対策の必要性を訴える契機となったものに 19 世紀末イギリスで行われた貧困調査がある。なかでも、**ブース**のロンドン調査と**ラウントリー**のヨーク調査は有名である。まずはその頃の貧困を見ていこう。

　「老朽化した悪臭の漂う木賃宿の各部屋には一家族、しばしば二家族をさえいれる。1 つの穴倉には父母と 3 人の子供と 4 匹の豚が！　他の部屋では、不道徳な目的でその部屋を貸すために、夕方になると子供たちを街道に追い出す母親がいる。だが、これらの子供たちはどこかにかくれ場所をえられない場合にはひそかにはい上がってくる。」[(1)]

　ここにわれわれは政策対象としての貧困の原型を見るといってよいであろう。貧困がいかに悲惨であり、人間性を蝕んでしまうかを象徴的に明示している。上述したブースの影響を受けて、実業家であったラウントリーは、自分の故郷であるヨーク市で調査を行い、その結果を 1901 年に『**貧困―都市生活の研究**』として発表した。その中で、ラウントリーは、ブースの提起した貧困線の概念をより明確にし、貧困を「**第 1 次貧困**」と「**第 2 次貧困**」に区別している。前者は「その収入がいかに賢明にかつ注意深く消費されても単なる肉体的能率（健康や労働力を意味する）を維持する

ブース
Booth, Charles James
1840–1916

ラウントリー
Rowntree, Benjamin
Seebohm
1871–1954

『貧困―都市生活の研究』
原著：Rowntree, B.S.
*Poverty, A Study of Town
Life*, Macmillan and Co.,
1901

のに必要な最小限度にも満たない生活水準」であり、後者は、第1次貧困と同様に貧困の打撃を受けている世帯ではあるが「その収入の一部を、飲酒とか賭博など他の支出に向けない限り、単なる肉体的な能力を維持することのできる生活水準」である。ラウントリーは主として第1次貧困に関心を寄せたが、これは端的に食えるか食えないかが問題とされる貧困であった。

第1次貧困の内容は、主として、肉体的能率を維持するのに必要なカロリー、たんぱく質、脂肪などに基づく栄養基準による飲食物を市価で算出して、貧困線を設定した。これは絶対量としての栄養所要量を基本としているので**絶対的貧困**と呼ばれている。生理学・栄養学的視野の導入こそがラウントリーの調査を「科学的」に画期的ならしめたものではあったが、人間のいわば生物としての「生存」を基準に貧困を固定的に捉える考え方に基づいているといえよう。なお、ラウントリーの第2回貧困調査（1936年）は前回が単に動物的生存で弁護の余地のない低さであるとし、時代の推移を反映させて実質的に引き上げた。その貧困線以下は総人口に対して17.7％（対労働者世帯に対する貧困世帯31.1％）となっている。さらに第3回調査（1950年）では、総人口のわずか1.66％（労働者世帯の2.77％）であった。ラウントリーは、約50年の間に3回にわたって調査を実施し、第1、2回目についてはその貧困率の高さに驚き、第3回調査の1.66％については、逆に貧困は解消したと福祉政策の成果を謳歌し、楽観的であった[2]。

## B. 貧困の再発見と相対的貧困

時代が進み、第2次世界大戦後、いわゆる先進諸国は経済的に繁栄し、漸次拡充されつつある社会保障制度のもとで「豊かな社会」を創出することになる。貧困はもはや過去の問題であり、基本的に解消したかのような見解が支配的になりつつある1960年代には、英米両国はともに、ほとんど時期を同じくして、貧困意識の改革が行われ、見逃されていた戦後の繁栄のかげに隠れている貧困を取り上げ、改めて、貧困への関心を呼び覚ますことになった[3]。

アメリカでは**ハリントン**が著した『**もう一つのアメリカ─合衆国の貧困**』により、旧来の人種、老齢、スラムなどの貧困に加えて、3種の新しい貧困（技術進歩に追いつけない非熟練労働者、アルコール中毒などによる社会的脱落者、農業革新からはみ出す農業労働者）が「再発見」されている。イギリスでも**エーベル－スミス**と**タウンゼント**の『**貧困者と極貧**

ハリントン
Harrington, Michael
1928-1989

『もう一つのアメリカ─
合衆国の貧困』
原著：Harrington, M.
*The Other America :
Poverty in the United
States,* Macmillan, 1962

エーベル－スミス
Abel-Smith, Brian
1926-1996

タウンゼント
Townsend, Peter
1928-2009

『貧困者と極貧者』
原著：Abel-Smith, B.
and Townsend, P. *The
Poor and the Poorest,* G.
Bell and Sons, 1965

ワーキングプア
working poor

者』により、今日わが国で注目されている**ワーキングプア**（働く貧困層）が取り上げられ、完全就労者世帯の3分の1以上が貧困線以下に属し、加えて貧困人口の約3割が児童であると指摘している。

これらの「**貧困の再発見**」は当時の貧困対策を進めると同時に、特にイギリスにおいては社会保障制度改革を導くことにもなった。再発見された貧困概念は、絶対的貧困に対して**相対的貧困**と呼ばれるもので、「豊かな社会」においてその当該社会の大多数の生活との比較で貧困を捉える考え方をいう。

相対的剥奪
relative deprivation

こうした考え方を発展させて、**相対的剥奪**の概念を提唱したのが先のタウンゼントであった。タウンゼントによると、「個人、家族、諸集団は、その所属する社会で慣習になっている、あるいは少なくとも広く奨励または是認されている種類の食事をとったり、社会的諸活動に参加したり、あるいは生活の必要諸条件や快適さを得るために必要な生活資源を欠落しているとき、全人口のうちで貧困の状態にある」とされる[4]。

デプリベーション
deprivation

**デプリベーション**とはあるべき状態から剥奪されている、それだけ生活権が奪われているという意味である。それは権利として回復されねばならないという考え方に立つ貧困であるといってよい。生活様式の多様化のもとに貧困が多面的であり、多くの面では充分に一定の生活水準に達しながら単に住宅の面だけで困窮しているとか、もっと極端な場合、外見ではどこから見ても貧困が認められないのにその飲食物は生存線（貧困線）以下である、などがその例であるといってよい。また、貧困概念に相対的視点を導入したことを踏まえれば、ある貧困な社会よりもある裕福な社会のほうがかえって貧困者が多いということもありうる。さらに経済成長が長期に及ぶ産業先進社会ではかえって、貧困率が上昇する場合もあろう。タウンゼントが調査に用いた貧困の指標は多様であり60種に上っている。それは食事、被服、光熱、住宅設備、住居条件、就業（厳しさ、安全、快適さ、福利）、健康、教育、環境、家族関係、休養娯楽、社会関係に大別される。これらを調査実施の便宜上、12種に要約して使用したのが本書の**表3-3-1**である。成人と児童の適用の互換なども行っている。

タウンゼントの12の剥
奪指標
➡ p.53　第3章3節A.
[5] 参照。

このように、絶対的貧困との対比でいえば、相対的剥奪概念には、衣食住といった基本的ニーズだけでなく、社会生活上の非貨幣的な次元におけるニーズも含まれており、貧困概念の拡大化、多様化が進められている。近年では、ヨーロッパ諸国を中心に、こうした剥奪概念の延長として、また貧困に代わる用語として社会的排除という概念が注目を集めている。

# C. 社会的排除と福祉需要

　前述した貧困概念と区別して**社会的排除（ソーシャル・エクスクルージョン）**という概念が先進各国でともに用いられるようになった背景には、近年の経済の急激なグローバリゼーションやポスト工業化の進展のもとで、従来の生活保障施策の体系の中に取り込むことができない貧困・低所得問題が顕在化してきたことによる。この社会的排除という言葉はフランスに起源をもち、1974 年に当時社会福祉局長であった**ルノアール**が『**排除された人々─フランス人の 10 人に 1 人**』の中で初めて用いたとされる。その中で収入が不十分な失業者をはじめ、薬物依存、学校不適応児、都市の周縁部に追いやられた者など、フランス人の 10 人に 1 人に上ることが指摘されている[(5)]。そしてこの言葉は 1980 年代以降、特にヨーロッパ諸国へと急速に広がりを見せることになり、今日、EU 諸国では貧困・社会的排除が主要な政策対象として掲げられている。

　一方、わが国でも 2000（平成 12）年に当時の厚生省がまとめた『社会的な援護を要する人々に対する社会福祉のあり方に関する検討会報告書』において社会的排除問題への対応策である**ソーシャル・インクルージョン（社会的包摂）**が 21 世紀の社会福祉の新たな理念として提起されている。そこでは、「社会的排除や摩擦」として路上死、中国残留孤児、外国人の排除や摩擦が例示され、社会的排除が本報告のキーワードである「つながり」の喪失をもたらす要因の 1 つとして位置づけられている。また、2000年以降の社会福祉基礎構造改革の基本的な方向である「地域福祉の推進」との関わりにおいてもソーシャル・インクルージョンへの言及が見られる[(6)]。さらに 2007（平成 19）年 10 月、厚生労働省の社会・援護局長のもとに設置された「これからの地域福祉のあり方に関する研究会」が「地域社会で支援を求めている者に住民が気づき、住民相互で支援活動を行う等の地域住民のつながりを再構築し、支え合う体制を実現するための方策」について検討し、その報告書の中に、社会的排除の対象になりやすい者への配慮が一貫して盛り込まれている[(7)]。

　上述した通り、社会的排除は、今日、現代的貧困を示す概念として国際的潮流となってきた観がある。しかしながら、政策対象となる社会的排除指標の内容における各国間の差異も見られ、必ずしも統一した概念として確立しているわけではない。ここでは、従来の貧困概念との対比を通して社会的排除概念の特徴を把握し、あわせて社会的排除に伴う福祉需要にも触れることとする。**表 1-1-1** は、前述した絶対的貧困、相対的剥奪と社会的排除の概念を①次元、②必要財・サービス、③分配と他人の関係、④時

社会的排除（ソーシャル・エクスクルージョン）
social exclusion

ルノアール
Lenoir, René
1927–2017
『排除された人々─フランス人の 10 人に 1 人』
原著：Lenoir, R. *Les Exclus：Un Français sur dix*, Paris：Seuil, 1974

ソーシャル・インクルージョン（社会的包摂）
social inclusion

間の長さ、⑤対象の人、の5つの観点から比較したものである。橘木は、社会的排除が相対的剥奪の延長にあるという理解・認識のもとで、政策対象の範囲をより明確に、かつ積極的に考慮するものとして、以下の通り簡潔な整理を行っている[8]。

表1-1-1　社会的排除と絶対的貧困、相対的剥奪との違い

|  | 絶対的貧困 | 相対的剥奪 | 社会的排除 |
|---|---|---|---|
| 次元 | 一次元 | 多次元 | 多次元 |
| 必要財・サービス | 身体的ニーズ | 身体的ニーズ<br>物理的ニーズ | 身体的ニーズ<br>物理的ニーズ<br>社会参加 |
| 分配と他人の関係 | 分配に配慮 | 分配に配慮 | 分配に配慮<br>他人との関係 |
| 時間の長さ | 一時的 | 一時的 | 長期的 |
| 対象の人 | 個人<br>家計 | 個人<br>家計 | 個人<br>家計<br>コミュニティ |

出典）橘木俊詔・浦川邦夫『日本の貧困研究』東京大学出版会，2006，p.283.

①貧困は所得という一変数のみを問題とするが、剥奪と社会的排除は多くの変数の状況に関心を寄せる。
②貧困は生きるための財に主たる関心を払い、剥奪は衣・食・住プラスさまざまな財を考えるが、社会的排除はそれらに加えて、人が社会的活動に参加しているかどうかにも注目する。
③社会的排除は人びとの間の分配への配慮のみならず、他人との関係にも注目する。
④関心を払う時間、あるいは計測する期間が、貧困と剥奪は一時的（たとえば、月間、年間）であるが、社会的排除は長期間にわたる。
⑤対象とする人が貧困と剥奪は個々人と家計であるが、社会的排除は人びとの居住するコミュニティ（すなわち共同体）にも注目する。

　上記の特徴は、特にEU諸国における社会政策の動向や社会的排除の多様な指標を反映したものであるが、現代的貧困としての社会的排除を把握する上で、今日のわが国の社会的現実にも対応する重要な視点を提供しているといってよいであろう。以下、若干の補足をしておきたい。

　今日、わが国においても、貧困が単なる貧困にとどまらず、すなわち、経済的問題だけでなく、雇用や教育、住宅などさまざまな領域に関わって生起している現実がある。社会的排除のさまざまな指標が示すように、こうした現象には多次元的な理解が求められる[9]。また、社会的排除が社会

参加という観点に注目するのは、排除の次元の中でも根幹をなすものであるが、社会的排除が貧困の経済的側面だけでなく、社会関係的側面に焦点を当てた概念であり、人びとは社会の中に参加して生活を送るという考え方を大前提としている。したがって、社会参加の機会の減少や欠如はそれ自体、社会の構成員という資格すら奪うことになりかねない。社会的排除がいわば「関係性の貧困」と称される由縁である。さらに、社会的排除がコミュニティを重視する点に関しては、個人や世帯という単位だけでなく、地域という空間単位で捉えることの重要性を示すものである。排除に至るプロセスや要因を個々人の問題としてではなく、排除されている人の置かれた生活空間、すなわち地域環境にあるものとしても捉えようとする[10]。

　最後に、「関心を払う時間の長期性」を取り上げる。この特徴は、これまでの一時的な状況のみに着目していた貧困研究では十分に認識されていなかった点である。親の経済力によって子どもの受けられる教育が異なり、その学歴の差が最終的に職業・収入の格差に連動していく「貧困の世襲」ともいうべき問題が端的に示すように、長期に及ぶ「貧困の経験」は世代を超えて貧困が継承され、保護2世あるいは3世とも称される「貧困の再生産」という状況を生み出している。このような貧困の連鎖を断ち切るには基本的に教育政策が重要であることは言うまでもないが、貧困の深化や固定化には複合的な福祉課題が同時に起こりやすい。岩田は「貧困の4つの表現」として、貧困が慢性化し固定化すると、貧困のコアにある「お金がない」ということだけでなく、その周辺に以下の福祉需要、福祉課題が付随してくるという。すなわち、①色々な形で遮断されて参加できない、あるいは自分から参加を拒んでしまうというような事態としての「社会関係からの排除」、②貧困が慢性化することにより、権利を行使したり、決定に参加できないことが伴う「パワーレス／ボイスレス」、③貧困者自らが貧困を自分の失敗、自らの恥であると考えたり、自己肯定感の乏しい「恥・自己評価の低さ」、④社会の側が貧困者に対してもつ「非難・軽蔑」である[11]（**図 1-1-1** 参照）。

　以上、社会的排除による福祉課題に対しては、経済的給付を提供すれば事足れりとする単純な問題ではなく、広く公共サービス・制度のネットワーキングや非金銭的次元における対人的支援も要請されるのである。なお、近年、「無縁社会」における孤立死現象がマスコミ等でもしばしば報道されるが、このような問題も社会的排除から生み出される社会的帰結として認識されねばならないであろう。人とのつながりを失わせない非孤立化という視点が今後ますます重視されねばならない[12]。

図1-1-1　車輪モデルの改良図

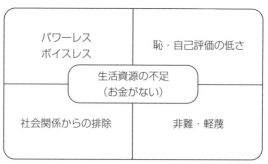

# 2. 社会保障制度体系における公的扶助

## A. 公的扶助の特徴と範囲

　公的扶助は社会保障を構成する制度の１つである。それは特に所得保障
に関係しており、社会保障体系上、最後の安全網（last safety net）とし
て位置づけられている。一般的には公的扶助とは、公的責任に基づき、貧
困者に対し、権利として行われる最低生活を保障するための制度である。
なお、この「最低」は「健康で文化的」な「質」的標準を意味し、19世
紀のイギリス救貧法に見られた劣等処遇のように最も低い（the lowest）
という「量」的概念に対置されるものであることは言うまでもない。した
がって、放置できない貧困者への一時的な救助あるいは恩恵的な救済とは
異なる概念であることに留意されたい。ここでは、扶助と保険という方法
の相違に着目して、同じ所得保障を構成する社会保険との対比を通して公
的扶助の特徴を押さえることにしたい。

　社会保険は、その財源を主として保険料に求め、特定の**保険事故**に対し
て生活困窮度を問うことなく、いわば自動的に画一的な給付を行うもので
ある。これに対して公的扶助は、社会保険とは異なり拠出を前提とせず、
その財源を公費でまかなう。そのため、無償給付の基本的要件として選別
主義的な**資力調査**を伴い、貧困の程度に応じて個別的な給付が行われる。
したがって、社会保険は生活困難に陥る前に保険料を拠出し、将来に備え

**保険事故**
社会保険では、保険給付
の対象となる危険があら
かじめ定型化されてい
る。これを保険事故やリ
スクなどという。たとえ
ば年金制度の場合では、
老齢、障害、死亡がそれ
である。

**資力調査**
公的扶助の受給資格を判
断するため、収入や資産
などを調査すること。ミ
ーンズ・テスト（means
test）ともいう。この調
査の対象範囲が所得に限
定されているものを所得
調査あるいはインカムテ
スト（income test）という。

るための防貧的な制度であるが、公的扶助は事後的に対処することになるので救貧的性格をもつ。

　以上の、最低生活を保障（目的）し、要保護状態にあるもの（対象）に対して、資力調査（要件）を課した上で、租税（財源）から給付するという特徴を厳格に踏まえると、わが国の場合、公的扶助の代表的な制度は生活保護である。しかしながら、諸特徴の一部を緩和したり、強調すると公的扶助の範囲はより広く理解しうる。たとえば、公的扶助の要件である資力調査を所得だけに限定し、保険料を拠出することなく主に公費から定型的給付を行う、いわば、保険と扶助の中間に位置する制度がある。これを社会手当もしくは社会扶助と称している。具体的には児童手当、児童扶養手当、特別児童扶養手当などが含まれよう。また、公的扶助の機能に着目すれば、各福祉法の公的給付をはじめ、結核、伝染病などの公費負担医療、**就学援助**制度なども公的扶助の中に含まれることになろう。さらに、介護保険に見られる通り、介護給付に必要な費用は、サービス利用時の利用者負担を除いて、50％もの公費でまかなわれており、社会保険における扶助性にも留意しなければならない。

　以上、公的扶助の範囲は広狭さまざまであるが、本書においては、特別に断りがない限り、公的扶助を生活保護と同義のものとして使用することにする。

## B. 公的扶助の位置と役割・機能

　「ゆりかごから墓場まで」とはチャーチルの名言であるが、社会保障は、人間の一生にわたる生活の安定・保全を社会の力によって確保することであるといってよい。この場合、社会とは国および地方自治体などが主体となることであり、社会保障はすべての国民を対象とし、貧困の除去をはじめ生活の維持安定、さらに近年では生活の質の向上を目指すものとなっている。こうした社会保障制度が本格的に実施されるようになるのは世界的に見ても第2次世界大戦以降のことであるといってよい。わが国において社会保障制度を裏づけているのは、言うまでもなく憲法25条の**生存権**保障の規定である。国際的に見れば社会保障制度の確立のための基礎はすでに大戦中に登場した**ベヴァリッジ報告**や**ILO**条約に見られるところである。今日、公的扶助制度はこの社会保障制度の一環として重要な役割を担っているが、ここでは、その役割・機能を見ていく上で、まず初めに社会保障の制度的構成を確認しながら公的扶助の位置を把握することにしたい。

**就学援助**
学校教育法は、経済的な理由で就学に支障がある子どもの保護者を対象に「市町村は必要な援助を与えなければならない」と定めている。保護者が生活保護を受けている子ども（要保護）に加え、市町村が独自の基準で「要保護に準ずる程度に困窮している」と認定した子ども（準要保護）が対象。

**生存権**
➡ p.207
キーワード集　参照。

**ベヴァリッジ報告**
1942年、ベヴァリッジ（Beveridge, W. H.）の名でイギリス政府に提出された『社会保険および関連サービス』と題する報告書をいう。イギリスの福祉国家形成の基礎となり、その後、全世界の社会保障制度構築に大きな影響を与えた。

**ILO**
International Labour Organization の略、国際労働機構・機関。国際連合の外郭機関として、国際労働立法の促進を図ることを目的とし、労働条件や社会保障について各国政府に勧告を行っている。

## [1] 公的扶助の位置

### (1) 所得保障

「人はパンのみにて生くるものにあらず」とはしばしば語られるが、われわれにとって「パンを食えない」現実は、より深刻で厳しいものであると言わねばならない。所得保障の目的は生活上の事故などによる所得の減少、中断、喪失の事態に備え、一定の所得水準を確保したり、最低生活や特別の出費に対応することである。この目的達成の手段として、所得保障には ①社会保険（公的年金保険、雇用保険、労働者災害補償保険）、②公的扶助（生活保護）、③社会手当（児童手当、児童扶養手当など）の大きく３つの制度が用意されている（図1-2-1）。所得の減少・中断・喪失には年金制度による老齢・障害・遺族（死亡）給付、雇用保険による失業給付、そして労働者災害補償保険による労災給付がそれぞれ定型化されている。しかしながら、このような所得保障における社会保険はあらかじめ定められた上記の保険事故に限定され、あらゆる生活上の事故を対象とすることができない。また社会保険は保険料の拠出を前提とするため、低所得者、不安定就労者の中には社会保険に加入できなかったり、排除される場合も生じる。さらに、給付は拠出金算定の基礎とされる賃金・俸給に応じて決定されるため、賃金が低ければ低いほど給付水準も低位であることを免れない。このように、社会保険の限界を補完し、最低生活を保障するために社会保障制度体系上、最後の安全網として位置づけられているのが公

**図1-2-1 社会保障制度体系における公的扶助の位置**

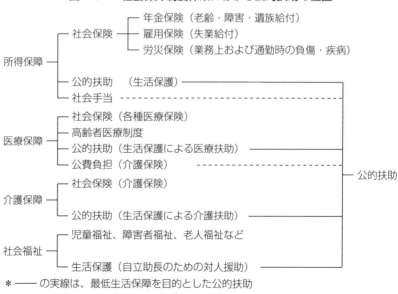

＊ ── の実線は、最低生活保障を目的とした公的扶助
＊ ---- の点線は、より広く解した場合の公的扶助

的扶助制度である。無年金者をはじめ、年金保険料の未納者、雇用保険の対象から外れている長期失業者、不況により低所得・不安定就労を強いられている**ワーキングプア**（働く貧困者）、**ニート**、**フリーター**などにとっては保険料の未納が続けば公的扶助が生活保障の最後の拠り所となる可能性が高い。

### (2) 医療保障

医療保障は、必要な者に、必要な医療が、必要なときに提供されることが原則でなければならない。われわれはいつ病気になって、どれだけ医療費がかかるのかを予測することは不可能であるし、また個人差も大きいからである。したがってこの領域では社会的公平、無駄のない効率性、財政の安定化が要件となるであろう。イギリスの医療は原則として無償であるが、わが国の場合、先の所得保障と同様、社会保険（各種医療保険）が医療保障の中核となっている。その他、高齢社会に対応するために保健と医療を統合した高齢者医療制度、公的扶助（医療扶助）、そして結核や伝染病などに対する公費負担医療がある（図1-2-1）。わが国においては、病気と貧困の関係は伝統的に密接な関連を有しており、公的扶助制度の中で最も基本的な日常生活費をまかなうための生活扶助費よりも医療扶助費が上回っている。また、生活保護の開始理由も傷病によるものが依然として最も多い。これは、特に生計中心者である世帯主が病気に遭遇した場合、稼働収入の著しい減少とともに医療費の大幅な負担増を招き、生活が困窮してしまう実態を反映したものであろう。制度的には国民皆保険体制が実現されているものの、社会保険の限界を最終的に補完しなければならないのは、この医療保障においても所得保障同様、公的扶助なのである。

### (3) 介護保障

介護保障は近年になって社会保障制度体系において新たに独自の領域を形成している分野として位置づけられるものといえよう。介護保障の目的は、高齢者が介護を必要とする状態になっても、人間としての尊厳を全うできるよう高齢者介護を社会的に支える仕組みを構築することである。社会福祉における介護サービスは、措置制度から2000（平成12）年実施の介護保険制度を中心としたものへと大きく転換した。したがって、これまで見てきた通り、所得保障や医療保障と並んで、この介護保障においても社会保険を中心に構築されている。その他、介護保障を構成する制度としては、労働者災害補償保険法による介護補償給付、また雇用保険法による介護休業給付や介護保険の対象とならない児童などへの福祉法の一部の施策がある。自治体独自の介護保険給付の上乗せ・横出し事業も介護保障を広く解せば含められることになろう。生活保護制度における介護サービス

**ニート／フリーター**
ニート（Not in Education, Employment or Training, 略称 NEET）とは就学、就業、または職業訓練を受けていない15歳から35歳までの者をいう。ニートは職を得る動きを表明しないとされるが、フリーターはアルバイトやパートタイマー、派遣などの雇用形態や雇用条件のもとに不安定ながらも生計を立てている。なお、一般に失業者とは職を失った者を指すが、正しくは失職後に就職活動をしている者や未就業状態の中で就職活動をしており、かつ、いわゆるハローワークに求職登録をしている者をいう。

については前掲図1-2-1が示す通り介護保険制度の導入に伴い、介護扶助が創設されている。しかし、介護扶助を受けるには生活扶助の受給が前提となっており、医療扶助と異なり**単給**というわけにはいかない。生活保護を介護保障の最後の拠り所にするという位置づけに関しては、特に重度障害者の場合、介護扶助による給付が、介護保険給付の範囲に限定されているため、その範囲の拡大や他人介護費加算の充実などの改善すべき課題も多い。なお、1割ないし2割の利用者負担の導入により、介護度が高い高齢者ほど高額となるため、介護サービスの利用を抑制せざるを得ないという現状もある(13)。

### (4) 社会福祉

　社会福祉の目的・役割は、通常の日常生活をする上でハンディキャップを持つ人に対して自立支援を行うところにある。したがって、これまで述べてきた所得保障、医療保障、介護保障が社会保険による対応が中心であるのに対し、社会福祉は専門職員による対人サービスの提供という点に特徴があるといってよい。近年では社会保障制度体系の中で相対的な独自性が高まり、公的扶助とは一線を画する領域として見なす研究者も多い。しかしながら、公的扶助の中心的制度である生活保護は**第4章**で詳しく述べる通り、その目的に「最低生活の保障」と並んで「自立の助長」を置いている。このため生活保護は経済給付とそれを通して要保護者の自立に向けた対人サービスを一体的に行うという点に留意しなければならない。特にケースワーカーによる相談業務は、8つに及ぶ扶助の種類が示す通り、種々の生活問題へ包括的に対応することになる。同時にケースワーカーはこれらの広い領域を担当する他の機関などとの連絡調整、社会資源の紹介なども行わねばならない。したがって生活保護法の2つの目的により、生活保護は単なる所得保障としてだけではなく、ケースワークを含めた自立支援制度としての社会福祉的機能をも有している。

　生活保護受給者の中には、単に低所得だけでなく、単身、要介護、さらには精神的障害を複合的に抱えている者も少なくない。こうした人びとに対して経済的給付を行うだけでは必ずしもニーズが充足されず、人間関係を基盤とした対人的支援が重要となる。ここに生活保護における福祉的機能が活かされねばならない。

　以上、公的扶助は社会保障制度を構築するいずれの領域においても、最後の拠り所として包括的な位置づけを担っているのである。なお、公的扶助制度は他制度との関連でその位置づけ自体が変化することもありうる。また公的扶助は「貧困の社会的縮図」であるとも言われるが、この制度の担う位置づけから社会保障制度、社会政策上の改善すべき課題なども明ら

かになってくるともいえよう。

## [2] 公的扶助の役割・機能

　これまで述べてきた通り、公的扶助は、社会保険の補完的機能に加え、社会保険が対象とするリスク以外の要因によって貧困状態に陥った場合に、社会保障制度体系の最終的な生活保障施策としての**セーフティネット**機能を有している。したがって、このセーフティネット機能が損なわれれば穴の開いたセーフティネット（the hole of the last safety net）になりかねず、制度の存在意義そのものが問われることになろう。それゆえ、公的扶助はまさに人権保障としての枢要な意義をもつものであり、公的扶助制度自体が人権擁護のシステムでなければならない。

　なお、参考までに、厚生労働省によるセーフティネットの全体像を**図1-2-2**に掲載しておく。

　また、最近では、「生活保護制度の在り方に関する専門委員会」が、公的扶助制度改革に伴い、このセーフティネット機能に加え、「スプリング

セーフティネット
safey net
➡ p.207
キーワード集　参照。

## 図1-2-2　生活保護制度の見直しと新たな生活困窮者対策の全体像

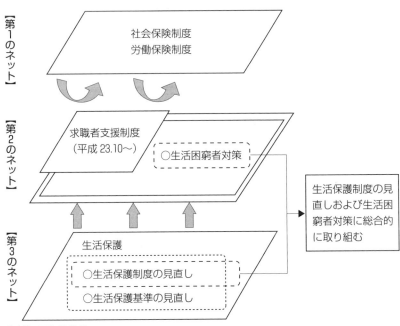

資料）厚生労働省.
出典）中央法規出版編集部編『改正生活保護法・生活困窮者自立支援法のポイント─新セーフティネットの構築』中央法規出版，2014，p.16 を一部削除.

ナショナル・ミニマム
national minimum
➡ p.49
第3章3節［4］参照。

所得の再分配
高所得者と低所得者との間で所得を平準化する効果をもつ機能。財政の基本的役割として意図されている。歳出面では、社会保障支出、歳入面では所得税（累進課税）が大きな再分配効果をもっている。

ボード（跳躍台）」機能を重視すべき方向として提示している。すなわち「生活保護制度の在り方を、国民の生活困窮の実態を受けとめ、その最低生活保障を行うだけでなく、生活困窮者の自立・就労を支援する観点から見直すこと、つまり、被保護世帯が安定した生活を再建し、地域社会への参加や労働市場への『再挑戦』を可能にするための『バネ』としての働きを持たせることが特に重要である」と述べている。しかし、現状では公的扶助制度がいまだにフロー（実際の消費）を重視し、ストック（預貯金）を軽視するといった構造になっており、ジャンプするにも決して容易ではない。今後、公的扶助が上述したスプリングボードとしての役割を果たし得るためにも制度のさらなる改善が求められよう。

　次に、**ナショナル・ミニマム**（国民生活最低限保障）としての役割である。国民生活の「安心」を底支えする極めて重要かつ重大な機能である。具体的には生活保護基準がわが国の法制度の具体的な現れと位置づけられよう。この保護基準はまた、最低賃金を規制する関係に立つことをはじめ、地方税の非課税基準、介護保険の保険料・利用料の減額基準、就学援助制度の運用などに用いられる。また自治体によっては国民健康保険料や公営住宅の家賃などの減免にも連動している。さらに、保護基準は社会福祉施設の措置費にも準用され、離婚時の養育費の算定方法などにも使用されているのである。このように保護基準は多岐にわたってわれわれ国民生活の中に入り込んでおり、生活保護受給者だけでなく、広く国民諸階層に及ぶものであることに留意されたい（**図1-2-3**参照）。

　さらに公的扶助は社会保障制度の一環として、税制と並んで**所得の再分配**機能をもつ。「高所得層から低所得層へ」という垂直的再分配の典型がこの公的扶助制度であるといえよう。国がいわば、ロビンフッドの役割（国民から集めた税金を貧困者に配分する）を制度的強制力をもって行い、相互扶助の実現を達成しようとするものである。資力のある者とない者との格差を是正し、社会的公正を図る上で、この機能はこれまで以上に強化され重視される必要がある。

## 図1-2-3　保護基準の適用・準用

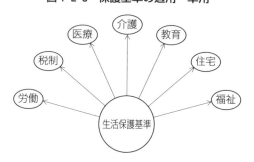

**注)**

ネット検索によるデータの取得日は、いずれも 2021 年 11 月 1 日.

(1) これは当時、無名の牧師であったマーンズ（Mearns, A.）の『見捨てられたロンドンの悲痛な叫び』(*The Bitter Cry of Outcast London*, London, 1883) の 1 節である。七つの海を制覇したイギリスの黄金時代を過ぎた、やや陰りの見え始めた時期であり、わずか 20 ページの小冊子が世論を喚起し、やがて 1911 年の国民保険制度創設への途を開いたと言われている（飯田鼎「研究ノート」1977 年 3 月 4 日付朝日新聞記事による）。

(2) 小沼正『貧困—その測定と生活保護』東京大学出版会，1974，p.194.

(3) 小沼は、この当時におけるわが国の保護率がなお漸減傾向を示していることに対して、「貧困の再発見」が未だしであると結論づけている。それは、当時の社会の貧困に対する意識が絶対的貧困の上に立って固定化しており、相対的貧困の認識に立ち至っていないからであるとして、貧困の再発見、すなわち貧困観の転換には貧困意識の変革が伴うものであることを主張している（前掲書 (2)，p.197）。

(4) Townsend, P., *Poverty in The United Kingdom: A Survey of Household Researches and Standard of Living*, California University, 1979, p.31.

(5) 都留民子『フランスの貧困と社会保護—参入最低限所得（RMI）への途とその経験』法律文化社，2000，p.15.
なお、フランスでは従来の貧困および排除に抗する諸政策の問題点と課題を踏まえ、1998 年にヨーロッパにおいて政策レベルで社会的排除という語が最初に公式に用いられた反排除法を制定し、最優先される問題として位置づけている。そして、こうした取組みには社会全体の統合や連帯に亀裂が生じているという認識がその基底に存していると言われる。したがって、この社会的排除は社会全体の分裂、二極化への警告を発しているものとして受け止める必要があろう。

(6) 厚生労働省「市町村地域福祉計画及び都道府県地域福祉支援計画策定指針の在り方について（一人ひとりの地域住民への訴え）」において「共に生きる社会づくり（social inclusion）」が重要な理念であるとされている（厚生労働省社会保障審議会福祉部会，2002，p.6）。
また、坂田は 2000（平成 12）年改正の社会福祉法 4 条の「地域住民、社会福祉を目的とする事業を経営する者及び社会福祉に関する活動を行う者は、相互に協力し、福祉サービスを必要とする地域住民が地域社会を構成する一員として日常生活を営み、社会、経済、文化その他あらゆる分野の活動に参加する機会が与えられるように、地域福祉の推進に努めなければならない」という規定が、地域住民を含め社会福祉に関係する者すべての行動原理であることを明らかにしていると述べている（坂田周一『社会福祉政策（改訂版）』有斐閣アルマ，2007，p.19）。

(7) 厚生労働省ウェブサイト「地域における『新たな支え合い』を求めて—住民と行政の協働による新しい福祉（平成 20 年 3 月 31 日）」.

(8) 橘木俊詔・浦川邦夫『日本の貧困研究』東京大学出版会，2006，p.283.

(9) なお、阿部はヨーロッパにおける社会的排除の計測を試みた代表的な先行研究（個人、世帯レベルのデータを用いたもの）を踏まえ、社会的排除を表す指標として選んだ領域を、低所得、金銭的不安定、労働市場からの排除、物質的剥奪、制度・サービスからの排除、社会関係の欠如、住宅の不備、低教育など多岐にわたっていることを紹介している（阿部彩「日本における社会的排除の実態とその要因」社会保障研究所編『季刊社会保障研究』43 巻 1 号，東京大学出版会，2007，p.30）。なお、「表　社会的排除の指標」（上）は EU 諸国における社会的排除の多元性を示す指標の例である。

(10) 前掲書 (9)，p.28.

表　社会的排除の指標　　　　　　　　　　※注（9）の資料

| | スペイン | ポルトガル | フィンランド | オランダ | デンマーク |
|---|---|---|---|---|---|
| 貨幣的指標 | 中央値の40、50、60%<br>年齢別、性別貧困率<br>児童貧困率<br>重度貧困（中央値の15%以下）率 | 児童貧困率<br>地域別貧困率 | 中央値の50%、60%<br>公的扶助受給率<br>負傷者率 | 公的扶助受給世帯数×可処分所得（65歳以上以下）<br>問題のある負債をもつ世帯率<br>長期の公的扶助受給者 | 中央値の50%<br>ジニ係数 |
| 教育 | 年齢別識字率<br>小学校卒業率<br>不登校率ほか | 退学率<br>職業訓練者数 | | 退学率<br>学童の70%以上がdisadvantaged groupからの学校数 | 最終学歴別人口<br>就職率 |
| 雇用 | 雇用形態別貧困率<br>年齢別、性別、識字レベル別の過小雇用<br>若年長期失業率 | 年齢、教育レベル別失業率<br>非熟練労働者と平均労働者の賃金の割合<br>低賃金労働者の割合ほか | 雇用促進政策によって雇用された人数<br>非活動率<br>若年非活動率 | 性別雇用率、失業率<br>高齢者雇用率、低スキル労働者雇用率<br>失業保険受給者数 | 長期失業率<br>雇用年齢人口の雇用率<br>雇用促進政策（補助金）による雇用者数<br>就業前または10歳前の児童のデイケア使用率ほか |
| 医療 | 障害者率 | 乳児死亡率<br>平均余命 | 主観的不健康率<br>高齢者のうち、移動が困難な率<br>教育レベルによる平均寿命の差 | グループごとの医療・介護のアクセスの差 | 年齢別平均余命、死亡率<br>喫煙率、アルコール関係など<br>生活習慣病関連指標 |
| 住宅 | 一定の施設を持たない人びとの割合<br>ホームレスの人数 | 一定の施設をもたない人びとの割合 | 一定の施設を持たない人びとの割合<br>ホームレスの人数、ほか<br>公共賃貸住居の待ち人数 | 収入の中に占める家賃の割合、世帯属性別強制排除（eviction）数 | 住居保有別人口<br>トイレ、風呂、セントラル暖房の有無<br>1人当たり床面積 |
| 社会参加 | インターネットへのアクセス<br>インターネット利用率 | IT技術の基礎知識をもつ人数 | 児童保護にかかる児童数<br>犯罪、アルコール、薬物依存関連 | 社会組織（クラブ、宗教、スポーツクラブ、ボランティア団体など）参加率<br>インターネット使用率<br>公共交通機関の料金 | 雇用年齢人口の公的扶助受給者率（長期、短期） |

出典）武川正吾『福祉社会―包摂の社会政策（新版）』有斐閣，2011，p.327.

(11) 岩田正美「現代の貧困について」社会福祉調査会編『生活と福祉』No.627，全国
社会福祉協議会，2008，p.8.

(12) イギリスでは2018年1月、「孤独問題担当国務大臣」を新設し、国が孤独・孤立
問題に取り組む対策に乗り出している。

(13) 介護保険においては今日、高まる保険料に対応できない滞納高齢者が増えてい
る。また利用者負担も制度開始当初の1割から2015（平成27）年に一定以上の
所得がある高齢者は2割となり、2018（平成30）年8月からは所得の高い高齢
者には3割負担となった。介護サービスの利用控えが懸念される。

## ▋理解を深めるための参考文献

● **小沼正『貧困―その測定と生活保護』東京大学出版会，1974.**
「小沼改訂」と呼ばれて有名な、保護基準算定のためのマーケット・バスケット方式
を改めてエンゲル方式を導入した著者による本書は、最低生活費研究の系譜が英米の
算定方式も紹介しながら詳述されている。

● **橋木俊詔・浦川邦夫『日本の貧困研究』東京大学出版会，2006.**
本書は貧困の歴史、概念、現状、原因、国際比較、政策などの幅広い視点から分析し
た研究書である。とりわけ政策については生活保護制度の貧困削減効果を他の制度と
比較するかたちで検討し、提言を試みている。

# 深刻化するシングルマザーの貧困

標記のタイトルで書いた高校生の小論文が2016（平成28）年、あるコンクールで特選を受賞しています。母子家庭の貧困の実態を当事者としての自分の経験をもとにまとめたものです。本コラムではこの受賞作品を紹介します。

三重県立宇治山田商業高等学校3年

西村　夏紀

現代、シングルマザーは年々増加傾向にある。その中の80パーセントは養育費をもらっていない。さらに、日本の母子家庭はワーキングプアであり、シングルマザーのうち、正規雇用は約4割と半数以下である。残りの約6割は生活が苦しい場合が多い。これが金銭の貧困である。

シングルマザーに限らず、ひとり親家庭は四つの貧困が降りかかる。先ほど述べた金銭の貧困をはじめ、働かなければ生きていけないため、仕事に忙しく、子どもと一緒にいる時間が少なくなってしまう時間の貧困や、働きづめになり肉体的・精神的疲労からくる健康状態の貧困、周囲と繋がりにくい関係の貧困があるという。四つも貧困はあるが、ほとんどが金銭の貧困からくるものである。そんな金銭の貧困をどうにかできないものだろうか。

私の家も母子家庭であった。今思えば、この四つの貧困に当てはまっていたと思う。母は未婚で私を産み、女手一つで育ててくれた。私を保育園に預けることができるようになったのは2歳のときだった。そのときからすでに生活が苦しかったらしく、夜の仕事をしていたことを覚えている。小学1年生の頃から朝は自分で起きて学校に行っていた。その時間にはもう母はいなかったのだ。小学3年生の頃に母は転職したが、その仕事は男性がやっても大変な肉体労働だった。始めて6年でついに母の体にぼろが出た。手根管症候群になったのだ。やむを得ず転職するしかなかった。高校1年生の秋、母は喫茶店のアルバイトを始めた。それだけでは生活が苦しく、喫茶店のアルバイトの後に寿司屋のアルバイトを掛け持ちしようと決めたときだった。母の病がわかったのは。子宮頸がんだった。仕事に追われ、病院に検査を受けに行く時間もなく手遅れになってしまった。毎年3月と4月は支出の多い月である。そのため、特に困ったのは、通学するためのバスの定期を買うお金だ。母は入院しているし、10万円以上もする定期を買うお金はなかった。私は昔から習い事もさせてもらっていた。学校や習い事の集金は、集金日に遅れてもきちんと払っていたし、必要なものは買ってもらえた。特に貧困であると感じたことはなかったが、部活の費用や定期代などある程度お金がいるときは苦しいだろうなと思い、申し訳ない気持ちでいっぱいだった。しかし、そうではなかった。実際には、生活もぎりぎりで借

金だってあったのだ。それを知ったのは、母が亡くなってからのことだった。母は親族とも疎遠であったため頼ることはできなかった。まさに、四つの貧困に陥っていたのである。私は、この自らの体験から、日本の母子家庭のワーキングプアの深刻さが身に染みてわかる。

日本のシングルマザーの手当は決して少ないわけではない。児童扶養手当や医療費の免除などがある。しかしこれだけでは、児童扶養手当は支払いに回されるだろう。私の家もまとまったお金が入ってくる児童扶養手当をあてにし、支払いをしていた。この小論文を書くにあたって初めてシングルマザーについて深く調べた。その結果、日本とひとくくりにしては出てこない各県や市・町からのシングルマザーに対する制度を見つけた。例えば、島根県浜田市は県外から移住する人向けに最大約400万円の助成がある。それには条件があるが、その条件こそ、シングルマザーのワーキングプア解消になる。その条件とは、市内の介護事業所で就労研修を受けることだ。これは非常に画期的な制度である。ただし、これにも問題点がある。一番の問題は、子どもが転校しなければならない点だ。勉強する環境や人間関係が変化すれば子どもに精神的ストレスを与えてしまうかもしれないのだ。それを解消するためには、まず、引っ越す時期を考える。例えば、幼稚園から小学校、小学校から中学校に上がる時期は、友達と学校が離れてしまう場合も多い。人間関係が変化するこの時期だからこそ、子どもへの負担も少ないのではないだろうか。

「真似」というと悪いように聞こえるが、良いことはどんどん取り入れるべきである。もし、「真似」をされたという自治体が出てきたら、それはシングルマザーを助けたいと思い、掲げている政策ではない。私ならば、それはただ過疎化を止め、人口を増やしたいだけだと受け取る。たくさんの県や市・町にこの制度があればどれだけの人やシングルマザーが助けられるだろう。家賃を払えない母子の無理心中や、貧困からくる児童虐待など最悪の状況に陥る前に助けたい。今はまだ少ないけれど、国だけが助けではない、と多くのシングルマザーに伝えたい。

現代の人々は見た目だけでは貧困だとわからない。それは、シングルマザーの子どもにもわからない場合もある。だからこそ、危険なのだ。もし、私の住んでいる地域にこの制度があったのなら、私の母はもう少し楽に私のことを育てられただろう。そして、母の笑顔ももう少しこの世に存在したのかもしれない。

出典）金融広報中央委員会　第14回「金融と経済を考える」高校生小論文コンクール特選入賞作品

# 第2章 貧困状態にある人の生活実態と社会環境

貧困に対する支援をするためには、貧困状態やそのような生活実態にある人びとへの理解を深める必要がある。そのために社会経済情勢の変化や貧困・格差の拡大等を整理し、貧困状態にある人びとの経済的困窮と社会的孤立等の複合した不利な状況について深く理解する。

## 1

「貧困状態にある人の生活実態」では、貧困・生活困窮状態にある人の生活実態を理解するために、健康や居住、就労、教育、社会関係資本から多角的に学習する。

## 2

「貧困状態にある人を取り巻く社会環境」では、社会経済や家族・地域の変動、格差、社会的孤立を整理し、貧困や生活困窮にある人を取り巻く社会環境について整理し、理解する。

# 1. 貧困状態にある人の生活実態

　貧困状態にある人びとの生活には、どのような経済的・社会的な不利が重なり合っているのであろうか。貧困状態にある人びとの生活実態について、健康、居住、就労、教育、社会関係資本の観点から見ていきたい。

## A. 健康

　健康とは「単に病気でない、虚弱でないというのみならず、身体的、精神的そして社会的に完全に良好な状態」をいう[(1)]。国民の健康志向の高まりとともに、健康政策として**健康日本21**では、国民の健康寿命の延長の実現を推進している[(2)]。一方、低所得や失業、不安定雇用、十分な教育を受けることができない社会的に排除されている人びとは、不健康であるという。世帯年収と生活習慣（食事、運動、社会活動）では、収入が低い世帯では、肥満が増加し、野菜摂取量が減少、習慣的な喫煙、飲酒、朝食欠食の割合が高い[(3)]。生活保護を利用する人びとの健康状態については、糖尿病や肝炎等で医療機関への受診や、健康管理が不十分なため重症化するリスクがある疾病が多い。生活保護世帯の健康状態で最も多いのは、「ふつう」が32.2％であるものの、「あまりよくない」も31.7％であった。一般世帯の健康状態と比べても生活保護世帯では、健康状態がよくない割合が高い（**表2-1-1**）。生活保護世帯では、運動や食事等への関心が薄く、健康に向けた活動が低調であるという[(3)]。

　また、家庭の貧困状態が、その家庭で育つ子どもの生活習慣や食習慣の乱れや課題が指摘されている。そのため子どもにとっても、不健康な生活習慣・食習慣を断ち切ることで健全な生活習慣や健康を増進する支援が必要である[(4)]。

　このように貧困状態にある人びとと一般世帯の健康には格差がある。このことは「**健康格差社会**」ともいわれ、健康格差には健康行動の違いや人間関係、社会的ネットワークの乏しさが影響していることが明らかとなっている[(5)]。

**健康日本21**
正式名称は「21世紀における国民健康づくり運動」。

表 2-1-1　世帯人員・世帯員の健康状態（世帯類型別）

| 世帯類型 | | 総数 | よい | まあよい | ふつう | あまりよくない | よくない | 不詳 | 入院・入所中、入院・入所不詳、6歳未満、年齢不詳 |
|---|---|---|---|---|---|---|---|---|---|
| **【生活保護世帯】** | | | | | | | | | |
| 総数 | (人) | 1522 | 207 | 180 | 490 | 483 | 153 | 9 | |
| | (%) | | 13.6 | 11.8 | 32.2 | 31.7 | 10.1 | 0.6 | |
| 高齢者世帯 | (人) | 583 | 57 | 81 | 187 | 196 | 59 | 3 | |
| | (%) | | 9.8 | 13.9 | 32.1 | 33.6 | 10.1 | 0.5 | |
| 母子世帯 | (人) | 296 | 101 | 43 | 102 | 39 | 7 | 4 | |
| | (%) | | 34.1 | 14.5 | 34.5 | 13.2 | 2.4 | 1.4 | |
| 障害者世帯 | (人) | 129 | 9 | 9 | 43 | 41 | 27 | — | |
| | (%) | | 7.0 | 7.0 | 33.3 | 31.8 | 20.9 | — | |
| 傷病者世帯 | (人) | 141 | 6 | 10 | 36 | 68 | 21 | — | |
| | (%) | | 4.3 | 7.1 | 25.5 | 48.2 | 14.9 | — | |
| その他の世帯 | (人) | 373 | 34 | 37 | 122 | 139 | 39 | 2 | |
| | (%) | | 9.1 | 9.9 | 32.7 | 37.3 | 10.5 | 0.5 | |
| **【一般世帯】** | | | | | | | | | |
| 総数 | (人) | 24940 | 4624 | 4316 | 10936 | 2627 | 380 | 260 | 1798 |
| | (%) | | 18.5 | 17.3 | 43.8 | 10.5 | 1.5 | 1.0 | 7.2 |

出所）厚生労働省ウェブサイト「2019 年家庭の生活実態及び生活意識に関する調査（生活保護受給世帯分／一般世帯分）」をもとに筆者作成.

# B. 居住

　**居住**とは、人びとの住まいであり、生活の拠点である。居住の安定は、社会的な存在として心身の休息、プライベート空間の場となる。しかし貧困状態にある人びとの居住は、不安定な状況に晒される場合がある。たとえば、失業と同時に住居を喪失したり、雇用が不安定・低所得であるために家賃を払えず、賃貸住宅を失う場合もあるであろう。その他にも路上生活者やネットカフェで寝泊まりする者、職場や飯場に住み込む者等もいる[(6)](7)。このように、住宅の確保に困難を要する人びとがいる。

　そこで 2007（平成 19）年に成立した**住宅セーフティネット法**では、これらの人びとを住宅確保要配慮者として賃貸住宅の供給促進を図っている。住宅確保要配慮者とは、主に低所得者、障害者、ひとり親家庭、高齢者等である。これらの人びとは、住宅市場から自らの住宅を確保することが困難な人びとであり、排除されてきた[(7)]。ちなみに、住宅セーフティネット法は 2017（平成 29）年に改正され、住宅確保要配慮者の入居を拒否しないように対策を講ずる等とされている[(7)(8)]。

**住宅セーフティネット法**
正式名称は「住宅確保要配慮者に対する賃貸住宅の供給の促進に関する法律」。

住環境等については、住宅設備（冷暖房、電子レンジ、湯沸かし器等）、住環境（家族専用トイレ、炊事場、浴室等）が劣悪で整っていない住環境で住まざるを得ない人びともいる。この背景には、やはり貧困が関連している。そして劣悪な住環境に晒される場合、人びとの健康被害へとつながる。たとえばシックハウスやアレルギーの問題は、健康被害と劣悪な居住環境と関連があるといえる[7]。

世帯年収と住宅形態では、年収が低いほど民営借家の割合が高い。また年収200万円未満の高齢者世帯では、民営借家に居住していることが多いという[9]。ちなみに生活保護世帯の住宅状況は、最も多いのが民間の賃貸住宅で54.2％、次いで公営の賃貸住宅が21.9％であり、一般世帯と比較しても多い。なお、一般世帯では「持ち家」が最も多く66.4％であった[10]。

適切ではない居住環境は、住居スペースが狭小、老朽化、不衛生、不便な立地にあることが多く、生命の危険や健康管理、子どもの健全な発達・成長の阻害、就学・就業の機会や困難をもたらす場合もある。

これらのように貧困状態と居住には密接な関係があり、不適切な居住によってあらゆる機会や社会的つながりを喪失する状況に置かれる場合もある。

# C. 就労

就労とは、生存や生活、所得の源泉となる仕事のことである。長引く経済不況により雇用や就労状況は、決して良好とはいえない。労働力調査によれば、2020（令和2）年平均で正規職員・従業員は、3,529万人、非正規職員従業員数は、2,090万人であった[11]。非正規職員・従業員数では、2020年平均において前年度と比べて減少となっているが、これは11年ぶりの減少であった[11]。

正規職員・従業員の年間年収において、男性では300万円以上が82.7％であるが、女性は57.2％であった。非正規職員・従業員数の年間収入の場合、特に女性では100万円未満が全体の42.6％であった[11]。女性の非正規雇用に困難が集積している状況がうかがえる。一方、失業者は210万人（2020年）、失業期間を見れば、「3ヵ月未満」が82万人、「1年以上」が55万人といずれも増加していた[11]。生活保護世帯の就労状況を見れば、世帯主が仕事している割合が一般世帯より低い傾向にある[10]。

これらのことから非正規雇用・従業員は、正規雇用・従業員と比べても、雇用が不安定で収入が低いといえる。そしてその不利は非正規雇用の女性に集積している。

また、ひとり親家庭の就業状況等を見ていこう（**表2-1-2**）。母子世帯の

## 表2-1-2　母子世帯・父子世帯の状況

| | 母子世帯 | 父子世帯 |
|---|---|---|
| 世帯数（推計値） | 123.2万世帯 | 18.7万世帯 |
| ひとり親世帯になった理由 | 離婚　79.5%<br>死別　 8.0% | 離婚　75.6%<br>死別　19.0% |
| 就業状況 | 81.8% | 85.4% |
| 　就業者のうち正規の職員・従業員 | 44.2% | 68.2% |
| 　うち自営業 | 3.4% | 18.2% |
| 　うちパート・アルバイト等 | 43.8% | 6.4% |
| 平均年間就労収入（母又は父自身の就労収入） | 200万円 | 398万円 |

出所）厚生労働省ウェブサイト「平成28年度全国ひとり親世帯等調査」をもとに筆者作成.

就業状況は81.8%であり、そのうち正規職員・従業員が44.2%、パート・アルバイト等が43.8%、自営業が3.4%であった。父子世帯の就業状況は85.4%であり、そのうち正規職員・従業員は68.2%、パート・アルバイト等は6.4%、自営業が18.2%であった。平均年間就労収入（母または父自身の就労収入）は、母子世帯が200万円、父子世帯が398万円であった[12]。そのうち母子世帯では、100万円未満が22.3%、100～200万円未満が35.8%であり、200万円未満が56.1%であった。父子家庭では100万円未満が8.2%、100～200万円未満が11.7%であり、200万円未満が19.9%であった[12]。このようにひとり親家庭では、経済的困難を抱えていることが多い。特に母子世帯の年間就労年収では、200万円未満が5割以上、パートなどの非正規雇用が4割以上となっており雇用が不安定である状況が見られた。

　日本では、長引く社会経済不況により、働いてもなお貧困状態にある**ワーキングプア**が増加し社会問題化した。特に派遣労働者やパート、アルバイト等は、労働条件が低いためワーキングプア状態にあると推測させる。ワーキングプアは、若者のみならず中高年にも広がる問題である。そしてフリーターや1990年代初めのバブル経済崩壊後の**就職氷河期世代**の問題は、深刻な貧困や格差の拡大と生活の困窮を増大させることになった[13]。これらの人びとは、就労を通じて労働市場に参加しているもかかわらず、生活が成り立たない境遇に置かれている。

**ワーキングプア**
working poor

**就職氷河期世代**
バブル経済崩壊後の1990～2000年代にかけて、雇用環境が厳しく、不本意ながら不安定就労や無業状態などにあり、さまざまな課題に直面している世代のこと。

## D. 教育

　**教育**は、子どもの教育や、大人のリカレント教育、生涯教育など多岐に

わたる。その中で子どもの教育に目を向ければ、子どもが生まれ育った家庭環境や社会環境によって機会に格差が生じないようにしなければならない。しかし、2018（平成30）年の子どもの貧困率は、13.5％（新基準：14％）であり、子どもの7人に1人が貧困状態にある[14]。また「児童のいる世帯」の生活意識では、「苦しい」が60.4％（「大変苦しい」が25.5％、「やや苦しい」が34.9％）、「母子世帯」では、「苦しい」が86.7％（「大変苦しい」が41.9％、「やや苦しい」が44.8％）であり高い割合であった[15]。これらのことから子どもを育てる世帯の生活の苦しい状況がうかがえる。

　このように子どものいる世帯の生活実態は、教育にも大きく影響を与え、教育の格差として拡大する場合もある。**教育格差**とは、学力の高低や学習機会の有無の差というよりは、子どもの置かれた家庭環境（経済状況等）に左右されることであり、その結果、学力や学歴等に差が生じることをいう[16]。また、このような教育格差は、子どもの学歴や就業や就業形態等に影響を与え、貧困が世代的に継承される「**貧困の連鎖**」につながる場合がある。この他に一般世帯よりも、児童養護施設退所後の児童やひとり親世帯、生活保護世帯の子どもたちの大学進学率は低い。たとえ進学したとしても、中には返済しなければならない奨学金に追われ、自らの生活自体もままならない実態に至る場合もあり、社会問題化している[17]。

　なお、教育現場において教育費未納や就学援助等の問題の背景には、家庭の貧困や格差があり、子どもと家庭の貧困状態、重なりあう不利な状態であることを示している[18][19]。

## E. 社会関係資本

　**社会関係資本**とは、人びとのつながりや協調・協働的活動において、人びとの「信頼」「互酬性」「ネットワーク」を基盤として活性されることである[20]。人びとは社会的なつながりを喪失するとき、健康や就学・就職の機会等を失うことがある。

　そこで生活保護世帯の他者や地域とのつながりを見てみよう。「別居の家族・親族と親しくおつきあいしている」では、「いる」が63.9％、「いない」が36％であり、一般世帯と比べると「いる」が91.1％、「いない」が8.5％であった。「近所の方と親しくおつきあいしている」では、「いる」が44％、「いない」が55.8％、一般世帯では「いる」が66％、「いない」が34％であった[10]。さらに冠婚葬祭の出席について、生活保護世帯は、「必ず出席する」が24.4％、「ほとんど出席する」が24.8％で約5割程度あるのに対して、一般世帯では「必ず出席する」が71.3％、「ときどき出

席する」が22.1％で9割以上であった[10]。このように生活保護世帯は、一般世帯と比べると他者や地域とのつながりが乏しい。冠婚葬祭は、個人や家族にとって文化的・社会的つながりであり、そのつながりからも生活保護世帯は乏しいといえる。

　また、格差が大きい場合、一般信頼度が低いという調査結果もあり、貧困状態や格差が拡大することによって、人びとの信頼や社会的つながりは損なわれていく[21]。このように貧困状態にある人びとは、社会関係資本である人や地域とのつながりや信頼からも排除されている場合もある。

　以上のように貧困状態にある人びとの生活実態を健康、居住、就労、教育、社会関係資本から見てきた。貧困状態にある人びとの生活実態は、経済的な困窮とともに社会的な不利が折り重なっており、さらに、それらは連動・連結（インターロック）している状態にあった[22]。

# 2. 貧困状態にある人を取り巻く社会環境

## A. 経済構造の変化

　日本は、1945（昭和20）年の敗戦後、1950（昭和25）年の朝鮮戦争による特需などを経て本格的な経済復興を確かなものとした。1953（昭和28）年には戦前の最高水準を超え、1955（昭和30）年〜1973（昭和48）年の間は「高度経済成長」期を迎えた。高度経済成長前期は「**三種の神器**」、後期には「**新三種の神器**」が一般庶民の憧れとなり、急速に普及していった。

　毎年、急速な経済成長を背景に社会福祉、社会保障制度の拡充を図る方法は、1973年に突如として終わりを告げた。同年、第4次中東戦争が勃発すると、原油不足等を背景とした「オイルショック」が日本を駆けめぐった。1974（昭和49）年には、戦後初のマイナス成長を記録し、経済不況と物価高が発生するスタグフレーションを経験した。

　日本はこれらの経験から税収（歳入）によって、国家の支出をまかなうことができない状態が長期化した。1965（昭和40）年に特例公債法が1年限りの時限立法として成立し、赤字国債が発行されると、1975（昭和50）年以降は、毎年特例公債法を成立させ、赤字国債が常態化する事態となった。長期的な赤字は、社会福祉、社会保障を前進させる上で大きな障

**三種の神器**
白黒テレビ、冷蔵庫、洗濯機のことを指す。

**新三種の神器**
カラーテレビ、クーラー、自動車のことを指す。

**労働者派遣法**
正式名称は「労働者派遣
事業の適正な運営の確保
及び派遣労働者の保護等
に関する法律」。なお、
制定時の正式名称は「労
働者派遣事業の適正な運
営の確保及び派遣労働者
の就業条件の整備等に関
する法律」であり、2012
（平成24）年の改正で現
在の正式名称となった。

壁となった。政治で増税を口にした途端、選挙で与党が大敗するという出来事もしばしば発生した。1980年代は「増税なき財政再建」が唱えられ、「サッチャリズム」「レガーノミクス」などに呼応するように「小さな政府」「民営化」が相次いで実行された。1987（昭和62）年から1991（平成3）年頃にかけて、経済の実態にそぐわない株価の上昇、土地価格の急騰等が発生し「バブル景気」を迎えた。実態にそぐわない好景気であったため、バブル景気の崩壊後、その反動には凄まじいものがあり「**失われた20年**」とも揶揄されるほどの超長期経済停滞期が訪れた。大不況に対応するため、さまざまな対策が打たれ、そして失敗していった。

まず、雇用のセーフティネットの劣化である。この劣化は、1980年代より始まった。円高不況発生中の1985（昭和60）年に「**労働者派遣法**」が成立し、全業種で禁止していた間接雇用を13の専門職で解禁した。会社と労働者の間に直接的な雇用契約がないこの仕組みを1999（平成11）年の改正では、26業種へ拡大した。2004（平成16）年改正では、製造現場への派遣も可能となり、2015（平成27）年改正では、26業種の枠も廃止された。これらの改正は、企業側の都合による簡単な契約解除に道を開いた。短期的には企業側の賃金抑制に貢献した。ところが、多数の人びとの賃金が抑制されたため、長期的には国内消費は冷え込み、経済成長が伸び悩むという悪影響がもたらされた。低賃金による社会保険制度未払いによる雇用以外のセーフティネットからの排除等、悪影響は多方面にもたらされた。「働けど貧困」のいわゆる「**ワーキングプア**」の問題は、雇用のセーフティネットの劣化がもたらした人災であった。

次に**少子高齢化**の進展による社会保障制度の変質である。15歳〜64歳までの生産年齢人口は、1995（平成7）年の約8,726万人をピークに減少に転じた。2020（令和2）年には7,406万人となっている。今後も減少が続く予定である。減少が続けば次のような問題が長期化する。

働き盛りであり、最も消費する年齢層が少なくなることから、長期的には経済成長が鈍化する。

社会保障制度では、少ない生産年齢人口で多数の高齢層を支えなければならない。これまでも年金保険制度の財政圧迫が問題とされ、支給開始年齢の繰り下げ、保険料の値上げ等が行われてきたが、これからも財政圧迫が問題視されることが予想される。

子育て世帯も急速に減少することから、少子化はますます進展する。それを防止するためには、子育て環境の改善が急務であるが、子どもへの社会保障給付の割合は、他国に比べて低いままである。少子化対策のため、子どもを預ける保育所等の整備は遅れ、「**待機児童**」の問題が表面化した

ものの、施策の実施は遅いままである。合計特殊出生率は、1989（平成元）年に1.57まで低下し「**1.57ショック**」と報道されて以降、2005（平成17）年に1.26と過去最低を記録した。近年の2019（令和元）年でも1.36と低率なままである。人口が増減せず安定するために必要とされる人口置換水準2.07にはまだ届いていない。これは、雇用形態の変化、低所得層の増大、社会保険料の値上げ、多額の教育費、子育て世帯への還元率の低さ等、子育てしにくい経済構造が完全にでき上がってしまっているからである。何十年も少子化対策は実施されているが、結果だけ見れば、日本はことごとく失敗したといってよいのである。

他方、高齢化は先進諸国では最も早いまま加速度的に進んでいる。1970（昭和45）年に初めて「**高齢化社会**」を迎えた後、1994（平成6）年に「**高齢社会**」へと一段階進んだが、高齢化が四半世紀も経たないうちに進んだ先進諸国は日本のみである。そして2010（平成22）年には「**超高齢社会**」へと段階が進んだ。短期間の人口構造の変化は、高齢者向けの社会保障制度の拡充をもたらし、介護保険制度による社会サービスは一定程度進む結果となった。しかしながら、今後も高齢化が進行する中、社会サービスをどのように維持するか模索が続けられている。

一連の少子高齢化の長期化は、人口減少社会の到来を確実とした。日本は2005（平成17）年に一度人口が減少した後、いったんは増加に転じたが、2011（平成23）年以降は、人口が減少し続けている。人口減少による消費の減少は、経済の停滞を招く。民間団体から「**消滅可能性都市**」が発表され物議をかもしたこともあった。ゆるやかながらも人口減少に伴う経済規模の縮小は極めて長期に及ぶこととなるだろう。すでに表出しつつある特定分野の深刻な労働者不足をどのように補うかが課題となっている。

近年では人間が行ってきた作業を機械、AIに任せる研究が進められ、成果を上げ始めている。AIは、人間でなくてはできないこと、たとえば「共感」「判断」「臨機応変な動き」「新たなものを作り出す」などは苦手な一方、機械化、自動化、処理能力は、人間をはるかに凌駕し得意とする。人口減少分の労働力不足をAIで補いながらの産業構造の急速な変化が予想される。複数の研究で、その未来は確実視されている。人間でなくてはできない仕事への就業が主流となるものの、この変化についていけない多くの人びとが貧困状態に陥り、生活が破壊される可能性が出てきている。

## B. 家族・地域の変化

高度経済成長期を迎える前の日本の家族のあり方は、**三世代家族**が主流

---

**高齢化社会**
65歳以上の高齢者の割合が人口の7%を超えた社会を指す。

**高齢社会**
65歳以上の高齢者の割合が人口の14%を超えた社会を指す。

**超高齢社会**
65歳以上の高齢者の割合が人口の21%を超えた社会を指す。なお、日本の高齢化率は2019（令和元）年10月1日現在で28.4%である。

**消滅可能性都市**
2014（平成26）年に日本創生会議より出された。2010（平成22）年〜2040年までの間で20歳〜39歳までの女性が5割以下にまで減少する等の基準で896自治体が選出された。新宿、渋谷と並ぶ東京の繁華街である池袋がある東京都豊島区も選出され話題となった。

**AI化に関する複数の研究の例**
AI化に関する複数の研究の例については下記の資料を参照のこと。
①野村総合研究所ウェブサイト「日本の労働人口の49%が人工知能やロボット等で代替可能に―601種の職業ごとに、コンピューター技術による代替確率を試算（2015年12月2日）」.
②McKinseyウェブサイト「The future of work in Japan―ポスト・コロナにおける『New Normal』の加速とその意味合い（2020年5月）」.

であった。両親と子どもの他に祖父母が同居し、大家族が同じ屋根の下で暮らすという仕組みであった。漫画の作品でいえば、長谷川町子の『サザエさん』やさくらももこの『ちびまる子ちゃん』を思い浮かべてもらえるとよい。家族で何かしら生活上の問題が発生すれば、家族でサポートする流れが自然であった。『ちびまる子ちゃん』を例に挙げれば、母親の叱責に落ち込むまる子を祖父母が優しくなだめるなどは自然に行われたものであった。

　また、地域社会も以前は強固な**村社会**が成立していた。地域の特性に応じて、近隣住民が互いに顔見知りであり、助け合う代わりに決まりごとは皆で守る。祭りなどの伝統行事は近隣同士で行うなど、つながりが強固であった。互いに支え合うこの仕組みは一方で、何らかの理由で地域社会の決まりに違反すれば「村八分」と呼ばれる制裁が科されることもあった。「**精神病者監護法**」では、精神障害者を自宅の座敷牢などに閉じ込める行為である「**私宅監置**」が合法化されていた。当時、私宅監置が必要となるほどの家族問題が地域社会に発覚することは、その地域での「死」を家族にもたらすものとして恐れられたことと無関係ではなかったのである。

　戦後、これらの構図は崩れ始めた。高度経済成長に伴い、大都市で若者の労働力が大量に必要となった。地方都市から大都市へ若者が仕事を求めて向かい、大都市一極集中の構図が長期化した。それにより親は地方都市に、子どもは大都市に移り住み、三世代家族から**核家族**、両親と子どものみで暮らす家族構成が多数へと変化した。漫画の作品でいえば、臼井儀人の『クレヨンしんちゃん』を思い浮かべてもらえるとよい。1970年代から80年代にかけては、大都市の土地価格急騰等を背景に大都市から郊外へマイホームや団地購入を求める人が多く現れ、大都市中心部の人口が減少する「ドーナツ化現象」も起こった。地方都市は、徐々に高齢化による労働人口が減少するにつれて、ゆるやかに衰退していった。一方、お盆休みや年末年始には生まれ故郷に「帰省」し、子ども夫婦が親に孫を会わせる行為が風物詩となった。

　近年の家族状況を確認する。厚生労働省の「**国民生活基礎調査**」(23)に依拠すると、2019（令和元）年の**世帯数**の総計は約5,178万5,000世帯であった。これは過去最高の世帯数である。そのうち、**単独世帯**は約1,490万7,000世帯となり28.8％を記録し、**核家族世帯**は約3,097万3,000世帯となり59.8％を記録した。三世代世帯は約262万7,000世帯となり5.1％、**その他の世帯**は約327万8,000世帯となり6.3％となった。

　単独世帯の内訳を確認すると、約1,490万7,000世帯のうち、住み込み・寄宿舎等に居住する単独世帯は、約117万8,000世帯（2.3％）、その他の

**精神病者監護法**
1900（明治33）年～1950（昭和25）年に存在した精神障害者の私宅監置等について定めた法律。

**大都市一極集中への対応**
国鉄（現JR）が唱えた「通勤五方面作戦」の実施や、地下鉄各線の新規開業、大量の団地の建設、私鉄各社や不動産会社によるベッドタウン都市の形成などがこの頃一気に進められた。

単独世帯が約1,372万9,000世帯（26.5％）であった。その他の単独世帯は、2000（平成12）年に初めて21.1％と20％を超えて以降、増減を繰り返しながら、ゆるやかに上昇している。

核家族世帯の内訳を確認すると、約3,097万3,000世帯のうち、夫婦のみの世帯は1,263万9,000世帯（24.4％）、夫婦と未婚の子のみの世帯は1,471万8,000世帯（28.4％）、ひとり親と未婚の子のみの世帯は約361万6,000世帯（7.0％）であった。夫婦のみの世帯の割合が近年ゆるやかに上昇している一方、夫婦と未婚の子のみの世帯の割合は減少となっている。

将来的には、その他の単独世帯の割合が増えるものと予想されている。夫婦のみの世帯のうち、どちらかの死別もしくは離別が増加すると考えられているからである。日本の世帯はまもなく核家族をも飛び越え、単独世帯が最も多い構図に塗り替わることとなる。

これからは、近隣住民間や地域社会でお互い支え合うことがどの程度できるかが、暮らしをする上での大きな課題となるであろう。地域のあり方が大きく変化した現在は、**無縁社会**と呼ばれている。隣に誰が住んでいるかまったくわからないことも増えている中、近隣で支え合うよう促されたとて、そうならないのは目に見えている。ここまで近隣との付き合いが弱まった中で、地域社会の立て直しを図るのは容易なことではない。住民のつながりをゆるやかに強化するための方策が急がれている。

# C. 格差の拡大

資本主義社会が成立する以上、資本主義社会の究極的な目的である資本蓄積ができた「富める者」と資本蓄積ができなかった「貧しい者」が必ず発生する。これが「**格差**」であり、この格差が拡大しすぎれば、一部の「富める者」と大多数の「貧しい者」との間に軋轢（あつれき）が生じ、社会不安が生じやすくなる。「富める者」を襲撃し略奪などに走る不届き者が再生産されると、社会そのものが成り立たなくなってしまう。そこで、行き過ぎた格差は国が是正すべしとする考えが第2次世界大戦後、定着していった。国が富める者から税金を徴収し、貧しい者へ分配するという「**所得再分配**」が長年行われてきた。生活保護制度が全額租税でまかなわれるのは、「所得再分配」の1つの姿である。

所得格差がどの程度是正されているか、もしくは拡大されているかを把握する指標として「**ジニ係数**」がある。ジニ係数は、1936年、イタリアの学者**コラド・ジニ**により発案されたものであり、世界中で活用されている。ジニ係数の値は0から1までである。0に近ければ近いほど、所得格

**所得再分配**
所得再分配の方法としては2種類存在する。①富める者から貧しい者へ分配する「垂直的所得再分配」。生活保護制度や児童手当制度等はこちらに該当する。②健康な者から要治療者へ分配する「水平的所得再分配」。医療保険制度や介護保険制度はこちらに該当する。

**ジニ**
Gini, Corrado
1884-1965
統計学者。コッラド・ジニとも。

差は是正されているとされ、逆に1に近づけば近づくほど、所得格差が拡大していると見る。つまり所得再分配が行われる前のジニ係数（**当初所得ジニ係数**）と、所得再分配が行われた後のジニ係数（**再分配所得ジニ係数**）がどの程度になっているかで、さらなる再分配が必要なのか、現状でよいのか判断する指標となる。

では、日本の場合、このジニ係数はどのような状況であろうか。厚生労働省の『令和2年版 厚生労働白書』に依拠する[24]と、次の通りとなる（**表2-2-1**）。

### 表2-2-1 所得再分配によるジニ係数の改善の推移

|  | 当初所得ジニ係数 | 再分配所得ジニ係数 | 改善度 |
|---|---|---|---|
| 1990 年 | 0.4334 | 0.3643 | 15.9% |
| 1993 年 | 0.4394 | 0.3645 | 17.0% |
| 1996 年 | 0.4412 | 0.3606 | 18.3% |
| 1999 年 | 0.4720 | 0.3814 | 19.2% |
| 2002 年 | 0.4983 | 0.3812 | 23.5% |
| 2005 年 | 0.5263 | 0.3873 | 26.4% |
| 2008 年 | 0.5318 | 0.3758 | 29.3% |
| 2011 年 | 0.5536 | 0.3791 | 31.5% |
| 2014 年 | 0.5704 | 0.3759 | 34.1% |
| 2017 年 | 0.5594 | 0.3721 | 33.5% |

資料：厚生労働省政策統括官付政策立案・評価担当参事官室「所得再分配調査」
出典）厚生労働省編『令和2年版 厚生労働白書—令和時代の社会保障と働き方を考える』日経印刷，p.107をもとに筆者作成.

ジニ係数は、0.5を超えると、所得格差が非常に拡大しているとされる。再分配所得ジニ係数を見ると、格差の是正に成功しているように見える。ところが、次の**表2-2-2**を見ると状況が違って見える。

### 表2-2-2 所得再分配によるジニ係数の改善（2017年・年齢階級別）

|  | 29歳以下 | 30～34歳 | 35～39歳 | 40～44歳 | 45～49歳 | 50～54歳 | 55～59歳 | 60～64歳 | 65～69歳 | 70～74歳 | 75歳以上 |
|---|---|---|---|---|---|---|---|---|---|---|---|
| 当初所得ジニ係数 | 0.3824 | 0.2534 | 0.3130 | 0.3561 | 0.3492 | 0.3488 | 0.4023 | 0.4981 | 0.5892 | 0.6724 | 0.7988 |
| 再分配所得ジニ係数 | 0.3786 | 0.2395 | 0.2735 | 0.3037 | 0.3138 | 0.3112 | 0.3717 | 0.3990 | 0.3819 | 0.3552 | 0.4003 |
| 改善度 | 1.0% | 5.5% | 12.6% | 14.7% | 10.1% | 10.8% | 7.6% | 19.9% | 35.2% | 47.2% | 49.9% |

資料：厚生労働省政策統括官付政策立案・評価担当参事官室「平成29年所得再分配調査」
出典）厚生労働省編『令和2年版 厚生労働白書—令和時代の社会保障と働き方を考える』日経印刷，p.108の図表1-8-10をもとに筆者作成.

働き盛りの現役世帯への再分配効果はあまり高くなく、多くは65歳以上の高齢者層に集中している点は気をつけなければならない。子育てしづらい社会環境が完成していることは先述した通りである。少子化対策のため、所得再分配の方法で工夫することができないかが問われる状況である。

# D. 社会的孤立

社会的孤立
social isolation

社会的孤立は、明確な定義が存在しているものではないが、家族や地域社会との関係性の変化から、多様な問題が提起され、研究が続けられている。令和2年度社会福祉推進事業の報告書「社会的孤立の実態・要因等に関する調査分析等研究事業報告書」(みずほリサーチ＆テクノロジーズ)に依拠する[25]と、先行研究では、下記の通りに社会的孤立をそれぞれ定義している(表2-2-3)。

表2-2-3　先行研究に見る社会的孤立の操作的定義

| 孤立の類型 | | 内容 |
|---|---|---|
| 社会的交流 | | 会話の頻度、家族・親族・友人等との接触の欠如 |
| 社会的サポート【受領】 | | 他人からの支援(サポート)を受けることの欠如 |
| | 道具的(物理的) | 困ったときに頼りにできる人の欠如(病気の時の看病、金銭の援助、日常の手助けなど) |
| | 情緒的(心理的) | 悩みごとの相談にのってくれる人、寂しい時の話し相手などの欠如 |
| 社会的サポート【提供】 | | 他人への支援(サポート)を与えることの欠如 |
| | 道具的(物理的) | 困ったときに手助けをする相手の欠如(病気の時の看病、お金の援助、日常の手助けなど) |
| | 情緒的(心理的) | 悩みごとの相談にのってあげる人、寂しい時の話し相手になるなどの欠如 |
| 社会参加 | | 組織・活動(町内会、スポーツ・趣味の会など)への参加の欠如 |

出典) 厚生労働省ウェブサイト「社会的孤立の実態・要因等に関する調査分析等研究事業報告書」p.10.

同じく、本報告書では、福岡県に拠点を構えるNPO法人抱樸がまとめた「孤立のリスク」が4つ取り上げられている。特に自分自身からの疎外は、かつて湯浅誠[26]が指摘した貧困の5重の排除の1つ「自分自身からの排除」と大きく一致する。社会的孤立は、これまで述べてきた種々の社会環境の変化により形作られた由々しき事態であると言わなければならない。貧困に陥る生活上の事故と認識することが、この問題を見る一歩といえるだろう。

孤立のリスク
本報告書では、「孤立のリスク」を下記のようにまとめている。
①自分自身からの疎外(自己認知不全)
不安さえ感じられない(大丈夫です、と答える若者)
→当事者主体が成立しない
→自己認知には他者が必要。
②生きる意欲や働く意欲の低下
人は何のために働くのか……お金、食べるため(外発的動機)と愛する人のため(他者志向的動機)
→他者志向的動機を見出すことが必要である。
③社会的サポートとつながらない
どれだけよい制度を創ってもつながらないとないと同じ。
④対処の遅延で問題深刻化・意欲一層低下
社会保障費の増大。

**注)**

ネット検索によるデータの取得日は、いずれも 2021 年 11 月 15 日.

(1) 公益社団法人 日本 WHO 協会ウェブサイト「健康の定義」.

(2) 厚生労働省ウェブサイト「健康日本 21（総論）」.

(3) 厚生労働省ウェブサイト「生活保護受給者の健康管理の在り方に関する研究会とりまとめ（平成 26 年 12 月 16 日）」.

(4) 厚生労働省ウェブサイト「データに基づいた生活保護受給者の健康管理支援について（議論のまとめ）」.

(5) 近藤克則『健康格差社会—何が心と健康を蝕むのか』医学書院，2005.

(6) 小田川華子「住宅困窮問題と生活保護および住宅政策」埋橋孝文編『生活保護』福祉＋α④，ミネルヴァ書房，2013，pp.109-120.

(7) 阪東美智子「住居と貧困」駒村康平編『貧困』福祉＋α⑩，ミネルヴァ書房，2018，pp.156-174.

(8) 坂田昌平「新たな住宅セーフティネット制度の推進」『第 6 回生活困窮者自立支援全国研究交流大会　当日資料』生活困窮者自立支援全国ネットワーク，2019，pp.414-421.

(9) 進士順和「改正生活困窮者自立支援法による居住支援の推進について」『第 5 回生活困窮者自立支援全国研究交流大会　当日資料』生活困窮者自立支援全国ネットワーク，2018，pp.356-361.

(10) 厚生労働省ウェブサイト「家庭の生活実態及び生活意識に関する調査」.

(11) 総務省統計局ウェブサイト「労働力調査（詳細集計）　2020 年（令和 2 年）平均結果」2021.

(12) 厚生労働省ウェブサイト「平成 28 年度全国ひとり親世帯等調査」.

(13) 村上雅俊「就労と貧困」駒村康平編『貧困』福祉＋α⑩，ミネルヴァ書房，2018，pp.105-114.

(14) 厚生労働省ウェブサイト「6 貧困率の状況」『2019 年 国民生活基礎調査の概況』.

(15) 厚生労働省ウェブサイト「7 生活意識の状況」『2019 年 国民生活基礎調査の概況』.

(16) 松岡亮二『教育格差—階層・地域・学歴』ちくま新書，2019.

(17) 大内裕和『奨学金が日本を滅ぼす』朝日新書，2017.

(18) 鳫咲子『給食費未納—子どもの貧困と食生活格差』光文社新書，2016.

(19) 下田裕介『就職氷河期世代の行く先』日本経済新聞出版，2020.

(20) 坪郷實編『ソーシャル・キャピタル』福祉＋α⑦，ミネルヴァ書房，2015.

(21) 駒村康平『中間層消滅』角川新書，2015.

(22) 青木紀「インターロックされ、リンクしている社会福祉の対象—実証的研究が示唆すること」日本社会福祉学会編『社会福祉学』48 巻 2 号，日本社会福祉学会，2007，pp.122-126.

(23) 厚生労働省ウェブサイト「2019 年 国民生活基礎調査の概況」.

(24) 厚生労働省編『令和 2 年版 厚生労働白書—令和時代の社会保障と働き方を考える』日経印刷，2020.

(25) 厚生労働省ウェブサイト「社会的孤立の実態・要因等に関する調査分析等研究事業報告書」.

(26) 湯浅誠『貧困襲来』山吹書店，2007.

## 参考文献

●厚生労働統計協会編『国民の福祉と介護の動向 2021/2022』第 68 巻第 10 号，厚生労働協会，2021.
●吉永純・布川比佐史・加美嘉史編『現代の貧困と公的扶助―低所得者に対する支援と生活保護制度』高菅出版，2016.

## ▌理解を深めるための参考文献

●松岡亮二『教育格差―階層・地域・学歴』ちくま新書，2019.

　現代日本において教育は、平等とされる。しかし、生まれ育った家庭や地域によって教育や機会の格差が広がっている。本書は教育格差について現状や幼児教育、小学校、中学校、高校、さらには今後について展望しており、教育格差から社会の実相に迫っている。

●椋野美智子・田中耕太郎『はじめての社会保障―福祉を学ぶ人へ（第 18 版）』有斐閣アルマ，2021.

　生活保護制度に限らず、日本の社会保障制度の仕組みを解説している。社会保障制度の歴史や現行の仕組みをより体系的に理解するのに役立つ 1 冊である。

**コラム**　最低生活で必要なものとは

　読者の皆様、もしもご自身が「最低生活で暮らしてください」と言われたとき、絶対必要なものとして何を選択するだろうか。おそらく全員がまったく違うものを用意することと思う。これからいくつか物品の名称を提示するので、皆様自身「最低生活で必要なもの」と答えるものがいくつあるか数えてみて欲しい。

①携帯電話・スマートフォン　②SUICA、PASMO、PiTaPa、はやかけんなどの交通系ICカード　③エアコン　④ストーブ　⑤自動車　⑥パソコン　⑦冷蔵庫　⑧洗濯機　⑨電子レンジ　⑩ポット　⑪テレビ　⑫電気　⑬ガス　⑭水道　⑮風呂　⑯シャワー　⑰温水洗浄便座　⑱コーヒー（ブラック）　⑲緑茶　⑳ルイボスティー　⑳ラーメン　㉑うどん　㉒そば　㉓スーツ　㉔コート　㉕和服

　これらのうち、筆者自身は⑱コーヒー（ブラック）と⑲緑茶は、絶対必要と断言するが、読者の皆様が最も必要と考えたのは①携帯電話・スマートフォンではないかと推測する。仕事上でもプライベートでもさまざまなコンテンツを入手するために欠かせない存在のはずである。では、⑤自動車はどうであろうか。筆者の住む青森県では、世帯普及率が約70％（2019〔令和元〕年度）となっている。鉄道やバスの本数が少ないエリアが多いので、自動車は仕事でもプライベートでも欠かせない。

　その他の項目も人により頷き、人により首を横に振ることもあったであろう。生活保護法ではこの点をどのように考えているのだろうか。おおむねそのエリアの普及率が70％程度の物品は最低生活上保有を容認する運用が行われる。冷蔵庫や洗濯機、電子レンジなどはほぼ全国で保有容認となろう。ところが、自動車に関しては、原則保有を容認していない。あくまで「原則」であるので、個別の理由（交通不便なエリアのため通勤で必要、通院で必要、仕事の前に子どもを保育園に預けるため必要など）があれば保有が認められる。しかし、これはあまり知られていない。車社会の地方都市にとって、自動車は最低生活上必要不可欠であるのだが……。

　筆者が担当した「生活保護従事者研修」でも、「自動車保有原則不可が原因で生活保護申請を諦めている人が多いのではないか」ケースワーカーからこう懸念を示されたことがあった。「最低生活」で必要なものは何か、今一度考えてみる必要があるのではないだろうか。

# 第3章 貧困の歴史

歴史を学ぶことは、単に制度的な沿革を押さえることではなく、それぞれの制度が生まれた時代背景や法制定の経緯を知ることによって、その形成と展開の過程を跡づけることができる。こうした歴史的展開を把握することによって、今日の公的扶助の理念や制度の意義などについての一層の理解が深められる。

## 1

貧困状態にある人に対する福祉の理念として、人権の尊重、尊厳の保持、貧困・格差・差別の解消の3点を取り上げる。

## 2

貧困観の変遷を扱う上でトピックとなるスティグマ、貧困の測定、貧困の発見を中心に説明する。

## 3

イギリスおよびわが国における公的扶助の歴史について、慈恵的救済から権利的保障へという方向で展開してきた過程を把握することに主眼を置いて説明する。

# 1. 貧困状態にある人に対する福祉の理念

## A. 人権の尊重

### [1] 人権概念の成立と展開

　人権とは、人が生まれながらに有する権利とされるもので、基本的人権ともいわれる。この人権は、まずアメリカの独立宣言やフランスの人権宣言により、**自由権**として唱えられた。それは個人の自由な意志決定と活動を国家の介入から保障するもので、生命と自由と幸福の追求の権利を有しているとされた。20世紀に入り資本主義の発達により、ヨーロッパでは企業間の競争が激化する一方、従業員の長時間労働・低賃金・重労働・失業が増加し、貧困問題や疾病が顕在化したとされる。アメリカにおいても経済成長に陰りが見え、過剰生産や価格の下落や破産の兆候が現れていた。1929年のニューヨークの株式取引所の大暴落に始まる大不況は、世界に波及し、世界恐慌となった。アメリカではその対応のため、ニューディール政策が実行され、社会保障法が成立した。イギリスでは第2次世界大戦のさなか、「ベヴァリッジ報告」を発表し、ナショナル・ミニマムを含む社会保障を提起した。このような流れを受けて、大戦後の1948年に国連で「世界人権宣言」が採択され、生存権や社会保障などを含む社会権が規定され、この権利を法的に保障するために、1966年「国際人権規約」が国連で条約として採択された。この規約に**社会権**として、労働権、生存権、社会保障権、教育権などが規定された。以上のように、人権概念には、自由権と社会権があり、国連により「国祭人権規約」として法的に保障された。

ベヴァリッジ報告
➡ p.9
第1章2節B. 参照。

### [2] わが国における人権の尊重

　わが国においても、1947（昭和22）年に日本国憲法が施行され、その三大原則の1つに「**基本的人権の尊重**」が掲げられた。また13条に幸福追求権が定められ、「すべて国民は、個人として尊重される」とされ、「生命、自由及び幸福追求に対する国民の権利は」公共の福祉に反しない限り「最大の尊重を必要とする」と規定された。さらに25条には**生存権**が定められ「すべて国民は、健康で文化的な最低限度の生活を営む権利を有する」とされ、そのために「国はすべての生活部面について、社会福祉、社会保

障及び公衆衛生の向上及び増進に努めなければならない」と規定された。

　このように、日本国憲法では国民に対する「人権の尊重」が重視され、社会福祉や社会保障制度の構築とその実施について国に責務が課せられるようになった。また、先ほど述べた、国連の条約である「国際人権規約」について、わが国も批准し、国際的な取り決めの中で生存権や社会保障権に基づく、人権の尊重が求められたといえよう。

## B. 尊厳の保持

### [1] 尊厳の保持について

　「尊厳の保持」について、社会福祉法3条に次のように述べられている。「福祉サービスは、個人の尊厳の保持を旨とし、その内容は、福祉サービスの利用者が心身ともに健やかに育成され、又はその有する能力に応じ自立した日常生活を営むことができるように支援するものとして、良質かつ適切なものでなければならない」。このような「尊厳の保持」を含む福祉サービスの基本理念の形成の経緯について簡潔に述べてみよう。戦後わが国では生存権や社会保障権に基づく「人権の尊重」が位置づけられその方向性が定着した。その後、経済が高成長から低成長へと移行するとともに、少子化や高齢化が一層進展し、それに伴い家庭機能も変化し、社会福祉に対するニーズが増加するとともに多様化した。それまでの社会福祉サービスは、対象者に対して行政機関による行政行為（行政処分）によってサービスを提供するという措置制度を基本として行われていたので、対象者は希望するサービスを選択することもできず、権利性の程度も弱いとされた。そのため増加し多様化する福祉ニーズに十分対応していくことが困難ではないかと危惧されるようになった。なかでも、保育所利用手続きや高齢者の在宅福祉や施設入所手続きが課題として浮かび上がった。前者については、児童福祉法の改正が1997（平成9）年になされ、保育サービスの選択制が導入された。また後者についても同年に介護保険法が成立し、契約方式が導入された。このような経緯から、いままでの制度を見直すという「社会福祉基礎構造改革」への取組みが始まり、1998（平成10）年6月に中央社会福祉審議会社会福祉構造改革分科会より出された「社会福祉基礎構造改革について（中間まとめ）」において、「個人が人としての尊厳をもって家庭や地域の中で、その人らしい自立した生活が送れるよう支える」ということが述べられた。このような経緯を踏まえて、2000（平成12）年に「社会福祉法」が制定された際、その3条において福祉サービスの基本的理念として「個人の尊厳の保持」が規定されたといえる。

## ［2］ 尊厳の保持のあり方

　以上検討してきたように、社会福祉法における「個人の尊厳の保持」が規定され、あらためて貧困状態にある人びとの人格の尊厳や人権の保障という観点が重視されるようになってきたといえよう。このような貧困状態にある人びとに対する社会福祉のサービスのあり方を、供給者（提供者）側の立場（都合）によってなされるのではなく、利用者側の立場に則してなされるよう転換させる方向性が必要となるであろう。たとえば、利用の申請や認定、実施の過程、苦情解決などの過程において、貧困状態にある人びとの人格の尊厳や人権の保障という点に最大限の配慮を行うとともに、個別・具体的な援助・支援の枠組みが必要とされる。また日々発達するネット社会の中で、貧困状態にある人びとは必要な福祉サービスに関する正確な情報にアクセスできないか、もしくは不十分な状況に陥り、誤った情報により、最悪の場合、騙され権利が侵害されるのではないかと懸念される。このような問題を対処する方法として、供給者（提供者）側が、単に供給者側のサイトに情報を掲載することで満足するのではなく、貧困状態にある人がネット社会における弱者という認識から、彼らの立場に立って、わかりやすい情報発信をあらゆるチャンネルを通じて行われることが求められよう。つまり貧困状態にある人に対する権利擁護という視点とそれに基づく活動がなされる必要があるといえる。

# C. 貧困・格差・差別の解消

　**貧困**とは、一般的に日常生活を送る際のニーズが欠乏していることだといえる。このような状態に陥る理由として、社会的な要因である不安定就労や低賃金やそれに伴う疾病が主なものと考えられている。次に**格差**について、ここでは所得や資産の差である経済的格差を意味しているといえよう。たとえば、近年増加している非正規社員・職員は、同年齢の正規社員・職員と比較すると賃金の低さや地位や身分の不安定さにより経済的格差が増大し、その状態が続くことによって、働いてもなお貧しい人、つまりワーキングプアになっているといわれている。ところで、**差別**とは社会的弱者が他者ないし他集団から、忌避や排除されて不利益な扱いを受けることといえる。これらの差別状況は、雇用状況や貧困状態と関係し、就労差別とそれに伴う賃金格差をもたらすことになるといえよう。たとえば、労働市場における就労差別の構造としての女性差別が挙げられる。それは、職場における賃金格差、家庭内でケアなどの役割の遂行と長時間就労の両立困難性、それに伴う職種や業種の限定などがあり、これらの差別構造は、

母子家庭にも顕著に見られ、この結果低所得とそれに伴う貧困状態が顕在化しているといえよう。このように貧困・格差・差別は、相互に関連しており、雇用問題が大きく関係しているといわれている。この解消のためには、権利擁護という観点から個別・具体的に援助・支援の枠組みを構築するとともに、政策として雇用問題の改善が不可欠であるといえる。

# 2. 貧困観の変遷

## A. スティグマ

スティグマ
stigma

　スティグマとは、従来、奴隷や犯罪者を容易に見分けるために身体に刻み込まれた焼印（烙印）を意味したとされる。その後、イギリスの旧救貧法によって救済を受ける貧民に対する拒否感・排除感が生じることにより、奴隷や犯罪者のような汚名や差別が広まったという。

　このような状況の中で、1834年の新救貧法の三大原則の1つとして「劣等処遇の原則」が示された。それは救済を受ける貧民の生活は、自ら暮らしを立てている最下級の労働者の生活よりも低いものでなければならないという原則であった。この原則によって救済された貧民は屈辱的な扱いを受けた。このような扱いは、救済を受けた貧民に汚名や差別感や恥意識を与えることから、これをスティグマといった。また、このことは自活している労働者から、救済が偏見や差別をもって見られることを招いたとされる。このスティグマはその後の公的扶助受給の際にも表面化し、程度の差こそ変化したが今日もなお続いているといわれている。

## B. 貧困の測定

　調査による貧困の測定をするためには、その前提として貧困の定義や貧困の原因が検討されなければならないといえる。しかしながら、旧救貧法では、そのようなことはなされなかった。なぜなら、旧救貧法の原型となった貧民政策は、封建社会の解体に伴う大量の乞食や浮浪者への対応であったといわれている。つまり、このような乞食や浮浪者を治安維持のため、強制的に労働させ、それに従わない者は処罰するとともに、労働することができない老人や障害者などをやむを得ず救済することであったという。

この政策を成文化したのが、旧救貧法であって、労働できない老人や障害者などを救済するための財源としてイギリス国教会の教区の牧師や地主などに救貧税を課税することになったとされる。このような経緯から、旧救貧法では、労働能力のない老人や障害者などを貧民院に入所させ、労働能力があり、労働意欲がある者はワークハウスに収容し強制的に労働させ、労働能力がありながら、就労しない浮浪者や乞食は罰せられた。このように貧困に関する原因やその測定はなされず、労働能力の有無をその判断基準としたとされる。このような状況の中で、18世紀後半から始まった産業革命や農業革命によって手工業者や零細な農民たちが仕事を失い、浮浪化した。このような人びとに対してワークハウス外での救済を認めるというギルバート法が制定され、また最低の生活費に達しない場合はその差額を、失業している場合はその全額を救貧税から支給するというスピーナムランド制度が制定された。しかしながら、これらの制度の支出は、膨れ上がる対象者に伴い急速に増大し、救貧税の納税者に不満を招いた。ちょうどその頃、**マルサス**は、貧困の理由について、人口の増加に対して、食料生産が不足しているからであるとし、その対処方法として、結婚の延期などの道徳的抑制の必要性を述べ、また旧救貧法による救済は怠惰を助長し、自立心を失わせるとし、救済の抑制も主張した。このマルサスの思想の影響を受けた産業資本家たちは1834年に「救貧法の行政および実践活動に関する調査委員会報告書」を発表し、そこでは貧困の存在の測定や原因について議論はなされず、救貧法がいかに人びとを堕落させたのかという主張が強調された。このような主張に基づいて、救貧法の救済増加を防止するために、1834年に新救貧法が制定された。

　以上検討してきたように、調査による貧困の測定やその前提となる貧困の定義や原因について、議論がなされることはなかったとされる。

## C. 貧困の発見

　調査による貧困の発見は、ブースとラウントリーによってなされた。1881年から1891年にかけて**ブース**はロンドン市民を対象に私費を投じて、生活条件や労働条件の調査を行った。その結果全体の約3割の人びとが援助を必要とする貧困状態にあることが判明し、その原因について飲酒や浪費という個人の問題は少なく、主に職場での不安定な雇用形態や低い賃金、ならびに疾病などの社会経済的問題にあることが判明した。

　その後、**ラウントリー**は、1899年にヨーク市民を対象に生活状況などについて質問紙による戸別調査を行った。その際、最低限の生活するため

マルサス
Malthus, Thomas
1766-1834
ケンブリッジ大卒。主著は『人口論』(1798)。
➡ p.47

ブース
Booth, Charles James
1840-1916
船会社の社長で、事業成功による潤沢な資金を用いて調査を行ったといわれる。➡ p.48

ラウントリー
Rowntree, Benjamin
Seebohm
1871-1954
父親は菓子製造会社の社長で、熱心なキリスト教徒であった。彼は父の会社を継ぐとともに、ブースの調査に関心をもったという。調査は、その後1936年、1950年にも実施された。➡ p.48

に必要な費用を栄養学などに基づいて第１次貧困と第２次貧困を設定した。第１次貧困とは収入額が最小限度の肉体的能率を維持するのに不足している状況を意味し、第２次貧困とは収入額が最小限度の肉体的能率を維持できる貧困を指す。調査の結果、第１次貧困の総人口に占める割合は9.91％、２次貧困の総人口に占める割合は17.93％となり、合計で27.84％に達し、１次貧困の原因は、低賃金や大家族や稼ぎ手の死亡などにあるとされた[1]。このようなラウントリーの肉体的能率の維持という貧困の測定は「絶対的貧困」という。

　このように調査によって貧困が発見されたことによって、貧困の存在が社会的に実証され国家によってその対応策が必要であるという認識が徐々に広まっていったといえる。

# 3. 貧困に対する制度の発展過程

## A. イギリスにおける公的扶助の歴史的展開

　本節では、イギリスにおける公的扶助の歴史について、その前身である「救貧法」の展開から福祉国家における公的扶助の確立に至るまでのプロセスを概観する。もともと救貧法は、貧しい人びとを施設へ収容して強制労働を課し、最低限の扶助と引き換えにさまざまな権限を剥奪する抑圧的で差別的な制度であった。こうした抑圧的な貧民対策の制度が、今日のような公的扶助制度へと変遷を遂げてきた経緯を知ることは、公的扶助の意義を理解する上でも有益である。

### ［１］ 封建社会の貧困救済
#### （1）中世社会における生活と救済─救貧法以前
　資本主義以前の中世社会においては、いくつかの大都市部を除き、人びとの大部分は、自分たちの暮らす共同体を治める封建領主に身分的な従属を強いられる、いわゆる「農奴」として暮らしていた。彼らは、領主から与えられた土地などを生産手段として生産活動を行い、その収穫の多くを領主に納める。また領主の求めに応じて、必要な労働力を提供する。生活は総じて苦しく、飢饉や伝染病の恐怖と常に隣り合わせの暮らしであった。
　こうした中では必然的に、同じ共同体に暮らす人びとの間で強固な相互

扶助機構が形成されることとなる。自然災害や疫病で親を亡くした子ども
や、傷病や障害、老衰によって労働能力を失った人びとに対しては、地
縁・血縁的な結びつきの中での助け合いが一般的に行われた。また、「領
主－農奴」という身分的な従属関係それ自体が、農奴たちにとっては一種
の生存保障に関する機能を有していた。領民たる農奴の生存は、その生産
物と労働力によって生きる領主にとっても重要な関心事とならざるを得な
かったからである。そのため、領主はさまざまな外敵から農奴たちの安全
を護らなければならず、凶作や自然災害、戦争によって大規模な窮乏が発
生した場合には、それなりの規模で人びとに救いの手を差し延べなければ
ならなかった。このように、封建社会の中で暮らす人びとは、その境遇に
不満を抱かずに、何世代にもわたって自らの土地を維持し続けていく限り、
その身分と生活が、最低限とはいえ「保証」されていたといえる。

　また、人びとの暮らしに深く根ざし、社会の秩序維持に大きく貢献した
カトリック教会は、その宗教的使命に基づいて、何らかの理由で共同体に
いることができなくなった者たちを含め、貧民たちを救済する慈善活動を
幅広く行っていた。中世封建社会における社会制度は、人びとをさまざま
な形で束縛していた一方で、その生活を重層的に支えるシステムをその内
部に組み込んでいたのである。

### (2) 封建社会の解体と貧民問題の発生

　しかし、自給自足経済を基盤とした封建社会の中に、徐々に商品経済が
浸透してくるようになると、やがて封建社会の解体が始まり、そこに「**囲
い込み運動**」などのさまざまな出来事が重なって、資本主義社会への移
行・編成プロセスとして展開していく。

　一般的に、封建社会の解体は、それまで身分や土地に縛られていた多く
の人びとを「解放」していくポジティブな側面をもつものとして理解され
る。こうした人びとは、近代的な賃金労働者の原型である。しかし実際に
は彼らは、土地をはじめとした生産手段からやむなく切り離され、生きる
術を喪失した人びとである。すなわち、身分・地縁からの解放と引き換え
に生産手段を失い、中世において発達した相互扶助機構および封建領主に
よる救済をまったく期待することができなくなった人びとである。このよ
うな、近代的な意味での「貧民」となった人びとは、生活の糧を求めて放
浪し、その多くが都市へと流入していくこととなる。そのなかで仕事にあ
りつけなかった人びとが都市の貧困層を形成して物乞いや犯罪の温床とな
り、次第に社会秩序を脅かす存在として認識されるようになっていく。

囲い込み運動
enclosure movement
イギリス社会が近代化し
ていく過程で、地主が収
益を上げるためにそこに
住んでいた農民を追放
し、完全な私有地へ転化
しようとした運動。羊毛
生産を目的に行われた第
1次囲い込みと、穀物増
産を目指した第2次囲い
込みがある。土地から追
い出された農民たちは、
近代的賃労働者の原型と
なった。

## [2] 救貧法の成立と展開

### (1) 救貧法の誕生

　以上のような背景のもとで、公的扶助の原型として位置づけられている貧民対策立法、いわゆる「**救貧法**」が、浮浪者や乞食対策の一環として、16世紀頃から展開してきた。その起源となった「1531年法」と呼ばれる対策法は、「**労働能力のある貧民**」と「**労働能力のない貧民**」を区別した。後者には物乞いの許可を与えたが、前者を厳しく処罰し、出生地へ送還するという法律であった。また「1547年法」は、労働意欲のない貧民への処罰を強化し、浮浪者の胸にV字（vagabond：浮浪者）の烙印を押して強制労働を課すこと、逃亡した場合は顔にS字（slave：奴隷）の烙印を押し、奴隷として扱うことを規定していた。この「烙印」を「**スティグマ**」といい、現代の公的扶助においても発生しがちな「心理的抵抗感」や「恥辱感」の起源となっている。

### (2) エリザベス救貧法

　その後も頻繁に救貧法は改革されたが、16世紀に導入された一連の貧民対策法の趣旨を引き継ぎ、内容を集大成させたものが、エリザベス1世の時代に成立した「1601年法」である。これを一般に「**エリザベス救貧法**」（旧救貧法）と呼ぶ。

　エリザベス救貧法の概要は以下の3点にまとめられる。

①「**教区**」を救貧行政の基本単位として、各教区に「貧民監督官」を配置し、貧民の直接的な保護・観察を行うよう任命した。

②救貧に関する資格要件や資力調査を体系化させ、貧民を、「労働能力のある貧民」、障害者や老齢者などの「労働能力のない貧民」、孤児などを含めた「扶養能力のない貧民の児童」の3つに分類した。まず、「労働能力のある貧民」に対しては就業の場と必要な道具・原料などを提供し、強制的に就労させた。それを拒否する者は矯正施設である「懲治監」に強制収容され、厳しい訓練を受けねばならなかった。また「扶養能力のない貧民の児童」には徒弟奉公をさせた。こうして労働の可能性を有する者には労働を強制する一方で、「労働能力のない貧民」には、教区から生活扶助を与えた。

③以上のような貧しい人びとの処遇に関する財源として、教区ごとに、その住民や土地などの資産所有者から「救貧税」を徴収した。これは、施与や慈善ではなく、国家がその権力によって国民から税を徴収し、それを扶助の費用に充当する仕組みを確立させたことを意味する。

救貧法
Poor Laws

労働能力のある貧民
able-bodied poor

労働能力のない貧民
impotent poor

教区
もともとはキリスト教会組織における末端組織区分である。次第に行政的機能を有するようになり、最終的には教区内の住民に対する課税権をもつに至った。教区単位での貧民救済は、イギリス救貧法の基本的特徴である。

## ［3］ 資本主義の発展と救貧法

### （1）救貧行政の展開

　社会秩序の維持を主目的として出発した救貧法は、18世紀から進展した産業革命の中で、さらに重要な役割を担うこととなる。それは、資本主義的な生産システムを社会に浸透させ、貧民を強制的に「賃金労働」へ駆り立てるという役割であった。

　1722年の「ワークハウス・テスト法」（ナッチブル法）によって全面導入された「**ワークハウス**」は、そのために大きな役割を果たした。当初ワークハウスは、「労働能力のある貧民」を収容し、低いコストで生産活動が行える可能性を念頭において実験的に導入されたものだが、次第にその「救貧費用抑制・削減」効果に注目が集まるようになった。その結果、「ワークハウス・テスト法」によって、ワークハウスへの「**院内救済**」が強制されることとなった。当然、「救貧費削減」を目的とした労役場においては、その処遇は劣悪なものとならざるをえず、「**恐怖の家**」とさえ呼ばれることもあった。要するに、わずかでも労働能力のある者は、困窮していても救済を受けようとはしなくなるであろうという、抑圧を通じた救貧抑制効果が期待され、実際にワークハウスに収容されることへの拒絶感は、人びとを労働へと駆り立てる一定の効果をもったのである。

　しかしながら、恒常的に増加していく過剰人口の圧力によって、一般労働者たちの間で低賃金による搾取が一般化していく。すなわち、労働能力をもち、実際に労働していながら、生活に困窮せざるを得ない人びとが大量に生み出されてきたのである。その弊害は次第に大きなものとなっていったにもかかわらず、こうした人びとに対しては、当時の救貧システムでは対処しえなかった。そのため、著しい低賃金により困窮している労働者たちに対しても、国家が何らかの対策を行う必要性に迫られた。こうした中で、ワークハウスへの収容というそれまでの原則を大きく変更し、「**院外救済**」への道が開かれることとなった。

　院外救済の原則を認めたのは、1782年の「ギルバート法」である。ギルバート法では、院内救済の対象を老齢・傷病者に限定し、低賃金のために貧困に陥っている者に対しては賃金補助を行い、仕事のない者には職を斡旋するという「院外救済」の仕組みを導入した。さらに、「フランス革命」が貧しい労働者に動揺を与えかねない不安定な社会状況を背景として、1795年には、一般に「スピーナムランド制度」の名で知られる賃金補助制度が導入されることとなった。これは、パンの価格と家族人数によって最低生活基準を設定し、その基準に満たない賃金しか得られない労働者に対して、その差額を救貧税から手当として支給するというものであった。

ワークハウス
workhouse

院内救済
indoor relief

恐怖の家
ワークハウスは、労働力のある貧民にとっては強制労働と処罰の場であると同時に、労働力のない人びと―それぞれ深刻な問題を抱えた孤児、病人、妊婦、精神疾患など―を「混合収容」する場でもあった。彼らの健康維持や能力向上は問題にされず、ただ生かしておくことを目的とするワークハウスもあった。こうした非人道的な処遇内容は次第に批判を招くようになった。

院外救済
outdoor relief
ワークハウス以外の場で救済を行うこと。すなわち在宅での救済を意味する。

## (2) 改正救貧法

しかし、19世紀に入ると、社会の中で「自然に」発生してくる諸問題に国家が関与すべきではないという自由放任主義の考え方が広く浸透し、さらには救貧法がもたらす弊害（たとえば、「怠惰な生活」や「無計画な出産」など）が強調される傾向が生じてきた。こうした考え方を支えたのが、**アダム・スミスやマルサス**といった思想家である。彼らの思想が影響力をもった背景には、「スピーナムランド制度」導入以降、上昇し続ける救貧費用の負担に大きな不満を抱くようになっていた裕福な人びとが、その不満を正当化する論理を欲していたという事情もある。

こうした事情のもとで、1834年に救貧法が大幅に改正される。これを一般に「**改正救貧法**」（または**新救貧法**）と呼ぶ。概要は以下の通りである。

①貧困の原因は個人責任によるものであることを強調し、救貧の対象を「労働能力のない貧民」に限定して、「労働能力のある貧民」への救済を取りやめる方針を強く打ち出した。

②救貧費用の節約と救貧行政の効率化を図るため、救貧行政を中央集権化し、処遇の内容を全国一律のものとした（均一処遇）。

③「労働能力のある貧民」が救貧を受けることを抑止するためのさまざまな仕組みを導入した。「院外救済」を廃止し、ワークハウスへの収容を救貧の条件とした。同時に、そこで救済される者の生活レベルが、就労している最下層の労働者の生活レベルよりも劣悪なものとなるように処遇内容が設定された。こうした考え方を「**劣等処遇**」と呼ぶ。また、救貧法の受給者からは選挙権が剥奪された。こうした機制により、救貧法の受給者には強力なスティグマが付与される結果となった。

改正救貧法は、それまでの救済内容とあまりにもかけ離れた抑圧的なものであったため、準備・計画の段階から大きな反対運動が生じた。実際、救済の対象範囲を厳しく制限しようとしたにもかかわらず、常に多くの貧困者を排出し続ける資本主義社会の中では、「労働能力がある貧困者」だけを救貧法から完全に排除するということは、事実上困難であった。とはいえ、産業革命を経て資本主義が完成し、19世紀を通して「世界の工場」としての地位を確立したイギリスの経済・社会が順調に発展し続けていく中で、新たな救貧法体制は次第に受け入れられていくようになる。

## (3) 救貧法体制の動揺と「貧困の発見」

しかし、19世紀も後半を迎えると、特にロンドンのような大都市では、経済発展から取り残され、公的な救済からも排除された労働者や失業者が溢れ、スラム街の様相は深刻化するようになる。19世紀における労働者

**スミス**
Smith, Adam
1723-1790
資本主義経済の基礎である自由な経済活動と市場が自生的に展開することによって社会秩序が生まれると考えた経済学者。主著『国富論』。

**マルサス**
Malthus, Thomas
1766-1834
マルサスは、主著『人口論』において、増加し続ける人口をまかなえるほどには食料が増産できないことを理由に、過剰人口としての貧民を救済することの「弊害」を強く訴えた。➡ p.42

**新救貧法（改正救貧法）**
The Poor Law
Amendment Act

**劣等処遇**
less eligibility

**エンゲルス**
Engels, Friedrich
1820–1895
エンゲルス著／一条和生・杉山忠平訳『イギリスにおける労働者階級の状態―19世紀のロンドンとマンチェスター（上）（下）』岩波書店, 1990.

**メイヒュー**
Mayhew, Henry
1812–1887
メイヒュー著／ジョン・キャニング編・植松靖夫訳『ロンドン路地裏の生活誌―ヴィクトリア時代（上）（下）』原書房, 1992.

**ブース**
Booth, William
1878–1912
ブース著／山室武甫訳・岡田藤太郎監修『最暗黒の英国とその出路』相川書房, 1992.

**ブース**
Booth, Charles James
1840–1916
海運会社の社長を務める大実業家であり、私財を投じてロンドンの労働者調査を行った。 ➡ p.42

**貧困線**
poverty line

の生活実態を知る上では、**エンゲルス、メイヒュー、ウィリアム・ブース**らのルポルタージュが参考になる。さらに、産業革命の終了後、周期的に発生するようになった不況によって、労働者たちの生活は総じて苦しくなり、さらには住環境や公衆衛生の悪化、病気の蔓延、治安の悪化といった問題が次第に顕在化するようになった。

こうした状況の中で、貧困の原因を個人責任の観点から理解しようとする考え方自体が次第に説得力を失い、救貧法の運営も行き詰まりを迎える。さらに、労働組合運動が激化し、いくつもの社会主義団体が社会改良を目指した運動を活発に展開するようになる。また、こうした動向に大きな影響を与えた出来事として、19世紀末に**チャールズ・ブース**とラウントリーが行った、世界最初の科学的貧困調査がある。

東ロンドンで調査を行ったブースは、400万人に及ぶ労働者の所得や職業の実態を分析し、その結果に基づいて労働者の階層区分を行った。その中で、人びとの生活水準・様式に決定的な違いをもたらす地点を見出し、そこに「貧困」と「そうでない状態」とを区分する基準としての「**貧困線**」を導入した（図3-3-1）。

### 図3-3-1　ブースによる階層区分（A～H）

| | |
|---|---|
| H | 中産階級の上 |
| G | 中産階級の下 |
| F | 上級労働者 |
| E | 標準的な規則的稼得者 |
| ——— | ＜貧困線＞ ——————————————— |
| D | 低賃金の規則的稼得者 |
| C | 不規則的な稼得者 |
| B | 臨時的な稼得者 |
| A | 臨時的日雇労働者・浮浪者・準犯罪者などの最下層 |

出典）安保則夫／井野瀬久美惠・高田実編『イギリス労働者の貧困と救済―救貧法と工場法』明石書店, 2005, p.314, p.325をもとに作成.

**ラウントリー**
Rowntree, Benjamin Seebohm
1871–1954
製菓会社を経営する事業家一家のもとで育った。ブースの調査に触発されたラウントリーは生まれ故郷のヨーク市において、その人生のうちで3度にわたる大規模な貧困調査を実施した。
➡ p.42

ブースは、貧困層に位置づけられる人びとの生活に関して、十分な食事や衣服を確保できず、みすぼらしい格好をしていること、それは不規則労働・低賃金などの雇用問題や多子、そして劣悪な住居・衛生環境に起因する疾病などによって発生していたことを示した。さらに**第1章**で述べた通り、**ラウントリー**は、ヨーク市における全世帯の生活実態調査を行い、その家計支出を分析した。彼は、栄養学の観点から、労働者たちの消費支出の観察データを分析し、「栄養をとれるだけの食事をまかなえない（肉体の維持さえも困難）状態」を貧困線として設定した。

　ブースもラウントリーも、自身が調査を行った地域において、貧困状態
にある人びとの割合が、人口の約3割を占めていることを客観的に明らか
にし、社会に大きな衝撃を与えた。彼らの調査結果は、貧困が一般の労働
者の間でごくふつうに発生している問題であること、そしてその主要な要
因は、個人の怠惰ではなく、低賃金や不安定な就労形態、そしてそれを容
認している社会自体にあることを明らかにした点で、重要な役割を果たし
たのである。貧困に対する考え方の大きな転換を促したこれらの貧困調査
の成果は、後に「貧困の発見」とも呼ばれるようになる。

## ［4］ 福祉国家形成プロセスにおける救貧体制

### （1）自由主義的社会改良（リベラル・リフォーム）

　貧困が、社会的に対処すべき問題として徐々に理解されるようになった
20世紀初頭には、自由党政権のもとで「リベラル・リフォーム」と呼ば
れる大規模な「社会改良」政策が実施され、現代の福祉国家の骨格となる
社会保障制度が形成されていった。その代表的なものとして、1906年の
「学校給食法」、1908年の「無拠出老齢年金法」、そして1911年の「国民
保険法」（健康保険と失業保険によって構成）などが挙げられる。これら
「リベラル・リフォーム」政策によって制度化された一連の社会立法は、
貧民に対する単一の包括的施策として機能してきた救貧法から、特定のカ
テゴリーに適合する貧困層への給付を切り離すという性格をもつものであ
った。

### （2）ウェッブと「ナショナル・ミニマム」

　救貧法そのもののあり方については、1905年に設置された「王立救貧
法委員会」の重要な議題として取り上げられた。この王立救貧法委員会の
成果である1909年の報告書のうち、特に**ウェッブ夫妻**らがまとめた「少
数派報告」では、「貧困に陥った者」の事後的な救済ではなく、貧困に陥
る前の積極的な予防が必要であることが主張された。もともとウェッブは、
国家が貧困問題に対して予防的に対処するために、「**ナショナル・ミニマ
ム**」の理念に基づき、最低限度の国民生活を国家が積極的に保障する必要
性を強調していた。こうした考え方の上に、既存の救貧法を解体し、貧困
を生み出す諸原因にそれぞれ対処する給付・サービスの仕組みを確立すべ
きとした。

　これに対し、慈善組織協会（COS）出身委員を中心に作成された「多数
派報告」では、個々の貧困者の道徳責任を重視し、救済における差別的な
取扱いを維持しようとする観点から救貧法の改革を訴えた。ただし、結局
はどちらの結論も採用されることはなく、救貧法の枠組み自体は存続し続

**ウェッブ夫妻**
Webb, Sidney
1859–1947
Webb, Beatrice
1858–1943
ウェッブ夫妻はイギリス
における社会改良主義者
として、幅広い分野で活
躍した。夫妻の共同研究
である1897年の『産業
民主制論』では、国民的
効率と苦汗産業の労働条
件改善を目指して初めて
ナショナル・ミニマムの
概念を示した。シドニー
は1895年フェビアン協
会に入会。晩年は労働党
内閣に入閣し、フェビア
ン社会主義の増進につと
めた。ベアトリスは救貧
法委員会の少数派とし
て、貧困を個人の責任と
する救貧法の考え方に反
対した。

**ナショナル・ミニマム**
national minimum
ナショナル・ミニマム（国
民最低限）とは、一般に
国がすべての国民に対し
て保障すべき必要最低限
度の生活水準を意味し、
社会保障の基本理念の1
つとして定着している。

けることとなった。

### (3) 戦間期における大量失業

1914 年に勃発し 1918 年まで続いた第 1 次世界大戦は、イギリス社会に完全雇用に近い状態をもたらした。多くの男性が軍務に服し、軍需生産に関連する産業部門の拡大が、男女双方の労働供給を増大させたからである。しかし第 1 次世界大戦の終結後、いわゆる「戦間期」は不況、大量失業の時代として知られている。その一因は、この時期から家電や自動車、航空機、サービス産業などの新興産業が成長する一方で、石炭、造船、繊維といった旧来の主要産業が急速に衰退していったことにある。その結果、衰退産業の拠点であった各都市において深刻な失業問題が発生した。さらに追い討ちをかけるように、不況に伴う大量の「循環的」失業が積み重なったのである。その最も大規模なものが、1929 年にアメリカのウォール街での株価大暴落をきっかけとして発生した、いわゆる「世界恐慌」であった。

この時期にはすでに、失業者に対する公的な金銭給付として「失業保険」が導入されていたが、これはあくまでも「保険」であるため、事前に一定の拠出がない人びとは受給資格を得ることができなかった。しかもその給付水準は低く、受給期間にも上限があったため、失業者の困窮を食い止めることはできなかった。それでも政府は、1920 年代までは、失業保険がカバーする人びとの範囲を拡大し、種々の「特例措置」を設けることなどを通じて、大量失業の問題に対処しようとした。しかし現実には、失業保険受給資格のない多くの失業者が極度の困窮状態に陥ったとき、救貧法は「最後の受皿」とならざるを得なかった。

### (4) 失業扶助の創設

しかし、こうした―多くの「労働能力のある貧困者」が救貧法＝**公的扶助**による救済を受けるという―「イレギュラー」な状態を打開するため、1934 年には無拠出制の「**失業扶助**」が創設される。これは、失業保険の恩恵を受けられない失業中の困窮者に対して、所定の資力調査に基づき、原則無期限に国庫負担によって一定額の金銭を支給する仕組みであった。

失業扶助の全国的な実施にあたっては、中央政府に失業扶助庁が置かれ、その下に 300 を超える地方事務所が設置された。また、全国各地に、失業扶助の受給資格や扶助額に関する不服申立てを受け付ける専門機関が設置された。これは、人びとの「扶助を受ける権利」を保障するという、今日的な観点から見れば極めて重要な役割を果たすものであり、その意味で大きな歴史的意義をもつ。

こうして「労働能力のない貧困者」には救貧法＝公的扶助が対応し、「労働能力のある貧困者」には失業扶助が対応するという枠組みが確立し

**公的扶助**
1929 年の「地方自治法」によって、従来の救貧行政システムは大きく変更され、それ以後の救貧法による救済は、「公的扶助」（Public Assistance）と呼ばれるようになっていた。

**失業扶助**
unemployment assistance

た。ただし、第2次世界大戦の勃発とともに「労働能力のある貧困者」の多くが兵力、あるいはさまざまな産業部門の労働力として吸収されていったことにより、失業扶助そのものは短い使命を終えることとなった。

## ［5］福祉国家と公的扶助

### （1）ベヴァリッジ報告における公的扶助

20世紀に生じた2度の世界大戦は、いわゆる「**総力戦**」として知られる。総力戦を戦い抜くには、すべての国民の利害関係を一致させ、国家としての生産性を極限まで高めねばならない。したがって、国民の間に深刻な対立・分裂をもたらす失業・貧困問題は、国家にとって最優先の解決課題とならざるを得なかった。このような意味で、特に第2次世界大戦は、国家による社会保障施策の拡充に多大な役割を果たした。

しかし、実際に第1次世界大戦後に経験されたことだが、「戦後」から「平時」への移行段階においては、大きな経済的混乱と社会不安が引き起こされ、再び深刻な失業・貧困問題が生じる可能性が極めて高くなる。そこで、総力戦の中で達成され得た高度な生産性と社会統合とが両立した社会体制を、いかに戦後復興のための社会体制へとスムーズに引き継いでいくのかということが、戦争遂行中の政府にとっても大きな検討課題となった。こうした歴史的・社会的背景のもとで、**ベヴァリッジ**を長とする「社会保障制度に関する委員会」が設置されることとなった。この委員会は、戦後社会において構築されるべき社会保障制度のあり方を議論し、1942年にその結果を報告書にまとめて公表した。この報告書は一般に「**ベヴァリッジ報告**」と呼ばれ、イギリスをはじめとする戦後福祉国家の「青写真」となったのである。

ベヴァリッジ報告の要点は以下のようにまとめられる。

① 社会保障の目的：戦後社会の復興を阻むであろう「**5つの巨悪**」—欠乏（want）、疾病（disease）、無知（ignorance）、不潔（squalor）、怠惰（idleness）—のうちで、欠乏の根絶を社会保障の目的とした。

② 社会保障の範囲：社会保障は、失業、疾病、老齢による退職、稼ぎ手の死亡などに関連する特別の支出をまかなうための所得の保障を意味する。

③ 社会保障の水準：国家が保障すべき水準は、人びとが自助努力に励む余地を残すため、あくまでも「国民最低限（ナショナル・ミニマム）」に留めるべきである。

④ 社会保障の方法：社会保障は、基本的なニードに対する**社会保険**、特別なケースに対する国民扶助、基本的な措置に付加するものとしての任意保険という、3つの異なった方法によって構成される。そのなかで最も

**総力戦**
武力だけでなく国や団体がもつすべての力を動員して行われる戦争。

**ベヴァリッジ**
Beveridge, William Henry
1879–1963

**ベヴァリッジ報告**
正式名称は「社会保険および関連サービス（Social Insurance and Allied Services）」。
➡ p.9
第1章2節 B. 参照。

**5つの巨悪**
five giants

**社会保険の原則**
ベヴァリッジが構想した社会保険に関して特に重要なのは、それが「均一拠出」「均一給付」の原則に基づいていたことである。この仕組みは極めて「平等」に見えるが、最も負担能力の低い人びとに拠出水準を合わせざるを得ないため、給付が著しく低水準なものとなってしまうという弱点をもっていた。

重要な位置を占めるのが社会保険である。

⑤社会保障の前提条件：人びとの「拠出」を安定させるため、国家は家族手当を支給し、保健・医療サービスを提供し、完全雇用の達成を促さなければならないとした。

ベヴァリッジ報告における社会保障の中心は、何よりも「社会保険」である。拠出という「事前の備え」に基づく給付こそ、資本主義の支配的な価値観としての「自助努力」と、よく調和しうると考えられたからである。もちろん、何らかの理由で保険の網の目から漏れる人びとが存在せざるを得ないため、「公的扶助」をなくすことはできない。しかし、それまでの貧困対策の歴史とは大きく異なり、ベヴァリッジ報告は、**資力調査**に基づいて行われる「公的扶助」を、あくまでも社会保険を補完する「残余的」な制度として位置づけたことが重要である。さらには、社会保険が浸透していくことにより、公的扶助の範囲は徐々に縮小していくことが想定されていたのである。

ベヴァリッジが構想した社会保障計画は随時実行に移され、1946年に「国民保険法」、1948年には「国民扶助法」が成立した。これにより、旧来の救貧法体制は完全に廃止されたことになる。

## (2) 福祉国家における「貧困の再発見」

ベヴァリッジ報告を経て、「福祉国家」として再出発した戦後イギリス社会は、順調な経済成長の恩恵を受けて相対的に安定した雇用状況を生じさせただけでなく、社会保障によって下支えされた人びとの生活水準を大きく向上させた。こうした状況の中で、貧困の存在は次第に周辺・例外的なものとなり、いずれ消滅するであろうという楽観的な考え方が一般化していった。かつて貧困を「発見」したラウントリーが、1950年に行った「第3次ヨーク調査」において、戦後福祉国家の諸施策が貧困を劇的に縮小させたことを「実証」したのは、その象徴的な出来事であったといえる。

しかし、1960年代になると、「生存できないほど窮乏」している人びとが劇的に減少したことをもって貧困が解決されたとはいえないとする考え方が、次第に影響力をもち始めるようになる。その中心的な役割を担ったのが、**第1章**において前述した**タウンゼント**である。タウンゼントは、**エーベル－スミス**との共著**『貧困者と極貧者』**（1965）において政府の家計調査を分析し、イギリスにおける貧困問題は決して縮小しておらず、実際に困窮状態にありながら国民扶助を受給していない人びとも相当数存在することを示した。その後タウンゼントは、ラウントリー的な貧困基準に対して、それが人びとの生活に関する文化的・社会的な側面を無視した「生理的最低限」にすぎないことを批判し、従来の貧困概念に代えて、「相対

資力調査
means test

タウンゼント
Townsend, Peter
1928-2009
イギリスの社会学者で、1950年代から現在にかけて一貫して貧困と不平等の問題を追求した数多くの研究を蓄積している。

エーベル－スミス
Abel-Smith, Brian
1926-1996

『貧困者と極貧者』
原著：Abel-Smith,
B.and Townsend, P. The
Poor and the Poorest,
G.Bell and Sons, 1965

的剥奪」という観点から貧困を定義しようとした。相対的剥奪は、ある社会の中で慣習的なものとして理解されている生活様式を達成できない状態を焦点化する概念である（**表3-3-1**）。

**表3-3-1　タウンゼントの12の剥奪指標**

①休日をとっていない
②大人のみ、親戚や友人を家に招待し食事をしていない
③大人のみ、親戚や友人と外食に行くことがない
④子どものみ（15歳以下）、友人とお茶を飲むことがない
⑤子どものみ、誕生日パーティを開くことがない
⑥娯楽のために夜に外出することがない
⑦肉を食べていない
⑧調理した食事を一定の回数とっていない
⑨火をとおした食事を一定の回数とっていない
⑩冷蔵庫を所有していない
⑪家族と休日をすごしていない
⑫家に水洗便所、洗面所、ふろ、台所がない

出典）Townsend, Poverty in the United Kingdom, 1979, p.250 より作成.

　その一連の研究に関する集大成として1979年に公刊された『**連合王国の貧困**』でタウンゼントは、所得がある一定の水準を下回ると相対的剥奪が一気に深刻化する閾値を発見し、そこに貧困線を引いた。その結果、イギリスの全人口のうち、4分の1近くが貧困者であることが示唆された。

　こうした研究成果により、福祉国家となったイギリスにおいても貧困は根絶されたわけではなく、形を変えて存続し続けているということが理解されるようになった。すなわち、福祉国家イギリスにおいて、社会問題としての貧困が「再発見」されたのである。イギリスの公的扶助は、1966年に国民扶助から「**補足給付**」制度へと大規模な改革が行われたが、「貧困の再発見」はその一因となった。

## ［6］現代のイギリスにおける公的扶助

### （1）制度改革の動向

　イギリスの公的扶助は、1988年に補足給付から「**所得補助**」への制度改正が実施されてから、失業者を対象とした1996年の「**所得調査制求職者給付**」、貧困高齢者を対象とした2003年の「**年金クレジット**」の導入に見られるように、カテゴリー別の扶助制度を整備する方向で制度改革が進められてきた。その後も子どものいる世帯や低賃金労働者など、対象者別の扶助および給付制度が拡充されてきたが、最近の制度改革では複雑化した扶助・給付の再編成が行われ、年金クレジット以外の6種類の給付制度

**『連合王国の貧困』**
原著：Townsend, P.
*Poverty in the United Kingdom: A Survey of Household Researches and Standard of Living,*
Penguin, 1979

**補足給付**
Supplementary Benefit

**所得補助**
Income Support

**所得調査制求職者給付**
Income-based Job-seeker's Allowance

**年金クレジット**
Pension Credit

を統合した「**普遍的給付**」が創設された。

### （2）年金クレジット

　年金クレジットは 2003 年 10 月に導入された制度であり、現在ではこの制度が貧困高齢者に対する「最後のセーフティネット」となっている。発足当初の年金クレジットは、保証クレジットと貯蓄クレジットの 2 つのクレジットから構成されていたが、現時点では貯蓄クレジットの新規適用は停止されている。

　保証クレジットは、年金の支給開始年齢（現在は 66 歳）以上で、政府が設定した「適正基準額」を下回る収入しか得ていない高齢者に対し、その差額を支給する制度である。2021 年時点における「適正基準額」は、単身の場合は週 177.1 ポンド、配偶者がいる場合は 270.3 ポンドとなっており、さらに住居費としての追加手当の支給や住民税の減免措置などの恩恵を受けることができる。

### （3）普遍的給付

　普遍的給付は、2012 年の福祉改革法で導入が決定された、給付の目的とカテゴリー別に整備された 6 種類の給付（「所得調査制求職者給付」「**所得調査制雇用・支援給付**」「所得補助」「**住宅給付**」「**児童税額控除**」「**就労税額控除**」）を整理・統合した制度である。旧制度から段階的に移行が進められており、2024 年 9 月までに旧来の給付制度はすべて廃止され、普遍的給付に完全移行する見込みとなっている。これにより、イギリスの公的扶助は稼働能力の有無を問わずに単一の給付制度によって最低限度の生活保障を行うシンプルな制度へ再編されることとなった。

　普遍的給付の受給対象となるのは、以下の条件にすべて当てはまる者である。すなわち、「低所得あるいは職に就いていないこと」「18 歳以上であり、かつ年金支給開始年齢に達していないこと」「自分とパートナーの貯蓄額が 16,000 ポンドを下回っていること」「イギリス国内に居住していること」。ただし、就労可能な者が正当な理由なく求職活動や職業訓練を拒否したり、担当の就労指導者との定期的な連絡を怠ったりした場合には、給付停止などの制裁措置が課される。また、毎月提出することが義務づけられる状況報告を提出しなかったり虚偽の報告を行ったりした場合にも、厳しいペナルティが課されることになる。

　2021 年 10 月時点における普遍的給付の支給額は以下の**表 3-3-2** の通りである。年齢と配偶者の有無によって決定される基本給付額に加え、子どもの数や障害などに応じた追加手当や住宅費が支給される。また、賃金収入がある場合には、その額に応じて給付額の調整が行われる。

普遍的給付
Universal Credit

保証クレジット
guarantee credit

貯蓄クレジット
saving credit

住居費
Housing costs

所得調査制雇用・支援給付
Income-based Employment and Support Allowance

住宅給付
Housing Benefit

児童税額控除
Child Tax Credit

就労税額控除
Working Tax Credit

就労指導者
work coach

基本給付額
Standard Allowance

追加手当
Extra Amounts

表3-3-2　普遍的給付の支給額（2021年10月時点）

[基本給付額] 2021年10月以降　　　　　　　　　　　単位：ポンド（月額）

| | |
|---|---|
| 25歳未満の単身者 | 257.33 |
| 25歳以上の単身者 | 324.84 |
| 両者とも25歳未満のカップル | 403.93 |
| 一方が25歳以上のカップル | 509.91 |

[追加手当額] 2021年10月時点　　　　　　　　　　　単位：ポンド（月額）

| | |
|---|---|
| 第1子（2017年4月5日以前生まれ） | 282.50 |
| 　　　　（2017年4月6日以降生まれ） | 237.08 |
| 2人目以降の子（1人につき） | 237.08 |
| 保育にかかる費用 | 掛かった費用の85% |
| 本人に何らかの障害があるか子どもに重い障害がある | 128.89〜402.41 |
| 本人の就労に影響する障害がある | 343.63 |
| 障害のある人を週35時間以上介助している | 163.73 |

（＊2021年10月28日現在：1ポンド＝156円）
出典）イギリス政府ウェブサイトより筆者作成.

# B. わが国における公的扶助の歴史的展開

　わが国の公的扶助の歩みをたどろうとする場合、いわゆるお恵みから権利へという最低生活保障の発展方向を踏まえるならば、法理念にとどまらず、その実態のもつ問題を解明する上でも「扶助の権利化」は極めて重要なテーマである。ここでは、①戦前における救貧制度による救済、②大戦直後の近代的公的扶助導入の経緯と旧生活保護法の成立、③現行生活保護法成立の前後を順に概観することにしたい。

## [1] 戦前における救貧制度による救済

　戦前においては近代的な公的扶助と呼べるような制度はなく、以下に述べる恤救規則と救護法が、制度における権利性という観点に立てば近代的公的扶助制度の前史的位置づけをもっていたにすぎない。救済の対象が厳格に限定されていたこと（制限扶助主義）、親族相救や隣保相扶といった血縁・地縁による私的扶養が重視されていたことなどはこれらの救貧制度に共通する点として指摘しうるであろう。

### (1) 明治期における恤救規則の成立と限界

　封建体制から近代への移行期においては世界史的に一般に見られる現象として貧民の発生がある。わが国でも明治維新という近代的国家形成の起

点となった政治的、経済的、社会的変革の過程で対応できずに社会から脱落する貧民が数多く生み出された。維新の混乱から生じた没落士族や維新政府の諸政策の強行によって窮乏化した農民層などはその例である。このような多くの貧民を前にして政府のとった制度的対応が、わが国最初の救貧制度として知られる1874（明治7）年の恤救規則の制定であった。

　前文と5ヵ条からなるこの規則は、わが国の国会（帝国議会）が開設されていないため、現在の内閣に相当する太政官が発したものであり、その内容は地方行政庁の単なる取扱い基準を示したにすぎないものであった。恤救規則は、その名称が示す通り、貧民を「あわれみ」、公費による救済以前にまずは人びとがお互いに助け合うことを前提としている。前文では「人民相互の情誼」すなわち同情心が強調され、共同体内部の血縁・地縁が基本とされている。そこから漏れた、どうしても頼るあてのない独り身の「無告の窮民」だけが対象とされたのである。具体的には①廃疾者（重度身体障害者）、②70歳以上の老衰者、③重病人、④13歳以下の孤児である（**資料編1**参照）。

　また、給付もわずかな米代を、50日を限度として支給するという極めて貧弱な内容のものであった。イギリスのエリザベス救貧法では強制労働の措置がとられたとはいえ、労働能力のある貧民が救済対象に含まれていたことや救貧院による施設収容による対応がなされていることを踏まえるならば、恤救規則の対象と方法は極めて制限的であるといわねばならない。また、救済費用や救済責任の所在に関する規定も盛り込まれてはいなかった。そのため救済人員は極めて少なく、1,000人台から最大3万人程度というものであり、救済率（保護率）も0.03パーミルから0.46パーミルの範囲にとどまっている[2]。この数値によって、われわれは、明治政府が欧米の近代文明や機械制工業の導入には積極的であっても、貧民救済に対してはほとんど関心を払わなかったことを知ることができるであろう。したがって、前近代的な恤救規則は貧民救済としての役割を果たすにはあまりにも抑制的で大きな限界があったといわねばならない。そのため1890（明治23）年の窮民救助法案をはじめ、恤救法案（1897〔明治30〕年）、救貧法案（1902〔明治35〕年）などが帝国議会に提出されることとなる。しかし、これらの法案は貧困は個人の責任によるものであり、かつ惰民を養成することにつながるという理由により、すべて不成立に終わっている。なお、明治期には恤救規則の限界を補うかのように民間の慈善事業家による救済が見られる中で、政府はこの明治期を通して、備荒貯蓄法（1880〔明治13〕年）、行旅病人行旅死亡人取扱法（1899〔明治32〕年）などにより弥縫的措置を行っただけであった。それゆえ、この恤救規則は約

半世紀近くにわたって救貧行政の基本法としてあり続けることになる。この間、明治政府が強力に推し進めてきた殖産興業の結果、軽工業、重工業の**産業革命**は多くの労働者階級を創出し、封建時代とは異なる貧困層を登場させることとなった。そのため、恤救規則ではこのような資本主義の進展がつくり出した大量の貧困者に対処し得ず、ついに、1929（昭和4）年制定の救護法に代わることになったのである。

### (2) 昭和期における救護法の成立と限界

大正期に入ると、第1次世界大戦をきっかけに、日本の経済はめざましい発展を遂げたが、物価の高騰により国民の生活は逆に困窮の度合いを深める結果となった。特に米価の異常な高騰により、1918（大正7）年7月に富山県魚津の主婦たちが米価引き下げを求めて起こした暴動を契機に米騒動が起こり、その範囲は3ヵ月にわたり1道3府38県に及び、参加人員は約70万人へと拡大したのであった。政府は軍隊を出動させてこれを鎮圧したが、同時に公設廉売所、**公益質屋**など種々の経済保護事業が展開されるようになった。また、国の救済行政機構は、1917（大正6）年、内務省に救護課が設置され、1919（大正8）年に社会課、そして1920（大正9）年には社会局へと昇格している。民間レベルでは、今日の民生委員の前身である済世顧問制度が岡山県に1917年に生まれ、翌年には大阪府に方面委員制度が設けられ、その後、この方面委員制度が全国的に広がっていったのである。なお、この時期には、一部の大学では社会事業教育が開始されている。こうした一連の動向はいずれも米騒動を契機とした国民生活の危機への対処でもあったといえるであろう。昭和期に入り、昭和**恐慌**、さらに世界恐慌のもとで都市では失業者があふれるなど国民の窮乏化はますます深刻化してきたのである。このような背景のもとに1929（昭和4）年に制定されたのが救護法であった。しかし、当時、財源難のため、競馬利益金の一部を当てることでやっと1932（昭和7）年に実施にこぎつけたという経緯がある。

救護法は恤救規則と比べ、公的救助義務の明示、対象範囲の拡大、救済方法の明確化（施設の設置を含む）など進歩的な面を有するものであった。それゆえ、この法がカバーする救護人員も増大している（後出、**表3-3-3**）。しかし、救護法は基本的に家族制度を引き継ぎ、対象者の範囲も依然として極度に制限し、失業者を排除するなどあくまで救貧制度の域を出るものではなかった。また、被救護者には選挙権を認めず、参政権を否定していることは19世紀のイギリス救貧法における劣等処遇と同様に、受給者を二流、三流の市民に位置づけるものであると言わねばならない。したがって、わが国が満州事変、日中戦争そして太平洋戦争へと続く、いわゆる

**産業革命**
市場の拡大による工場制手工業から機械制大工場への変革をいう。わが国では、日清戦争（1894〜95〔明治27〜28〕年）の頃、紡績・製紙・綿織物を中心とする軽工業部門に第1次産業革命が、続いて日露戦争（1904〜05〔明治37〜38〕年）前後に重工業部門の第2次産業革命が進行した。

**公益質屋**
1927（昭和2）年に法制定され、質物を担保として必要な資金を融資する経済保護事業の一種。経営主体は公的機関など。なお、2000（平成12）年に廃止されている。

**恐慌**
経済恐慌ともいう。景気循環運動が後退すると、需要は減り、生産、雇用、所得の減少が見られるが、これにとどまらず企業倒産や失業が急激かつ大規模に進行する現象。

母子保護法
母子保護法（1937〔昭和
12〕年制定）は貧困のた
め児童（13歳以下）の養
育が困難な母子世帯を対
象としている。

軍事扶助法
軍事扶助法（昭和12年
制定）は現役兵の入営、
傷病兵の死亡などにより
生活困難な遺族への援助
を目的としている。

GHQ
General Headquarters
の略。連合国最高司令官
総司令部のこと。

タケノコ生活
タケノコの皮を1枚1枚
はぐように、衣類その他
の持ち物を売って生活費
にあてる暮らし。売り食
い生活。特に第2次世界
大戦直後にいわれてい
た。

SCAPIN
「スキャッピン」と読
む。SCAP は Supreme
Commander for the
Allied Powers の略。IN
は Instruction の略。連
合軍総司令部の指令をい
う。

15年戦争による戦時体制が強化されると、救護法を補充するために**母子保護法、軍事扶助法**などの特別法が制定され、イギリス救貧法の末路と同様に救護法の役割は縮小されていった。ひるがえって、この救護法の時代をイギリスがたどった動向と対比してみよう。イギリスでは、大恐慌により生じた大量の失業者に対する救済が「保険と扶助」の統合化を図った社会保障の原型として形成され、戦後の福祉国家樹立へのプロセスとして位置づけられるのに対し、わが国は上述した通り、戦争への道を歩み始め、社会的危機状況を福祉充実のためのバネにすることができなかったのである。

## ［2］ 大戦直後の公的扶助導入の経緯と旧生活保護法の成立

　第2次世界大戦後のわが国は **GHQ** の対日占領政策によってその大枠を規定された。したがって、福祉政策もその一環として GHQ の強力な指導のもとで近代的な公的扶助が導入されることとなる。

　悲惨としか言いようのない太平洋戦争が敗戦という結末を迎え、大戦直後の大混乱の中で国民生活は極度に窮乏化していた。当時の「タケノコ生活」という表現はこの間の食糧事情を反映したものであろう。この緊急事態に対処するため、政府は1945（昭和20）年12月15日に「生活困窮者緊急生活援護要綱」を閣議決定し、生活困窮者に対して臨時応急的措置を講じている。これは表に示した通り、失業者を含むすべての生活困窮者を対象にしたが、実施は市区町村長にあたらせ、町内会長をはじめとする戦前からの組織をもって、特に方面委員を積極的に活用させるなど、あくまで慈恵的性格の強いものであった。

　一方、GHQ は、1945（昭和20）年12月8日付で覚書「救済並びに福祉計画の件」を発して、わが国政府に対して計画案を提示するように求めている。そこで、政府は先の要綱に改変を加えて同年12月31日付の「救済福祉に関する件」を GHQ に提出したのであった。その後、GHQ は1946（昭和21）年2月27日付で、この計画に対し条件を付して承認するという回答をわが国政府に送っている。この回答こそ、その後の救済福祉の基本的方向を提示したことで有名な **SCAPIN775** 号（覚書「社会救済」）である。そこには①国家責任、②無差別平等、③公私分離の3つの原則が盛り込まれている（なお、これらの原則に支給金総額の無制約を加えて4原則、さらに全国的単一政府機関樹立を含めて5原則として紹介するものもある）。

　この理念に基づいて1946年に制定されたのが旧生活保護法であった。この法により戦前の救護法をはじめとする救貧関係諸法律が廃止され、一般扶助主義の立場から生活困窮者の救済を国家的責任とすることが承認さ

れた。そのため保護に要する財源の8割を国が負担することとなった。あわせて無差別平等原則を明文化し、差別や一部の者を優先することなく平等に扶助を行うとする考え方が導入されたのである。これは戦前から漸進的にもたらされたものではなく、戦前の救貧制度とは明らかに異なる、顕著な断絶を伴ってあらわれたのであり、ここにわが国の近代的な公的扶助制度の成立を見ることができるであろう。しかし、旧法では、保護請求権が必ずしも積極的には認められておらず、欠格条項により素行不良者などが排除されるという問題を残すこととなった。また公私分離の原則も1948（昭和23）年に旧来の方面委員から民生委員に改称されたものの、依然として民間人を市町村長の補助機関としたままであった。

## ［3］ 生活保護法成立の前後

　その後、旧法に残る慈恵的体質を払拭する契機を直接促したのが、アメリカ社会保障調査団（GHQの招聘による）の報告によって生まれた社会保障制度審議会の「生活保護制度の改善強化に関する勧告」（1949〔昭和24〕年9月）である。旧法の不備を改善するべく、この勧告が取り上げた諸問題は、先述した5原則を実現する上で扱わねばならない、保護請求権の確立、欠格条項の明確化、専任職員の設置などであった。

　また、同年11月にはGHQが厚生省次年度主要目標として社会福祉行政に関する「**6項目要求**」をわが国政府に対して口頭で行っている。生活保護に直接関わるものとして、有給専任職員と福祉事務所の確立が挙げられている。GHQの指示はここにきて、旧法成立時のSCAPIN775号に盛られた「理念」から「実施面」にまで踏み込む提案となっていることに留意したい。先の「勧告」と「6項目要求」は、それぞれGHQの関与が間接的、直接的になされているが、これらの影響を受けて成立したのが現行生活保護法であった（**表3-3-3**）。

　生活保護法は、1950（昭和25）年に制定され、憲法25条に規定する生存権の理念に基づき、保護請求権の明記、不服申立制度の創設、欠格条項の廃止、民生委員の協力機関としての位置づけなど公的扶助としての権利性を明確にしている。また、1951（昭和26）年にはGHQの6項目要求の当然の帰結として、社会福祉事業法（現社会福祉法）が制定され、生活保護の現行運営体制が整備されたのであった。

**6項目要求**
社会福祉事業法制定の直接的契機となったGHQから日本政府に対して要求された以下の項目。①能率的、経済的に行われる厚生行政地区の確立、②市の行う厚生行政の再組織、③厚生省が行う助言的措置および実地事務指導の実施、④公私社会事業の責任と分野の明確化、⑤社会福祉協議会の設置、⑥有給職員吏員に対する、現任訓練の実施。

表 3-3-3　わが国の公的扶助立法などの諸特徴

| | 恤救規則 | 救護法 | 生活困窮者<br>緊急生活援護要綱 | 旧生活保護法 | 生活保護法 |
|---|---|---|---|---|---|
| 対象 | • 廃疾（重度の身体障害）にある独身者<br>• 70歳以上の老衰の独身者<br>• 疾病のため労働不能の独身者<br>• 13歳以下の孤児 | • 65歳以上の老衰者<br>• 13歳以下の幼者<br>• 妊産婦<br>• 不具廃疾、疾病、傷痍その他の精神または身体の障害により労務を行うことに故障のある者 | • 一般国内生活困窮者<br>• 失業者<br>• 戦災者<br>• 海外引揚者<br>• 在外者留守家族<br>• 傷痍軍人およびその家族ならびに軍人の遺族 | 生活困窮者一般<br>（欠格条項あり） | 生活困窮者一般 |
| 保護の種類 | 救済は、50日を限度として米価に基づき換算した金銭給付（生活扶助） | 生活扶助<br>生業扶助<br>医療<br>助産 | • 衣料、寝具その他の生活必需品の給与<br>• 食料品の補給<br>• 生業の指揮斡旋<br>• 自家用消費物資、生産資材の給与または貸与 | 生活扶助<br>医療<br>助産<br>生業扶助<br>葬祭扶助 | 生活扶助<br>教育扶助<br>住宅扶助<br>医療扶助<br>出産扶助<br>生業扶助<br>葬祭扶助<br>介護扶助 |
| 保護施設 | 規定なし | 養老院<br>孤児院<br>病院その他 | 宿泊施設、給食施設、救護施設などの各種施設の拡充 | 養老施設<br>救護施設<br>更生施設など<br>（保護施設の種類に関する具体的法規定なし） | 救護施設<br>更生施設<br>医療保護施設<br>授産施設<br>宿所提供施設 |
| 被保護者数 | 最大で3万人強<br>（0.03‰〜0.46‰） | 最大でも23万人<br>（2.4‰〜3.4‰） | 実施当初は126万人強（17‰）<br>1946年6月実施の全国一斉調査による延べ人員は300万人超 | 270万人台〜160万人台<br>（37.7‰〜20.0‰） | 最多は216万人超<br>なお、割合は1951年の24.2‰<br>最低値は1995年の88万人台（7.00‰） |
| 国庫負担 | 規定なし | 市町村の負担に対して国は2分の1内を補助 | 従来からの法制度によって支出される保護費にこの要綱による支出金を追加（単なる予算措置） | 8割 | 1950〜1984年　8割<br>1985〜1988年　7割<br>1989〜2014現在<br>7.5割 |

　以上、本節では第2項と第3項において、戦後の公的扶助の導入経緯を中心に述べてきたが、副田は近代的指標となる6つの特性を設定し、それらがどの段階で確立したかの確認を、GHQ の果たした役割に留意しながら整理している（**表3-3-4**）。

①「救済福祉に関する件」で見るかぎり、これを立案した厚生官僚たちがそのままで5年後に現行生活保護法をつくることは考えられない。

②旧生活保護法の最初の段階の2つの○印はいずれも GHQ の指示

表3-3-4　救済福祉に関する件、旧生活保護法、生活保護制度の改善強化に関する件、生活保護法の比較

| | 救済福祉に関する件（1945.12） | 旧生活保護法（1946.10） | 生活保護制度の改善強化に関する件（1949.9） | 生活保護法（1950.5） |
|---|---|---|---|---|
| 国家責任 | × | ○ | ○ | ○ |
| 最低限度の生活保障 | × | ×△（第8次改訂以降） | ○ | ○ |
| 無差別平等 | | ○ | ○ | ○ |
| 生活保護をうける権利（＝不服申立制度） | × | ×△（49.4以降） | ○ | ○ |
| 欠格条項の除外 | | × | × | ○ |
| 有給の専門職の担当 | × | × | ○ | ○ |

○印：あり、×印：なし、△印：不完全、無印：判定がつかず
出典）副田義也『生活保護制度の社会史』東京大学出版会，1995，p.51.

（SCAPIN775）によるものである。

③「勧告」から新法への過程で欠格条項は消えるがこれも GHQ の説得によっていた。

　以上は副田の記述の中から GHQ の指導的役割について言及している指摘を並べたものであるが、改めて GHQ の生活保護法の形成に与えた主導的立場が理解されよう。

　公的扶助史におけるお恵みから権利的保障へという方向を容易に把握するため、これまでに述べてきた内容を図示しておいたが、わが国の生活保護には理念と現実のギャップが存していることは今日なお、否めない事実である（図3-3-2）。法制度上の理念は確かに権利性を確立しているにもかかわらず、生活保護の実態のもつ問題は依然として山積しているといっても過言ではない。仲村は占領軍当局の意図がわが国の伝統主義的・前近代的救貧思想やそれに基づく誤った処遇方式を、新しい管理の組織をつくることによって、わが国の公的扶助の中から排除しようとすることにあったが、それは必ずしも成功しなかったとし、そして、そこに、産み落とされたものは形だけは新しいが内実の伴わない、極めて中途半端な制度でしかなかったと論評している(3)。しばしば指摘される今日の生活保護の実態がもつ「保護の矮小化、機能不全」という問題は上述した導入経緯にその歴史的要因を見ることができるのではないだろうか。

　ところで、わが国の生活保護制度は、介護扶助制度の創設や地方分権化に関わる機関委任事務の廃止に伴う改革などを除いて、その枠組みを大き

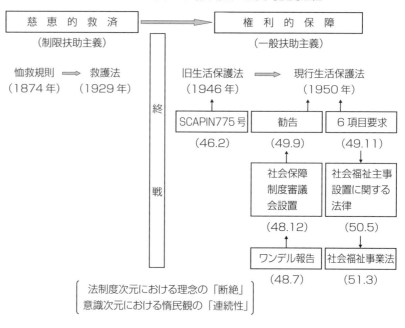

図 3-3-2　わが国の公的扶助法の歴史的展開過程

| 慈　恵　的　救　済 | ⟹ | 権　利　的　保　障 |
|---|---|---|
| （制限扶助主義） | | （一般扶助主義） |

恤救規則　⟹　救護法
（1874 年）　　（1929 年）

旧生活保護法　⟹　現行生活保護法
（1946 年）　　　　（1950 年）

終　戦

| SCAPIN775 号 | 勧告 | 6 項目要求 |
|---|---|---|
| （46.2） | （49.9） | （49.11） |

| | 社会保障制度審議会設置 | 社会福祉主事設置に関する法律 |
|---|---|---|
| | （48.12） | （50.5） |

| | ワンデル報告 | 社会福祉事業法 |
|---|---|---|
| | （48.7） | （51.3） |

法制度次元における理念の「断絶」
意識次元における惰民観の「連続性」

く変えることなく推移してきた。しかしながら 21 世紀に入り、社会福祉分野の制度改革が一応終了した段階で生活保護制度の見直し議論が開始され、2004（平成 16）年 12 月に社会保障制度審議会福祉部会生活保護制度の在り方に関する専門委員会が議論の結果を報告書としてまとめている。そこでは、生活保護制度を「利用しやすく自立しやすい制度へ」改革するという方向性が提起されている。また同時に所得格差の拡大や生活保護受給者の増大を背景として、生活保護制度のいわば外側で**ホームレス自立支援法や子どもの貧困対策法**が制定されている。そして、今日、生活保護に至るリスクの高い生活困窮者の増大や複合的な問題を抱える社会的孤立者の存在を踏まえ、生活困窮者対策と並んで生活保護制度改革が進行している。

**ホームレス自立支援法**
正式名称は「ホームレスの自立の支援等に関する特別措置法」。

**子どもの貧困対策法**
正式名称は「子どもの貧困対策の推進に関する法律」。

注）
(1)　金子光一『社会福祉のあゆみ―社会福祉思想の軌跡』有斐閣アルマ，2005，pp.93-95.
(2)　横山和彦・田多英範編『日本社会保障の歴史』学文社，1991，pp.24-25. なお、救済率については全国社会福祉協議会編『仲村優一対談集　福祉を語る―21 世紀前夜の風景・福祉 100 年の歩み』全国社会福祉協議会，1987，pp.174-175.
(3)　仲村優一『公的扶助論』仲村優一社会福祉著作集第 5 巻，旬報社，2002，p.189.

## 参考文献

● Pension Credit-GOV. UK
　https://www.gov.uk/pension-credit
● Universal Credit-GOV. UK（2021 年 10 月 28 日最終閲覧）
　https://www.gov.uk/universal-credit
● 厚生労働省ウェブサイト「2020 年 海外情勢報告」（第 1 章第 4 節 英国）（2021 年 10 月 28 日
　最終閲覧）
　https://www.mhlw.go.jp/wp/hakusyo/kaigai/21/
● 右田紀久恵・高澤武司・古川孝順編『社会福祉の歴史―政策と運動の展開（新版）』有斐閣，
　2001.
● 大沢真理『イギリス社会政策史―救貧法と福祉国家』東京大学出版会，1986.
● 樫原朗『イギリス社会保障の史的研究I』法律文化社，1973.
● 小山路男『西洋社会事業史論』社会福祉選書 5，光生館，1978.
● セイン，P. 著／深澤和子・深澤敦監訳『イギリス福祉国家の社会史―経済・社会・政治・文化
　的背景』ミネルヴァ書房，2000.
● 毛利健三『イギリス福祉国家の研究―社会保障発達の諸画期』東京大学出版会，1990.
● ベヴァリジ，W. H. 著／山田雄三監訳／イギリス社会保険および関連サービスに関する検討を
　行なうべき委員会編『社会保険および関連サービス―ベヴァリジ報告』社会保障研究所翻訳シ
　リーズ 7，至誠堂，1969.
● 菊池英明「イギリスにおける低所得者向け所得保障と就労支援」貧困研究会編『貧困研究』
　vol.7，明石書店，2011.
● 小沼正『貧困―その測定と生活保護』東京大学出版会，1974.
● 副田義也『生活保護制度の社会史』東京大学出版会，1995.
● 全国社会福祉協議会編『仲村優一対談集　福祉を語る―21 世紀前夜の風景・福祉 100 年の歩
　み』全国社会福祉協議会，1987.
● 横山和彦・田多英範編『日本社会保障の歴史』学文社，1991.
● 吉田久一『日本の貧困』勁草書房，1995.
● 伊藤周平『社会保障史―恩恵から権利へ』青木書店，1994.
● 厚生労働省編『世界の厚生労働 2018』
● 木下光生『貧困と自己責任の近世日本史』人文書院，2017.
● 村田隆史『生活保護法成立過程の研究』自治体研究社，2018.

### ■ 理解を深めるための参考文献

● 副田義也『生活保護制度の社会史』東京大学出版会，1995.

　生活保護制度の歴史社会学的研究・社会史（1945〔昭和 20〕年から 1983〔昭和 58〕
　年まで）である本書は、制度を形成・運営した厚生官僚を主軸にした「歴史ドラマや
　歴史小説の面白さ」も味わえる野心的な著作である。

● 岩田正美『貧困の戦後史―貧困の「かたち」はどう変わったのか』筑摩書房，2017.

　本書は、戦後日本の貧困学説史的な内容ではなく、所得統計などには出てこない、貧
　困のただ中にある人びとのリアリティを浮き彫りにし、社会に表出された貧困の「か
　たち」の変容を描いた、貧困問題の核心を衝く書である。

**イギリスの産業革命期における年少労働者**

　文字の上で見れば「産業革命」は機械による大量生産、と事もなげに片づけられるが、事実は歴史的大変革であり、この変革の荒波にもまれて、ある人は浮かび、ある人は沈む。前者は少数の資本家であり、後者は波底に沈んで地獄の苦しみに悲痛の叫びを上げている労働者階級であった。なかでも、その沈みゆく年少労働の実態を、有名なカール・マルクスの『資本論』（長谷部文雄訳）から抽出してみることにしよう。

　州治安判事たるブロートン氏は、1860年1月14日にノッチンガム市の公会堂で催された会合の議長として次のように公言した。「市民のうちレース製造業に従事している人びとの間では、他の文明世界では未聞の程度の苦悩と窮乏とが支配的である。九歳乃十歳の児童が午前二時、三時、四時に彼らの不潔なベッドからたたき起こされて露命をつなぐだけのものを得るために、夜の十時、十一時、十二時まで労働することを強制されるが、その間に彼らの手足はしなび、体格は萎縮し、容貌は痴鈍となり、人間性が全く麻痺してしまって、見ただけでも恐ろしい程、石のように鈍重となる。（中略）労働時間を一日十八時間に制限してもらいたいと請願するために公の会合を開く町については何と考えるべきであるか」。

　このような年少労働の実態は歴史的にはイギリスだけでなく、日本も含め先進諸国では共通したものだった。山本茂実の『あゝ野麦峠』や細井和喜蔵の『女工哀史』などは書店で簡単に入手できるので一読を勧めたい。このような事実を知れば、わが国の憲法27条の「児童は、これを酷使してはならない」というわずか15文字の規定の歴史的重みが痛感されるであろう。

マルクス
Marx, Karl
1818-1883

山本茂実
1917-1998

細井和喜蔵
1897-1925

# 第4章 貧困に対する法制度① —生活保護法—

貧困は、決して第三者の問題ではない。私たちの社会の中で誰しも抱え得る問題である。その意味でも、私たちはどのような支援策が存在しているのかという問題意識が重要といえる。本章では、支援策の中核に位置づけられる生活保護制度の概要と動向、そして自立支援について学ぶ。

## 1

本節では、貧困対策の中心的制度である生活保護制度の原理原則と概要について理解を深めるとともに、保護の争訟制度についても学ぶ。

## 2

生活保護の動向では、制度利用する人びとの置かれた状況や、貧困・低所得者の実際を把握し、理解を深めていく。

## 3

本節では、最低生活費の考え方と生活扶助基準の改定方式の変遷を概観するとともに、生活保護基準の実際を具体的に学ぶ。さらに、近年の生活保護の見直しについても理解する。

## 4

生活保護制度における相談支援の展開過程や特性を概観するとともに、自立支援の考え方を基盤とした具体的な自立支援プログラムの内容について理解を深める。

# 1. 生活保護法の原理原則と概要

**目的**
生活保護制度は、「最低限度の生活の保障」と「自立の助長」の2つを目的としているが、この2つの目的をどのように関連づけるかという点は大きな課題といえる。

**健康で文化的な最低限度の生活**
ここでいう「最低限度の生活」は、あくまで健康で文化的な最低生活水準を意味するが、具体的な最低限度の生活の内容や水準をいかなるものにするかについては、多数の不確定要素を考慮しなければならず、極めて困難といえる。

## A. 目的

日本国憲法はその25条1項において、すべての国民が「**健康で文化的な最低限度の生活を営む権利を有する**」と規定し、国民の生存権を実現することとその生存のために必要とする生活の程度を規定している。

現行の生活保護制度は、この憲法25条に定める国民の生存権を直接的に実現する制度である。そして生活保護制度の目的は、**生活保護法**（以下、「法」と略記）1条において次のように掲げられている。

> 1条　この法律は、日本国憲法第25条に規定する理念に基づき、国が生活に困窮する全ての国民に対し、その困窮の程度に応じ、必要な保護を行い、その最低限度の生活を保障するとともに、その自立を助長することを目的とする。

このように、生活保護制度においては、「**最低限度の生活の保障**」と「**自立の助長**」の2つを目的として併置することによって、所得（経済）保障（社会保障的性格）と指導援助などの対人サービス（社会福祉的性格）という二面性をもつことになったのである。

とはいえ、たとえば「自立の助長」を現行法に導入した背景として、惰民養成の排除を挙げる場合があるが、小山進次郎の法解釈によると、「凡そ人はすべてその中に何らかの自主独立の意味において可能性を包蔵している」[1]ため、その内的可能性を発見し、助長育成することが本来の自立助長であり、惰民養成の排除ではないとされる。

さまざまな問題を抱えた生活困窮者は金銭給付のみならず、個々人（世帯）に対して相談援助的対応が求められている。その意味では、自立の助長を単に保護の廃止、あるいは経済（職業）的自立のみと解釈するのではなく、生活保護や第三者の支援を受けながらの「自立」のあり方（**積極的自立論**）が模索されるべきである。

なお、近年の「自立」概念の捉え方として、**生活保護制度の在り方に関する専門委員会**の「報告書」（2004〔平成16〕年12月15日）では、自立支援プログラムの導入を定め、その中で「自立」の概念を「**就労（経済的）自立**」「**日常生活自立**」「**社会生活自立**」と整理していた。

# B. 基本原理

　生活保護法においては、生活保護制度を運用するために、遵守しなければならない原理が明記されている。法１条から４条までがそれであり、法５条には「前４条に規定するところは、この法律の基本原理であって、この法律の解釈及び運用は、すべてこの原理に基づいてされなければならない」と規定されている。

　具体的には「国家責任の原理」「無差別平等の原理」「最低生活の原理」「保護の補足性の原理」の４つである。前の３つの原理は、憲法上の人権規定と密接に連動し得るものであり、国家の遵守すべき事柄である。しかし「保護の補足性の原理」は生活保護制度固有の特質であり、国民の側に要請されている事柄といえよう。なお、基本原理は法の根幹を示す考え方であるために「例外」はあり得ないとされている。

## [1] 国家責任の原理

　日本国憲法25条２項は「国は、すべての生活部面について、社会福祉、社会保障及び公衆衛生の向上及び増進に努めなければならない」として、国家の国民生活に対する保障義務を明言している。さらに法１条でも明らかなように、憲法の理念を実現する生活保護は国の直接責任において行われる。この「**国家責任の原理**」は生活保護において最も基底的な考え方であり、生活困窮者に対する社会的責任を明確にするとともに、救済は公的に行う責務のあることを意味している。したがって、生活保護実施上において、国家責任を民間団体や施設に転嫁したり、財政支援を求めたりしてはならない。

　なお、「国家責任の原理」を実現するために、保護請求権と不服申立ての存在が必要となるのである。

## [2] 無差別平等の原理

　法２条は以下のような**無差別平等の原理**を規定している。

> 2条　すべて国民は、この法律の定める要件を満たす限り、この法律による保護を、無差別平等に受けることができる。

　旧生活保護法では、２条および３条において**絶対的欠格条項**が規定され、生活困窮状態に陥った原因の内容によって保護の要否が決定されるという限定主義を採ってきた。

　しかし、現行制度においては、保護の要否は保護を要する状態に立ち至

**基本原理**
生活保護法１条をどのように理解するかによって基本原理の分類（数）が異なる。

**国家責任の原理**
国家責任とはいえ、生活保護事務を国家公務員によって遂行するとは位置づけておらず、実際には所定の地方公共団体の長が行うこととなっている。これを法の規定上では「保護の実施機関」と呼んでいる。

**絶対的欠格条項**
旧生活保護法では、無差別平等を規定しながら、「左の各号の１に該当する者には、この法律による保護は、これをなさない」という絶対的欠格条項が盛り込まれていた。つまり、生活困窮状態に陥った原因の内容によって保護の要否が決定されるという限定主義を採用してきたのである。

った原因の如何ではなく、もっぱら現実に生活に困窮しているかどうかという経済状態に着目して保護が行われることになる。したがって、この原理の趣旨は、第1に「国民は保護を請求する権利を持つ」こと、第2に「保護の請求権は国民のすべてに対して無差別平等である」ことといえる[2]。このように、生活保護における**保護請求権**の承認は、後述する「申請保護の原則」や不服申立て、行政訴訟権を派生させることになる。

なお、法の対象者を「すべての国民」と定めているために、外国人には、行政上の措置による保護はなされるが、保護請求権はなく、不服申立てができないとされている。

### ［3］最低生活の原理

法3条は**最低生活の原理**を次のように規定している。

> 3条　この法律により保障される最低限度の生活は、健康で文化的な生活水準を維持することができるものでなければならない。

つまり、この原理は最低生活の水準が単に辛うじて生存を続ける程度のものではなく、少なくとも人間としての生活を可能にするものでなければならないことを明らかにしているのである。このように、ここでは、憲法25条に規定する生存権の保障を具現するため、最低生活の水準と内容が規定されているのである。

とはいえ、「**健康で文化的な最低限度の生活**」が具体的にどのようなものであるのかを決定することは簡単ではなく、国民一般の生活水準、文化水準の変化に伴って変動する相対的なものとして考えられることに留意する必要がある。

### ［4］保護の補足性の原理

> 4条　保護は、生活に困窮する者が、その利用し得る資産、能力その他あらゆるものを、その最低限度の生活の維持のために活用することを要件として行われる。
> 2　民法に定める扶養義務者の扶養及び他の法律に定める扶助は、すべてこの法律による保護に優先して行われるものとする。
> 3　前二項の規定は、急迫した事由がある場合に、必要な保護を行うことを妨げるものではない。

この原理は、生活保護を受給しようとする者が、それに先立って自らが利用できる資産や能力その他あらゆるものを活用してもなお最低限度の生活水準が維持できないときに、その不足分を補足する限りにおいて保護を行うことを意味している。これは、生活保護が、「**生活自己責任の原則**」

を基礎とする現代社会における最後の拠り所としての機能をもつためである。公的扶助の特徴といわれる**資力調査（ミーンズ・テスト）**は、この要件を確認するためのものである。

以下、この原理に基づく要件をそれぞれ簡単に見てみる[(3)]。

## （1）資産の活用

ここでいう「資産」の概念は幅が広く、土地や家屋だけではなく生活用品なども含まれると理解されており、基本的には資産を売却するなどして生活の維持に努めることである。また、その活用の取扱いについて、その原則的な考え方（主なもの）は、次のようなものである。

①現実に、最低生活の維持のために活用されており、かつ、処分するよりも保有している方が生活維持および自立助長に実効が上がっていると認められるものは処分しなくてもよい。

②現在は活用されていないが、将来活用されることがほぼ確実で、かつ、今処分するよりも保有しているほうが生活維持に実効があると認められるものも処分しなくてもよい。

③処分することができないか、または著しく困難なもの。

④売却代金よりも売却に要する経費が高いもの。

⑤社会通念上処分させることが適当としないもの。

このような基準において判断されるが、具体的には、地域住民、特に低所得者との均衡から見て取り扱われる。たとえば、宅地や家屋については、処分価値が大きいもの以外については保有が認められるが、**要保護世帯向け不動産担保型生活資金**の利用が可能なものについては、貸付資金の利用によってこれを活用させることになる。また、田畑については、当該地域の農家の平均耕作面積までの保有を認める。

生活用品についても、当該地域の**普及率**が70％を超えるものについては、保有を認めるが、自動車に関しては原則として保有は認められていない。とはいえ、身体障害者や公共交通機関の便が悪い地域に住む者が、通勤のために必要とする場合は保有が認められる。

## （2）能力の活用

「能力」とは稼働能力がその中心となる。したがって、現実に働く能力があり適当な職場があるのに、どうしても働こうとしない者については、この補足性の要件を欠くものとして保護を受けることができない。しかし、働く意思と能力があり、求職活動を行っていても現実に働く場がないときには、保護を受けることができる。

つまり、稼働能力を活用しているか否かについては、単に本人が能力を有しているか否かのみで判断されるものではなく、その具体的な稼働能力を

**資産の活用**
資産の活用に関しては、利用あるいは換価処分可能なすべてのものを処分しなければ保護が開始されないのではなく、保有し得る資産と処分すべき資産のある程度の基準が行政通達である「保護の実施要領」によって定められている。なお、資産の活用は売却を原則とするが、これによりがたいときは当該資産の貸付によって収益を上げる等活用の方法を考慮する。

**普及率**
利用の必要性において同様の状態にある世帯に限った場合には、90％程度の普及率を基準とする。

**能力の活用**
能力は稼働能力に限定されず、乳幼児の監護や傷病者の看護などの生活維持能力を含むものと考えられている。

前提として本人が稼働能力を活用する意思があるか否か、実際に稼働能力を活用する就労の場を得ることができるか否かにより、総合的に判断される。

　また、判断にあたっては、必要に応じてケース診断会議や稼働能力判定会議等を開催するなど、組織的な検討が行われる。

### （3）扶養義務の優先

　また、生活保護制度は、民法に定められている扶養義務を保護に優先させることにしている。その扶養義務者の範囲は、**絶対的扶養義務者**（直系血族および兄弟姉妹）および**相対的扶養義務者**（特別な事情がある3親等内の親族で家庭裁判所が扶養義務を負わせた者）である。

　たとえば、具体的に民法上の扶養義務者とは、①夫婦相互、②未成熟の子に対する親、③直系血族相互、④兄弟姉妹相互を指している。その他、3親等内の親族は特別な事情がある場合には、家庭裁判所の審判により例外的に扶養義務を負うことがある。

　①と②は**生活保持義務者**といい、自己の最低生活を割らない限りで扶助する義務を負う。それに対して③および④は**生活扶助義務者**と呼び、社会通念上その者にふさわしいと認められる程度の生活を損なわない限度を超える部分が扶養の程度となる。

　なお、2014（平成26）年7月から保護の実施機関は、必要があると認めるときは、要保護者、扶養義務者等に対して報告を求めることができることになった（法28条1項および2項関係）。

### （4）他の法律による扶助の優先

　さらに法4条2項には、扶養の優先と並んで他の法律に定める扶助が法による保護に優先して行われることが規定されている。この点に関しては、生活保護が現代社会において最終的な手段として位置づけられているからにほかならない。

　なお、資産能力などの活用、扶養、他法の優先が述べられても、「急迫した事由がある場合に、必要な保護を行うことを妨げるものではない」（法4条3項）と規定されているように、生活困窮者が社会通念上放置できない緊急な状態のときは保護し得ることが定められている。とはいえ、急迫事由のために保護を受けた被保護者に資産その他があれば、保護を受けた者は、保護金品に相当する金額の範囲内で、保護の実施機関が定める金額を後日返還しなければならない。

## ［5］権利保障の視点から見る基本原理の諸問題

　このように生活保護法には生活保護制度を運用するにあたって、4つの原理が明記されているが、これらは、この制度の基本的な仕組みを定めた

もので極めて重要なものである。とはいえ、これらを単に機械的に取り扱えばよいわけではなく、人権尊重の視点からの運用が求められている。

　たとえば、扶養の優先に関しては、親族扶養を生活保護受給の資格要件とするのではなく、民法上の扶養義務者が現実に扶養を行った場合には、その限度で、国は保護を行わなくてもよいとされる。つまり、扶養義務者との関係を事実上の順位の問題としており、したがって、扶養義務者に扶養能力があっても現に扶養をしていなければ、要保護者は国に対して保護を要求できるし、国としては保護する義務があることを銘記すべきである。

　さらに、保護の補足性の原理に基づく資力調査（ミーンズ・テスト）は、人間としての尊厳に関わる重大な問題を提起している。つまり、資力調査の実施が、生活困窮者に対して屈辱感を与えてしまい、自立の意欲を阻害し、申請を回避したり取り下げたりすることになれば、生活保護法における「最低限度の生活の保障」と「自立の助長」という目的を達成することは困難になると言わざるを得ない。このような申請の回避や取り下げは、保護開始申請者の申請権、争訟権を侵害するとともに、ひいては保護請求権をも侵害する可能性がある。

　いずれにしても、生活保護制度は憲法 25 条に定める国民の生存権を直接的に実現する制度であり、生存権に関しては、「単に生きていく」という程度のものではなく、「文化的な人間にふさわしい生活」という内容を意味している。その意味では、生活保護制度は抽象的・理想的な制度ではなく現実的な性格をもっているのであり、上述した「保護請求権」によってその現実的な性格が保障されているのである。

　誰しも生活困窮状態になる可能性があることを考慮に入れれば、経済的な貧困対策の柱に位置づけられる生活保護制度は、「利用しやすい制度」であるべきは当然のことであり、基本原理はこのような視点から運用されることが肝要なのである。

## C. 原則

　保護の原則は、保護の実施上の原則であり「申請保護の原則」「基準及び程度の原則」「必要即応の原則」「世帯単位の原則」の 4 つが定められているが、基本原理には例外が認められていないのに対して、原則は例外を認めて柔軟な運用が可能となっている。

## ［1］ 申請保護の原則

申請保護の原則は、法7条において次のように定められている。

> 7条　保護は、要保護者、その扶養義務者又はその他の同居の親族の申請に基づいて開始するものとする。但し、要保護者が急迫した状況にあるときには、保護の申請がなくても、必要な保護を行うことができる。

申請保護を原則とするが、保護の申請がなくとも、必要な保護を行うことができるという**職権保護**の例外も定められている。

わが国の公的扶助制度は、旧生活保護法までは職権保護の建前を採ってきたが、現行生活保護法において初めて保護請求権を認めたのである。この保護請求権は**一身専属権**であり、代理人によって行うことは認められていない。ただし、実際は要保護者が病気などで申請権を行使することができない場合を考慮して、扶養義務者や同居している親族が申請できるとされている。

なお、2014（平成26）年7月から申請時に必要な書類を添付して書類を提出することの規定が追加（法24条1項、2項関係）された。この追加規定については、法律に基づく調査権限を強化し、実施するのであれば、申請に際しても保護の決定に必要となる事項を法律上明確にする必要があるという法制的な整合性を図るためのものであり、現在、事情のある者に認めている口頭による保護の開始の申請等も含め、現行の運用の取扱いを変更するものではないとされている。

## ［2］ 基準及び程度の原則

基準及び程度の原則は、法8条において次のように定められている。

> 8条　保護は、厚生労働大臣の定める基準によって測定した要保護者の需要を基とし、そのうち、その者の金銭又は物品で満たすことのできない不足分を補う程度において行うものとする。
> 2　前項の基準は、要保護者の年齢別、性別、世帯構成別、所在地域別その他保護の種類に応じて必要な事情を考慮した最低限度の生活の需要を満たすに十分なものであって、且つ、これをこえないものでなければならない。

ここで定められる「保護基準」は、基準の合計額（最低生活費）とその者の収入とを対比して保護を受けることができるかどうかを判定するという保護の要否の判断基準であると同時に、保護の受給が決定した者に対して、現実に保護費として支給する額を決めるための尺度となる基準でもある。

具体的な保護基準は、年齢別、世帯構成別、所在地域別などに分けて厚

生労働大臣が定めることになっている。たとえば、各地域の生活様式、物価の違いによる生活水準の相違に対応して全国の市町村を6区分の**級地**（1級地-1・1級地-2、2級地-1・2級地-2、3級地-1・3級地-2）に分類して基準額が設定されている。地区別冬季加算では都道府県をVI区分に分類して基準額が設定されている。**地区別冬季加算**の支給月については、光熱費支出が増加する期間の地域別実態を踏まえ、I区およびII区は10月から4月まで、III区からVI区については11月から4月までの期間となっている。また、要保護者に特別の事由があり、一般基準では要保護者の最低生活需要を満たさない場合、厚生労働大臣に**特別基準**を設定することを申請することとなる。

　さらに「程度」については、保護基準によって測定された要保護者の需要とその資力を対比し、要保護者の資力で充足することのできない不足分を補う程度とするということであるが、この要保護者の資力の認定のことを「**収入認定**」と呼んでおり、収入額のうち一定額を控除して収入認定したものを「**収入充当額**」と呼んでいる。

　なお、被保護者の就労のインセンティブを高めるため、2014（平成26）年7月から、保護受給中の就労収入のうち、収入認定された金額の範囲内で一定額を仮想的に積み立て、安定した職業に就いたことにより保護廃止に至ったときに給付金が支給される「**就労自立給付金**」制度が実施されている。

## ［3］必要即応の原則

　必要即応の原則は、法9条において次のように規定されている。

> 9条　保護は、要保護者の年齢別、性別、健康状態別等その個人又は世帯の実際の必要の相違を考慮して、有効且つ適切に行うものとする。

　旧生活保護法から現行生活保護法への改正にあたり、9条が付加されたといわれる。この原則は、法を機械的・画一的に運用することなく、制度上認められる限り、要保護者の個別的な必要性を重視しているのである。

　とはいえ、無制約な自由裁量を認めているわけではなく、保護の実施機関は、厚生労働大臣が認定した保護基準の範囲内において、各人、各世帯の生活条件の差異を考慮して最低生活費の認定をしなければならない。

## ［4］世帯単位の原則

　世帯単位の原則は、法10条において次のように定められている。

**級地**
1級地は大都市およびその周辺市町、2級地は県庁所在地をはじめとする中都市、3級地はその他の市町村となっている。

**収入認定**
冠婚葬祭の場合の祝金・香典料、社会事業団体から被保護者に臨時的に恵与された慈善的性質の金銭、地方公共団体などからの福祉増進のため条例に基づき定期的に支給される金銭のうち一定限度以内の額については「認定適用除外」として収入として取り扱わない。

**世帯単位の原則**
給付される扶助費の額は、世帯という単位が受給するのではなく、法律的にはあくまで個々人に受給権があり、個々人が受けるべき保護費を合算したものが世帯への保護費になると理解されている。

> 10条　保護は、世帯を単位としてその要否及び程度を定めるものとする。但し、これによりがたいときは、個人を単位として定めることができる。

　保護の請求権は、個々の生活困窮者に権利を保障するという形式を採っているが、保護を必要としているか否か、どの程度の保護を要するかという判断は、その者が属する世帯を単位として行われる。

　ここでいう「**世帯**」とは、同一の住居に居住し、生計を一にしている者の集まりをいい、親族のみならず他人を含む場合であっても1つの世帯として捉える。また、出稼ぎなどのように実際は同居していない場合であっても、それが一時的なもので、経済的に出身世帯と一体性があるときは同一世帯とみなしている。

　なお、「世帯単位の原則」を貫くことが、最低限度の生活の保障と自立の助長の面から妥当でない場合には、例外的に個人を単位として、保護の要否、程度を決定することができる。この措置を「**世帯分離**」という。その具体例は保護の実施要領に示されている。

**世帯分離**
たとえば、同じ世帯に住む親子のうち、子どもが結婚や転職などの理由で1年以内に別居する予定がある場合は、子どもに収入があっても「世帯分離」し、親の収入と保護基準を比較したとき、収入が保護基準を下回っていれば、親が生活保護を受けることができる。

## ［5］原則をめぐる諸問題

　このように、生活保護は申請から具体的実施へ至る一連の手続き過程において、保護の実施機関が準拠しなければならない4つの原則が規定されているが、ここでは権利保障の観点から申請保護の原則に関する諸問題を述べることとする。

　前述したように旧生活保護法までは職権保護の建前を採ってきたが、現行の生活保護制度において初めて法律上保護を請求する権利を認めた。つまり、保護の開始をこの請求権の行使に基づき行わせることが適当であるとの考え方に立ったからにほかならない。このような保護の申請は、要式行為ではないので何らかの形で申請の意思表示さえあればよいとされながらも、後日の争いを避ける方法として、福祉事務所内の保護申請書を用いて、意思表示をすることが一般的である。

　しかし、このような申請保護の下では、申請がなければ（職権保護は別として）保護をしなくてもよいのかという問題が発生する。たとえ申請保護の原則が採用されても、要保護者の発見に対する保護の実施機関の責任は決して軽減されることはない。むしろ、生活保護制度の趣旨を国民に周知させる責務は大きいと言わざるを得ない。つまり実施機関においては窓口での「待ちの行政」でよいわけではない。その意味では、地域におけるニーズの発見と、そのニーズと資源を結びつける不断の努力が保護の実施機関などには求められているのである。

# D. 保護の種類と範囲・方法

　保護の種類には、生活扶助、教育扶助、住宅扶助、医療扶助、介護扶助、出産扶助、生業扶助、葬祭扶助の8種類がある。範囲として具体的な保護の内容がそれぞれ定められている。これらの扶助は、要保護者の必要に応じて「**単給**」（1つだけの扶助を支給）または「**併給**」（2つ以上の扶助を支給）として行われる。また、扶助を実施する方法は、**金銭給付**と**現物給付**があるが、前者は定められた額の金銭を支給することであり、後者は物品だけではなく、施設利用や診察・治療などの行為を給付することをいう。ここでは、各種の扶助の範囲と方法について述べていく[2]（図4-1-1）。

**単給／併給**
通常、教育扶助や住宅扶助は、生活扶助としてあわせて行われ、医療扶助の場合には単給もあり得る。

## [1] 生活扶助

### (1) 範囲と基準（法12条）

　生活扶助は、現行の8種類の扶助の中でも最も基本的な扶助ともいうべきもので、その中心はいわゆる「衣食その他の日常生活の需要」を満たすための給付や移送など最も基礎的なニーズに対応して行われる。具体的には基準生活費、各種加算、一時扶助費等から構成されている。

#### ①基準生活費

　基準生活費は、居宅の場合、個人単位で消費する飲食物費や被服費などを年齢別、居住地別に設定した**第1類費**と、光熱水費や家具什器費など世帯単位で必要な経費を世帯人員別に設定した**第2類費**からなっている。なお、被保護者が入院している場合には、「**入院患者日用品費**」が、保護施設に位置づけられる救護施設や更生施設に入所している場合には「**入所基準生活費**」が、そして介護施設に入所している場合には「**介護施設入所者基本生活費**」が生活扶助として給付される。

#### ②各種加算

　また、各種加算制度が置かれているが、これは特別の需要をもつ者に対してこれを充足させる目的で設けられており、具体的には妊産婦加算、母子加算、**障害者加算**、介護施設入所者加算、在宅患者加算、放射線障害者加算、児童養育加算、介護保険料加算などがある。

**障害者加算**
障害者加算に付随した加算として、日常生活において常時介護を必要する者に対する「重度障害者加算」および介護人を付けるための費用として「家族介護料および他人介護料」もある。

#### ③一時扶助費

　さらに、保護を受給する者の日常生活の需要は、基準生活費や各種加算により満たされることになるが、出産、入学、入退院などの場合や新しく保護を開始する者で最低生活の基盤となる物資の持ち合わせがない場合に、緊急やむを得ない場合に限り、臨時的に認められるのが一時扶助費である。その内容は、①期末一時扶助、②被服費、③家具什器費、④移送費、⑤入

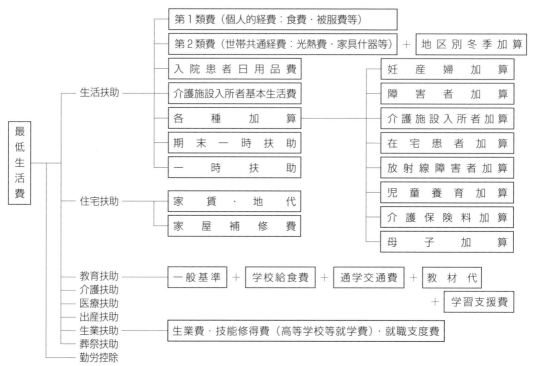

図 4-1-1　最低生活費の体系

```
                        ┌─ 第1類費（個人的経費：食費・被服費等）
                        │
                        ├─ 第2類費（世帯共通経費：光熱費・家具什器等）+ 地区別冬季加算
                        │
                        ├─ 入院患者日用品費      ┌─ 妊 産 婦 加 算
                        │                        │
                        ├─ 介護施設入所者基本生活費├─ 障 害 者 加 算
             生活扶助 ───┤                        │
                        ├─ 各 種 加 算 ──────────┼─ 介護施設入所者加算
                        │                        │
                        ├─ 期 末 一 時 扶 助      ├─ 在 宅 患 者 加 算
                        │                        │
                        └─ 一 時 扶 助           ├─ 放射線障害者加算
                                                 │
最                                               ├─ 児 童 養 育 加 算
低                      ┌─ 家 賃 ・ 地 代        │
生  ───┬─  住宅扶助 ────┤                        ├─ 介 護 保 険 料 加 算
活     │               └─ 家 屋 補 修 費        │
費     │                                         └─ 母 子 加 算
       │
       ├─ 教育扶助 ── 一般基準 + 学校給食費 + 通学交通費 + 教 材 代
       ├─ 介護扶助                                          + 学 習 支 援 費
       ├─ 医療扶助
       ├─ 出産扶助
       ├─ 生業扶助 ── 生業費・技能修得費（高等学校等就学費）・就職支度費
       ├─ 葬祭扶助
       └─ 勤労控除
```

出典）厚生労働省ウェブサイト「生活保護制度の概要等について（令和3年4月27日）」p.4.

学準備金、⑥その他（配電設備費や水道等設備費）などである。

**(2) 方法**（法30条・31条）

　生活扶助は原則として居宅において**金銭給付**を行い、保護金品は1ヵ月分を世帯主またはこれに準ずる者に対して前渡しされる。しかし、これによって保護の目的を達することが困難なときには、保護施設への入所などの**現物給付**が行われる。この場合の保護金品は、被保護者または施設の長もしくは養護の委託を受けた者に対して交付される。

**(3) 勤労控除**

　ところで、生活扶助基準は非稼働世帯を基礎として算定しているが、稼働収入のある世帯の場合は就労に伴う特別な需要を補塡し、就労意欲を助長するために、収入認定の際に勤労収入から一定額を控除する**勤労控除制度**が設けられている。

　主な勤労控除としては、被服費や職場交際費などの経常的職業経費であり、控除額が収入額に比例して増加する「**基礎控除**」、中学校、高等学校等を卒業した者が継続性のある職業に従事し、収入を得るために特別の経費を必要とする場合などの「**新規就労控除**」、未成年者が将来自力で社会に適応した生活を営むことに対応する「**未成年者控除**」などがある。

**勤労控除**
勤労控除以外で、勤務先に通勤するための交通費や農業の生産必要経費など、収入を得るために欠かすことのできない経費がある。これらについては、収入を認定する際に実費の額を控除するとされている。

## [2] 教育扶助

### (1) 範囲と基準（法13条）

　教育扶助は**義務教育**に必要な教科書、学用品、通学用品、学校給食などの費用を対象として給付される。基準としては、学用品などの基準額が小学校・中学校別に定められており、その他、教材代や夏季施設参加費などが設定されている。また、家庭学習のための参考書、問題集、辞書のほか、一般教養図書等の購入や課外のクラブ活動（部活動）に必要な費用に充てるための費用も**学習支援費**として認められている。また、子どもの健全育成支援事業として日常的な生活習慣を身につけるための支援をはじめ、進学支援、ひきこもり・不登校の子どもに関する支援もあいまって取り組む。なお、教育扶助はあくまでも義務教育に限られるので、義務教育前の幼稚園などの教育費や高校や大学などに伴う費用は対象とはならない。

### (2) 方法（法32条）

　このような教育扶助は、原則として**金銭給付**によることとされており、通常は生活扶助とあわせて支給される。支給先は、被保護者、親権者などのほか、学校長に対しても交付することができる。ただし、**学校長への交付**に関しては、教育扶助費が生活費などへ流用されるのを防止するために他に手段がない場合に限るのであって、これを原則とするという意味ではない。

## [3] 住宅扶助

### (1) 範囲と基準（法14条）

　住宅扶助は、居住の提供および補修、その他住宅の維持に必要なものとなっている。ここで提供される「住居」は家屋の利用権または賃借権であって所有権ではない。したがって、具体的には、家賃・間代・地代などの費用と住宅の補修と維持に必要な費用について基準額が定められているのである。これらについては、基準額の範囲内で実際に必要な額が適用されるが、これを超える場合は、厚生労働大臣が都道府県（指定都市および中核市）ごとに別に定める**特別基準**が使用できる。「雪下ろし費用」や「敷金等」も特別基準として計上されている。

### (2) 方法（法33条）

　住宅扶助は、原則として**金銭給付**であり、通常は生活扶助費とあわせて、世帯主またはこれに準ずる者に対して交付される。しかし、法38条に規定する宿所提供施設を利用する場合は、住宅扶助の現物給付が行われることになる。なお、2014（平成26）年7月から、従来**代理納付**の対象としていた家賃のほかに共益費が追加された。

---

**住宅扶助**
住宅扶助は住まいを保障するものであって、住宅改造、改築あるいは住宅の取得は対象としていない。

**代理納付**
生活保護費の受給者が住宅に関わる扶助費を、賃貸人である家主や管理受託会社に対して、生活保護法37条の2（保護の方法の特例）に定められた給付費用を遅滞なく納付されるように促す制度のことをいう。

## ［4］ 医療扶助

### (1) 範囲と基準 （法15条)

医療扶助は、診療、薬剤または治療材料、医学的処置、手術その他の治療や施術、入院、看護、移送の範囲内において行われる。また、鍼灸、あんま、柔道整復の施術も給付対象として認められている。医療扶助に関する費用は法52条の規定による診療方針や診療報酬（国民健康保険の例による）に基づき、その者の診療に必要な最小限度の実費の額が計上される。2018（平成30）年10月1日からは、**指定医療機関**等に委託して行う医療の給付のうち、**後発医薬品**を使用することが原則化された。

なお、「実施要領」では、別に「医療扶助運営要領」を定め、詳細な事務処理手順を示している。

### (2) 方法 （法34条)

指定医療機関
➡ p.204
キーワード集参照。

医療扶助は**現物給付**を原則としているが、これは「**指定医療機関**」を通じて行われる。とはいえ、急迫した事情がある場合は指定以外の医療機関で行ってもよいとされる。

医療機関の指定に関して、厚生労働大臣は、国の開設した病院もしくは診療所または薬局について、都道府県知事は、その他の病院もしくは診療所または薬局について指定することになる。また、指定医療機関の指定については、6年ごとにその更新を受けなければ、その期間の経過によって、その効力を失うものとされている。

なお、具体的な医療扶助を適用する場合の流れは次の通りである。

保護の実施機関は、要保護者から医療扶助の申請があったとき、指定医療機関の意見等の記載された**医療要否意見書**によって医療の要否を判定し、医療を要する者に**医療券**を発行する。そして申請者はこの医療券を指定医療機関に提出することによって必要な医療の現物給付が行われることになる。また、指定医療機関への診療報酬は、都道府県知事あるいは市町村長から**社会保険診療報酬支払基金**を通じて支払われる。

なお、医療扶助は指定医療機関に委託するほかに、保護施設の1つである**医療保護施設**の利用によっても行われる。

## ［5］ 介護扶助

### (1) 範囲と基準 （法15条の2)

介護扶助は困窮のために最低限度の生活を維持することができない介護保険法に規定する**要介護者**および**要支援状態にある者**を対象とする。具体的には、要保護状態またはそのおそれのある状態にある65歳以上の者、加齢に起因する一定の範囲の疾病（**特定疾病**）により要介護状態またはそ

のおそれのある状態にある 40 歳以上 65 歳未満の者が対象となるが、介護
保険との関係により、次のように区分される（**表** 4-1-1）。

表 4-1-1　介護保険と生活保護の対象者区分

| 生活保護受給者 | 介護保険の対象者区分 |
|---|---|
| 65 歳以上の生活保護受給者 | 第 1 号被保険者 |
| 40 歳以上 65 歳未満の医療保険加入の生活保護受給者 | 第 2 号被保険者 |
| 40 歳以上 65 歳未満の医療保険未加入の生活保護受給者 | 被保険者以外の者 |

　介護扶助の給付は、基本的には介護保険の給付内容と同じであり、以下
の事項の範囲内において行われる。①居宅介護（居宅介護支援計画に基づ
き行うものに限る）、②福祉用具、③住宅改修、④**施設介護**、⑤介護予防
（介護予防支援計画に基づき行うものに限る）、⑥介護予防福祉用具、⑦
介護予防住宅改修、⑧移送、である。なお、介護保険と介護扶助の給付関
係は**表** 4-1-2 の通りになっている。

施設介護
従来は基本的に認められ
ていなかった生活保護者
の介護施設での個室利用
が、2011（平成 23）年度
から可能となっている。

表 4-1-2　介護保険と介護扶助の給付関係

| 介護保険の対象者区分 | 給付率 | |
|---|---|---|
| 第 1 号被保険者 | 介護保険　9 割 | 介護扶助　1 割 |
| 第 2 号被保険者 | 介護保険　9 割 | 介護扶助　1 割 |
| 被保険者以外の者 | 介護扶助 10 割 | |

※食費、居住費等については自己負担がある。

　なお、補足性の原理により、介護保険の保険給付が行われる場合には、
**介護保険給付が優先**し、自己負担部分が介護扶助の支給対象となる。

**(2) 方法**（法 34 条の 2）

　介護扶助は、**指定介護機関**を通じて**現物給付**によって行われるが、これ
によることができないとき、これによることが適当でないとき、その他保
護の目的を達するために必要があるときは、金銭給付によって行うことが
できる。

　現物給付の方法は、医療扶助と同様に都道府県知事などが介護扶助の給
付を担当する機関を指定し、この指定介護機関に介護の給付を委託して行
われる。そして、指定介護機関は、福祉事務所の交付する**介護券**（介護扶助
対象であること等を証する書類）に記載された資格情報などを、介護報酬明
細書に転記して、介護に要した費用を**国民健康保険団体連合会**へ請求する。

介護保険による現物給付
給付に伴う介護方針およ
び介護報酬は、介護保険
の介護の方針および介護
の報酬の例、指定介護機
関介護担当規程および生
活保護法 54 条の 2 第 4
項において準用する同法
52 条 2 項の規定による
介護の方針および介護の
例による。

## ［6］ 出産扶助

### （1） 範囲と基準 （法16条）

　出産扶助は、分娩の介助、分娩前および分娩後の処置、脱脂綿、ガーゼその他の衛生材料を範囲としており、基準額は**施設分娩**と**居宅分娩**とで異なる。この基準額の内容は分娩料、検査料などであるが、その他に衛生材料費を必要とするときは一定の額の範囲内で加算される。

　なお、難産により入院・手術等が必要な場合には医療扶助の適用となる。

### （2） 方法 （法35条）

　出産扶助は原則として**金銭給付**であり、出産に伴って必要となる費用が被保護者に交付される。ただし、これによることができないとき、あるいはこれによることが適当でないとき、その他保護の目的を達するために必要があるときは**現物給付**がこれを補完する。現物給付のうち、助産の給付は生活保護法により指定を受けた助産師に委託して行う。

## ［7］ 生業扶助

### （1） 範囲と基準 （法17条）

　生業扶助は、要保護者の稼動能力を引き出し、それを助長することによって収入の増加を図り、自立を図ることを目的としている。さらに生業扶助はその対象を「困窮のため最低限度の生活を維持できない者」（要保護者）のみならず「そのおそれのある者」といういわゆるボーダーライン層をも対象としたところに特徴をもつ。

　生業扶助の内容としては、生計維持のために小規模事業を営もうとする場合の経営に必要な設備費、運営費および器具機械類の購入費という「**生業費**」、生業に就くために必要な技能を修得する場合の授業料や教科書代などの「**技能修得費**」、また、就職のために必要な洋服類や身の回り品などの購入費である「**就職支度費**」に区分される。

　なお、高等学校等に就学し卒業することが世帯の自立助長に効果的であると認められる場合には、**高等学校等就学費**として、授業料、教材代、交通費などが技能修得費として認められている。また、教育扶助と同様に、「**学習支援費**」も適用となる。

**高等学校等就学費**
原則として公立学校の費用を基準として算定されている。

### （2） 方法 （法36条）

　生業扶助は**金銭給付**によることを原則とするが、補完的に現物給付としては授産施設などに委託して行う場合もある。保護金品は被保護者に対して交付するが、必要に応じて**授産施設**の長に対して行うことができる。

## [8] 葬祭扶助

### (1) 範囲と基準（法18条）

葬祭扶助は、死亡者の遺族または扶養義務者が困窮のため葬祭を行うことができないとき、遺体の検案、運搬、火葬または埋葬、納骨等、葬祭のために必要なものを内容としており、地域別、大人・小人別に基準が1項に定められている。また、2項において、扶養義務者などがいない場合、葬祭を行う第三者の貧富を問うことなく、1項の範囲内において葬祭扶助を交付できるとされている。

### (2) 方法（法37条）

葬祭扶助は**金銭給付**を原則として、その葬祭を行う者に対して交付される。ただし、市町村長が身元不明の自殺者などについて葬祭を行った場合は、当該葬祭は、「**墓地、埋葬等に関する法律**」に基づき行ったものであり、葬祭扶助は適用されない。

## [9] 各扶助をめぐる諸問題

現行生活保護法は1950（昭和25）年に制定され、その後の時代の移り変わりの中でさまざまな改正が行われてきた。たとえば、扶助の種類としては、現行法が制定された当初、7つの扶助であったが、現在では介護扶助が追加されて8種類の扶助から構成されている。

しかし、「扶助」や「生業（扶助）」などの用語は依然として旧来のまま残っている。その意味においては、大きな枠組みは維持されているといえる。「扶助」から「給付」、そして「生業（扶助）」から「自立支援（給付）」へ変更すべきであろう。

また、内容としては、「生業扶助」に位置づけられている高等学校等就学費を、高等学校への進学率の現状に鑑み、義務教育とともに教育扶助の対象として明記する必要がある。このように時代に即した用語および内容の改正が求められている。

# E. 保護施設の種類と役割

## [1] 保護施設の概要

**保護施設**は、生活保護法に基づき、居宅において生活を営むことが困難な者を入所させ、またはこれらを利用させるもので、その目的により、「救護施設」「更生施設」「医療保護施設」「授産施設」「宿所提供施設」の5種類に分類されている。そこでは現物給付が行われる。いずれの施設も入所者の人権に大きな影響をもつことから、その運営の適正を期し、適切

**保護施設**
生活保護法が制定された当時、保護施設の中でも最も大きな比重を占めていた養老施設（老人ホーム）が存在し、保護施設は合計6施設あったが、1963（昭和38）年の老人福祉法の制定によって養護老人ホームに吸収された。

な保護を確保するために必要な諸規定が設けられている。

### (1) 救護施設

救護施設は、身体上または精神上著しい障害があるために日常生活を営むことが困難な要保護者を入所させて、**生活扶助**を行うことを目的とする施設である。

また、保護施設退所者を、保護施設に通所させて指導訓練等を実施し、または職員が居宅等へ訪問して生活指導等を実施することで、居宅で継続して自立生活が送れるように支援する「**保護施設通所事業**」や、居宅生活に移行可能な対象者のための訓練用住居（アパート、借家等）を確保し、より居宅生活に近い環境で実体験的に生活訓練を行うことにより、施設に入所している被保護者がスムーズに居宅生活に移行し、継続して居宅において生活できるよう支援する「**居宅生活訓練事業**」も行っている。

### (2) 更生施設

更生施設は、身体上または精神上の理由により養護および生活指導を必要とする要保護者を入所させて、生活扶助を行う施設である。

この施設においても、居宅で継続して自立生活が送れるように支援する「**保護施設通所事業**」を行っている。

### (3) 医療保護施設

医療保護施設は、医療を必要とする要保護者に対して、医療の給付を行う施設である。

### (4) 授産施設

授産施設は、身体上もしくは精神上の理由または世帯の事情により就業能力の限られている要保護者に対して、就労または技能の修得のために必要な機会および便宜を与えて、その自立を助長する施設である。

これは、**生業扶助**を主たる目的とする施設であり、身体上もしくは精神上の障害により労働能力に障害を有するか、または乳幼児を抱えている等のために正規の労働に就業できない者等を利用対象としている。

### (5) 宿所提供施設

宿所提供施設は、住居のない要保護者の世帯に対して、**住宅扶助**を行う施設である。

## ［2］保護施設の設置と運営

保護施設の設置は、**都道府県および市町村、地方独立行政法人、社会福祉法人、日本赤十字社**に限定されている。それは保護施設が最低限度の生活を保障するための施設であり、入居者の人権に大きな影響を及ぼすからである。そのため、市町村と地方独立行政法人が保護施設を設置する場合

**保護施設通所事業**
当該事業は1989（平成元）年度からの「通所部門」と1994（平成6）年度からの「相談援助事業」とが統合した事業である。

**医療保護施設**
近年の医療保険制度や指定医療機関等の充実によって、その存在意義は必ずしも多くないといわれている。

**授産施設**
方法としては施設を利用する施設授産と、家庭に材料を搬送し、家庭でそれを加工し回収する家庭授産の2種類がある。

は、都道府県知事への**届出**が必要であり、社会福祉法人と日本赤十字社が設置する場合は、事前申請の上都道府県知事より**認可**を受けなければならない。そして、その設備や運営などについては、厚生労働大臣の定める最低基準以上のものでなければならないとされている。

また、都道府県知事が**指揮監督機関**となっており、保護施設の運営について必要な指導をしなければならない。なお、市町村長は、都道府県知事の行う社会福祉法人および日本赤十字社の設置した保護施設の運営についての指導を補助する。

さらに、「保護施設には正当な理由なくして保護の委託を拒めない」「入所者に対して差別的または優先的な取扱いをしてはならない」「利用者に対して、宗教上の行為、祝典、儀式または行事に参加することを強制してはならない」などの義務が定められている。

### [3] 保護施設の現状と諸課題

2019（令和元）年10月1日時点の保護施設の総数は288ヵ所であり、その内訳は救護施設183ヵ所、更生施設20ヵ所、医療保護施設56ヵ所、授産施設15ヵ所、宿所提供施設14ヵ所となっている[4]。このように、救護施設の占める割合が非常に高くなっている。

救護施設については、在宅での生活が困難な精神疾患による患者、重複障害者などの受入施設としての需要が増大しており、特にいわゆる社会的入院の解消という観点からも、退院患者の受入先としての役割が今後一層増すことが予想される。さらに、近年の雇用・経済状況を反映し増大しつつあるホームレスに対しても、更生施設や宿所提供施設を活用し、自立支援の道を模索することが求められている。

また、「施設から地域へ」という流れの中で、「**保護施設通所事業**」や「**居宅生活訓練事業**」が実効ある事業となるためにも、他の諸機関との連携を密に図ることが求められている。

## F. 保護の争訟制度

生活保護は、国民の最低限度の生活を保障する最後の安全網としての性格を有することから、被保護者には特別の権利が付与されている一方、義務も課されている[5]。

## ［1］ 被保護者の権利

### (1) 不利益変更の禁止

被保護者は、正当な理由がなければすでに決定された保護を不利益に変更されることがない。被保護者の受給権を保護し、行政の恣意的処分を排除する趣旨として理解される。

### (2) 公課禁止

支給された保護金品は被保護者の最低限度の生活を保障するためのものであるため、**保護金品**および**進学準備給付金**を標準として租税その他の公課を課せられることはないというものである。

### (3) 差押禁止

被保護者は、すでに給付を受けた**保護金品**および**進学準備給付金**またはこれらを受ける権利を差し押さえられることがないとされている。

## ［2］ 被保護者の義務

### (1) 譲渡禁止

被保護者は、保護または**就労自立給付金**もしくは**進学準備給付金**の支給を受ける権利を譲り渡すことはできないとされている。

### (2) 生活上の義務

被保護者は、常に能力に応じて勤労に励み、自ら、健康の保持および増進に努め、収入、支出その他生計の状況を適切に把握するとともに支出の節約を図り、その他生活の維持および向上に努めなければならないとされている。

### (3) 届出の義務

被保護者は、収入、支出その他生計の状況について変動があったとき、または居住地もしくは世帯の構成に異動があったときは、速やかに、**保護の実施機関**または**福祉事務所長**にその旨を届け出なければならない。

### (4) 指示等に従う義務

保護の実施機関は被保護者に対して生活の維持、向上、その他保護の目的達成に必要な**指導**または**指示**をすることができることになっている。被保護者はこれらの指導、指示を受けたときは、これに従わなければならない。しかし、これに従わない場合、保護の実施機関は保護の変更、停止（一時的に不要）または廃止をすることができることとされ、強権につながる規定であることに留意しなければならない。

### (5) 費用返還義務

被保護者が、急迫の場合などにおいて資力があるにもかかわらず、保護を受けたときは、保護に要する費用を支弁した都道府県または市町村に対

して、速やかに、その受けた保護金品に相当する金額の範囲内において**保護の実施機関**の定める額を返還しなければならない。

なお、故意に届出の義務を怠ったり、あるいは偽りの申告をした場合など、**不正な手段**により保護を受けたりした場合には、保護のために要した費用の全部または一部を徴収されるほか、その徴収額の 40％ の額以下の金額が徴収される（就労自立給付金や進学準備金も同様）。

## [3] 不服申立てと訴訟

生活保護は権利であるため、生活保護の申請者や生活保護の受給者が、福祉事務所など行政の処分に不服があるときに、行政に対して争うことができる。この争いを、広く「争訟」と呼んでいるが、争訟には、行政の組織内部の機関に不服を申し立てる「**行政不服申立て**」と、裁判所に判断を求める「**司法審査＝訴訟**」の２種類に分けられる。

### (1) 都道府県知事への不服申立て（審査請求）

生活保護法の規定に基づき、福祉事務所長または市町村長が行った処分に不服がある者は、生活保護法ならびに行政不服審査法の規定に基づき、当該処分を知った日の翌日から起算して**3ヵ月以内**に、都道府県知事に対し**審査請求**を行うことができる。

審査請求が受理されると、都道府県知事は行政不服審査法に定める手続きに従い、**50日以内**に裁決しなければならない（行政不服審査会に**諮問**された場合は**70日以内**）。

### (2) 厚生労働大臣への不服申立て（再審査請求）

都道府県知事の裁決によってもなお不服がある場合は、知事の裁決を知った日の翌日から起算して**1ヵ月以内**に厚生労働大臣へ**再審査請求**を行うことができる。

再審査請求が受理されると、厚生労働大臣は行政不服審査法に定める手続きに従い、**70日以内**に裁決しなければならない。審査請求も再審査請求も、この期間内に裁決がなかった場合は、請求人は当該請求が**棄却**されたものとみなすことができる。

### (3) 審査請求と訴訟との関係性

生活保護法の規定に基づき、福祉事務所長または市町村長が行った処分の取消しの訴訟（行政事件訴訟）は、生活保護法69条および行政事件訴訟法により、当該処分についての審査請求に対する裁決を経た後でなければ提起することができない。これを**審査請求前置主義**という。

**取消（行政事件）訴訟**を提起する場合は、裁決があったことを知った日から起算して**6ヵ月以内**に取消訴訟をしなければならない（正当な理由

**不正受給**
不正受給の場合、支給済の費用徴収とともに情状により生活保護法の罰則規定あるいは刑法の規定に基づき処罰を受けることがある。

**諮問**
第三者（行政不服審査会）に、審査庁の判断に関する意見を聞くこと。

**棄却**
不服申立ての理由がないとして、請求を退ける旨の判断のこと。

**行政事件訴訟法と行政不服審査法**
不服申立てができる期間は「行政不服審査法」、取消訴訟ができる期間は「行政事件訴訟法」に規定されている。

**審査請求前置主義**
2014（平成26）年の行政不服審査法の改正において、本来は行政処分に不満がある場合、不服申立てもしくは取消訴訟のどちらを選択するかは原則として国民の自由選択であるという国の見解も示されていた。

があればこの限りではない）。

## G. 福祉事務所の機能と役割

生活保護制度の保護の実施機関は、都道府県知事、市長、福祉事務所を管理する町村長となっているが、実際の実施事務は**福祉事務所長**に委任されている。

福祉事務所（社会福祉法14条では、**「福祉に関する事務所」**と規定されている）は、生活保護法、児童福祉法などのいわゆる福祉各法に定める援護、育成または更生の措置に関する業務を行う第一線の総合的な**社会福祉行政機関**に位置づけられている。都道府県および市（特別区を含む）は設置が**義務**づけられており、町村は**任意**で設置することができる。2021（令和3）年4月現在で全国に1,250ヵ所（都道府県205ヵ所、市〔特別区〕999ヵ所、町村46ヵ所）設置されているが、地方分権改革を背景とした市町村合併、都道府県から市町村への権限移譲などにより、都道府県の福祉事務所数は減少傾向にある[6]（**表4-1-3**）。

### 表4-1-3　福祉事務所の設置状況（令和3年4月1日現在）

| 設置主体 | 都道府県 | 市（特別区を含む） | 町村 | 計 |
|---|---|---|---|---|
| 箇所数 | 205 | 999 | 46 | 1,250 |

出典）厚生労働省ウェブサイト「福祉事務所」を一部改変.

1993（平成5）年4月には、老人および身体障害者福祉分野で、2003（平成15）年4月には、知的障害者福祉分野で、それぞれ施設入所措置事務等が都道府県から町村へ移譲されたことから、都道府県福祉事務所では、従来の福祉六法から**福祉三法**（生活保護法、児童福祉法、母子及び父子並びに寡婦福祉法）を所管することとなった。具体的には、**生活保護の決定・実施**、その他の福祉二法に関わる実情把握や情報提供、相談、調査指導、施設への入所事務などである。

そして、市町村の福祉事務所は**福祉六法**（福祉三法および老人福祉法、身体障害者福祉法、知的障害者福祉法）に定める援護、育成または更生の措置に関する事務をつかさどっている。具体的には、**生活保護の決定・実施**、その他の福祉五法に関わる実情把握や情報提供、相談、調査指導、施設への入所事務などである。

福祉事務所には、所長のほか、**指導監督を行う所員（査察指導員）**、**現業を行う所員（現業員）**、身体障害者福祉司、知的障害者福祉司などの職員が配置されており、査察指導員と現業員は、社会福祉法15条において、

**現業を行う所員（現業員）の数**
所員の定数は、地域の実情に応じて条例で定めることとされているが、現業員の数については、社会福祉法16条において、各福祉事務所の被保護世帯数に応じて標準数が定められている。

社会福祉主事でなければならないとされている。

　なお、福祉事務所の組織や詳しい役割については、**第7章3節**を参照されたい。

# 2. 生活保護制度の動向

　ここでは生活保護の動向を主に国立社会保障人口問題研究所の「『生活保護』に関する公的統計データ一覧」等の統計に基づき整理していき、生活保護の動向や変動の要因等を把握していく[7]。

## A. 近年の被保護人員および被保護世帯数、保護率等の動向

### [1] 被保護人員・世帯、保護率の推移

　2018（平成30）年度の被保護人員数（1ヵ月平均）は209万6,838人であり、**保護率は16.6‰**である。**被保護人員**は過去最高であった1952（昭和27）年度の204万2,550人を2011（平成23）年度（206万7,244人）に突破し増加している。しかしながら保護率は制度発足時である1952年度の23.8‰を超えていない点については注意したい。

　戦後、被保護人員・保護率の推移は、国民生活において貧困・生活困窮が平準化する中、先述したように1952年度で204万2,550人・保護率23.8‰であった。その後朝鮮戦争による特需景気や神武景気等の好景気の影響を受け、1957（昭和32）年度までに162万3,744人、保護率17.8‰と大幅に減少した。

　1960年代前半には岩戸景気等の好況による減少やエネルギー政策の転換により産炭地域の離職者増加等に伴う増加が見られた。1960年代後半からは高度経済成長等の影響もあり、被保護人員数は減少傾向となる。しかし石油危機や高度経済成長から低成長への移行等の影響から1974（昭和49）年度の131万2,339人を境に被保護人員は増加する。この増加傾向は1983（昭和58）年まで続き、その後の平成景気（バブル景気）による好況や年金制度改正等の影響により減少傾向となる。1995（平成7）年度には88万2,229人、保護率7.0‰まで減少となり戦後最低となった。それ以降はバブル経済の崩壊等の影響を受け増加傾向となる。2008（平成20）年には、リーマンショックが引き金となった世界金融危機によって日

**保護率**
生活保護受給者の人口に対する比率。日本では生活保護受給者の人口1,000人に対する比率（‰：パーミル）で表される。

図 4-2-1　被保護人員・世帯、保護率の年次推移

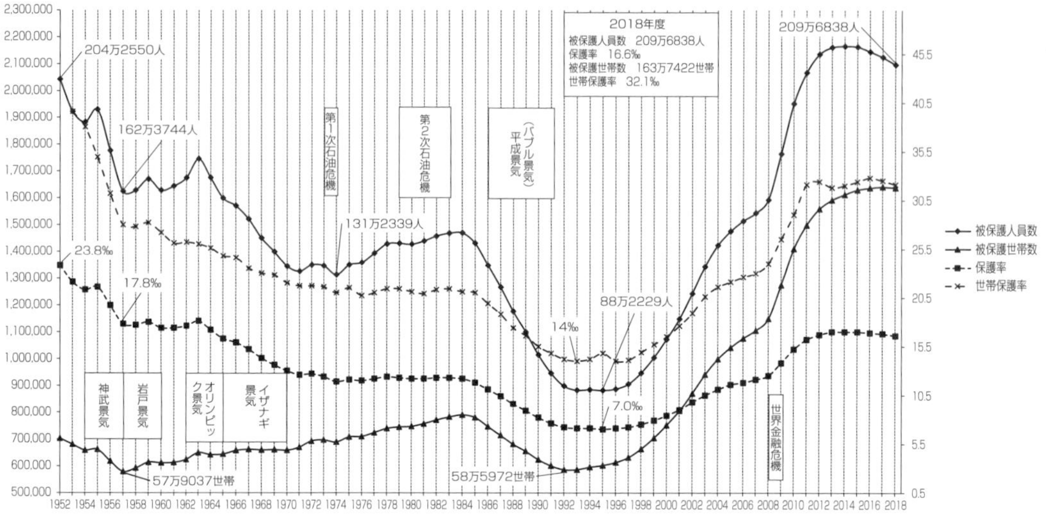

出典）国立社会保障人口問題研究所ウェブサイト「『生活保護』に関する公的統計データ一覧
（2021 年 3 月 30 日更新）」および社会保障審議会生活困窮者自立支援及び生活保護部会
（第 1 回）「生活保護制度の現状について（平成 29 年 5 月 11 日）」をもとに筆者作成.

本経済が大幅に後退すると被保護人員・保護率は著しく増加した（**図 4-2-1**）。

## ［2］年齢階級別保護人員の動向

　　年齢階級別被保護人員は、2011（平成 23）年度で 60 歳以上の高齢者層の構成比が約 5 割に達している。その内訳は 60 〜 64 歳が 12.4%（25 万 1,092 人）、65 〜 69 歳が 10.6%（21 万 4,858 人）、70 歳以上が 28.1%（56 万 8,546 人）である。ちなみに 2000（平成 12）年前後から各年齢階層の人員・保護率が上昇に転じ、10 歳代〜 50 歳代の人員・保護率の上昇が特徴的である（**表 4-2-1**）。

## ［3］被保護世帯数・世帯保護率の推移

　　**被保護世帯数**は、2017（平成 29）年度に過去最高の 164 万 854 世帯となり、**世帯保護率**は 32.5‰である。被保護世帯の全体的な傾向は、1984（昭和 59）年までに若干の増減はあるものの増加傾向を示している。その後 1980 年代から 1990 年代には減少傾向であったが、1993（平成 5）年度から増加傾向にある。ちなみに 1950 年代中頃から 1970 年代までは被保護人員は減少傾向であったが、被保護世帯数は増加傾向にあった（前掲**図 4-2-1**）。

## 表 4-2-1　年齢階級別被保護人員と保護率の年次推移

### 実　　数

| 年度 | 総数 | 0～5歳 | 6～11歳 | 12～14歳 | 15～19歳 | 20～29歳 | 30～39歳 | 40～49歳 | 50～59歳 | 60～64歳 | 65～69歳 | 70歳～ |
|---|---|---|---|---|---|---|---|---|---|---|---|---|
| | 人 | 人 | 人 | 人 | 人 | 人 | 人 | 人 | 人 | 人 | 人 | 人 |
| 1960 | 1,724,934 | 174,934 | 376,899 | 172,404 | 77,940 | 102,381 | 225,259 | 211,904 | 133,540 | 61,486 | 62,980 | 125,207 |
| 1970 | 1,327,980 | 90,590 | 170,377 | 104,029 | 57,964 | 61,142 | 157,994 | 182,912 | 148,480 | 87,475 | 94,685 | 172,332 |
| 1980 | 1,377,581 | 74,643 | 160,783 | 93,721 | 87,102 | 48,926 | 143,891 | 208,980 | 179,246 | 84,851 | 91,161 | 204,277 |
| 1990 | 1,000,090 | 32,983 | 76,446 | 58,328 | 73,224 | 25,327 | 68,332 | 137,277 | 169,360 | 87,135 | 80,151 | 191,527 |
| 2000 | 1,032,010 | 34,682 | 57,992 | 35,906 | 44,660 | 28,992 | 59,908 | 95,657 | 183,166 | 113,925 | 119,283 | 257,839 |
| 2005 | 1,433,227 | 46,196 | 84,246 | 49,878 | 58,253 | 36,396 | 96,122 | 115,378 | 232,937 | 158,725 | 166,838 | 388,258 |
| 2010 | 1,878,725 | 55,932 | 91,713 | 60,521 | 78,290 | 53,557 | 128,834 | 186,307 | 266,145 | 216,448 | 214,046 | 526,932 |
| 2011 | 2,024,089 | 60,937 | 94,881 | 63,223 | 85,838 | 61,113 | 136,095 | 212,031 | 275,475 | 251,092 | 214,858 | 568,546 |

### 保　　護　　率

| 年度 | 総数 | 0～5歳 | 6～11歳 | 12～14歳 | 15～19歳 | 20～29歳 | 30～39歳 | 40～49歳 | 50～59歳 | 60～64歳 | 65～69歳 | 70歳～ |
|---|---|---|---|---|---|---|---|---|---|---|---|---|
| | ‰ | ‰ | ‰ | ‰ | ‰ | ‰ | ‰ | ‰ | ‰ | ‰ | ‰ | ‰ |
| 1960 | 18.48 | 18.30 | 30.94 | 27.44 | 8.42 | 6.20 | 16.65 | 21.54 | 16.99 | 20.89 | 29.13 | 38.85 |
| 1970 | 12.80 | 8.57 | 17.82 | 22.20 | 6.39 | 3.10 | 9.53 | 13.84 | 16.09 | 23.48 | 31.73 | 39.63 |
| 1980 | 11.78 | 7.11 | 13.51 | 18.23 | 10.59 | 2.90 | 7.20 | 12.74 | 14.02 | 19.00 | 23.15 | 30.78 |
| 1990 | 8.09 | 4.16 | 8.26 | 11.02 | 7.32 | 1.50 | 4.07 | 6.98 | 10.71 | 12.92 | 15.70 | 19.56 |
| 2000 | 8.13 | 4.87 | 7.95 | 8.87 | 5.95 | 1.57 | 3.54 | 5.72 | 9.55 | 14.80 | 16.82 | 17.37 |
| 2005 | 11.22 | 6.81 | 11.73 | 13.79 | 8.84 | 2.32 | 5.18 | 7.27 | 12.18 | 18.51 | 22.36 | 21.22 |
| 2010 | 14.67 | 8.78 | 13.30 | 16.92 | 12.85 | 3.85 | 7.05 | 11.02 | 16.20 | 21.40 | 25.87 | 24.84 |
| 2011 | 15.84 | 9.58 | 14.01 | 17.71 | 14.13 | 4.50 | 7.64 | 12.27 | 17.26 | 23.61 | 27.34 | 25.97 |

### 構　　成　　比

| 年度 | 総数 | 0～5歳 | 6～11歳 | 12～14歳 | 15～19歳 | 20～29歳 | 30～39歳 | 40～49歳 | 50～59歳 | 60～64歳 | 65～69歳 | 70歳～ |
|---|---|---|---|---|---|---|---|---|---|---|---|---|
| | ％ | ％ | ％ | ％ | ％ | ％ | ％ | ％ | ％ | ％ | ％ | ％ |
| 1960 | 100.0 | 10.1 | 21.9 | 10.0 | 4.5 | 5.9 | 13.1 | 12.3 | 7.7 | 3.6 | 3.7 | 7.3 |
| 1970 | 100.0 | 6.8 | 12.8 | 7.8 | 4.4 | 4.6 | 11.9 | 13.8 | 11.2 | 6.6 | 7.1 | 13.0 |
| 1980 | 100.0 | 5.4 | 11.7 | 6.8 | 6.3 | 3.6 | 10.4 | 15.2 | 13.0 | 6.2 | 6.6 | 14.8 |
| 1990 | 100.0 | 3.3 | 7.6 | 5.8 | 7.3 | 2.5 | 6.8 | 13.7 | 16.9 | 8.7 | 8.0 | 19.2 |
| 2000 | 100.0 | 3.4 | 5.6 | 3.5 | 4.3 | 2.8 | 5.8 | 9.3 | 17.8 | 11.0 | 11.6 | 25.0 |
| 2005 | 100.0 | 3.2 | 5.9 | 3.5 | 4.1 | 2.5 | 6.7 | 8.1 | 16.3 | 11.1 | 11.6 | 27.1 |
| 2010 | 100.0 | 3.0 | 4.9 | 3.2 | 4.2 | 2.9 | 6.9 | 9.9 | 14.2 | 11.5 | 11.4 | 28.0 |
| 2011 | 100.0 | 3.0 | 4.7 | 3.1 | 4.2 | 3.0 | 6.7 | 10.5 | 13.6 | 12.4 | 10.6 | 28.1 |

出典）国立社会保障人口問題研究所ウェブサイト「『生活保護』に関する公的統計データ一覧（2021年3月30日更新）」をもとに筆者作成.

## ［4］世帯類型別世帯数・人員別世帯数の動向

　世帯類型別世帯数では、2018（平成30）年度で高齢者世帯が88万2,022世帯、構成比でも54.1％と最も多い。次いで、その他の世帯が24万8,265世帯（15.2％）、傷病者世帯が21万3,187世帯（13.1％）、障害者世帯が19万9,095世帯（12.2％）、母子世帯が8万6,579世帯（5.3％）であった（**表4-2-2**）。

　**高齢者世帯**は、1975（昭和50）年度に22万1,241世帯、構成比は31.4％であったが、小幅な増減はあるものの増加傾向である。**傷病・障害者世帯と母子世帯**は、微減傾向にある。また、**その他の世帯**は、1996（平成8）年度以降から増加傾向にあったが、近年微減している。なお、その他の世帯には就労可能な稼働年齢層も含まれていると考えられている。

　世帯人員別世帯数の動向は、2018年で1人世帯が80.8％、2人世帯が13.7％であり、2人以下の世帯が全体の94.5％を占めている。2人以下の世帯は1965（昭和40）年以降、増加傾向にあり、1975（昭和50）年には横ばいないしは微減傾向であったが、1980年代以降、増加傾向に転じている（**表4-2-3**）。ちなみに2人以下の世帯が全体の80％に到達したのは1988（昭和63）年度であり、その後、1人世帯に関しては一貫して増加傾向にある。被保護世帯の平均世帯人員は2018年度で1.28人であり、一般世帯の平均世帯人員数の2.44人と比較しても少ない傾向にある[8]。

## ［5］世帯類型別の世帯業態（労働力類型）の動向

　被保護世帯の世帯類型の多くは高齢者、傷病・障害世帯である。そこで被保護世帯の稼働世帯と非稼働世帯別の構成比（保護停止中世帯を除く）を見れば、2018（平成30）年度で稼働世帯が15.7％、非稼働世帯が84.3％となっている。1960（昭和35）年度では稼働世帯が55.2％、非稼働世帯が48.8％であり、稼働世帯が多かった。その後、1965（昭和40）年に稼働世帯が47.4％、非稼働世帯が52.6％と逆転し稼働世帯が減少し、1992（平成4）年度以降11～16％台の小幅な増減を繰り返し現在に至っている。

　世帯類型別世帯業態（労働力類型）では、2018（平成30）年度で高齢者世帯の就労が5.1％、不就労が94.9％、傷病・障害者世帯の就労が18.7％、不就労が81.3％、母子世帯の就労が49.9％、不就労が50.1％、その他の世帯の就労が38.7％、不就労が61.3％となっている。ちなみに母子世帯の常用の就労割合は、その他の世帯と比較しても高い傾向にある。

**高齢者世帯**
男女ともに65歳以上の者のみで構成されている世帯か、これらに18歳未満の者が加わった世帯。

**傷病・障害者世帯**
世帯主が入院しているか、在宅患者加算または障害者加算を受けている世帯、もしくは世帯主が傷病、身体障害、知的障害等の心身上の理由のため働けない者である世帯。

**母子世帯**
死別、離別、生死不明および未婚などにより、現に配偶者がいない65歳未満の女子と18歳未満のその子（養子を含む）のみで構成されている世帯。

**その他の世帯**
高齢者世帯、傷病・障害者世帯、母子世帯以外の世帯。

**表 4-2-2　世帯類型別被保護世帯数及び世帯保護率の年次推移**

| 年度 | 被保護世帯数 | | | | | |
| --- | --- | --- | --- | --- | --- | --- |
| | 総数 | 高齢者世帯 | 母子世帯 | 障害者世帯 | 傷病者世帯 | その他の世帯 |
| | 世帯 | 世帯 | 世帯 | 世帯 | 世帯 | 世帯 |
| 1960 | 574,350 | 123,430 | 76,170 | 374,750 | | |
| 1965 | 605,140 | 138,650 | 83,100 | 177,850 | | 205,540 |
| 1970 | 629,220 | 197,520 | 64,920 | 225,600 | | 141,180 |
| 1975 | 704,785 | 221,241 | 70,211 | 322,458 | | 90,875 |
| 1980 | 744,724 | 225,341 | 95,620 | 342,777 | | 80,986 |
| 1985 | 778,797 | 243,259 | 113,979 | 348,881 | | 72,678 |
| 1990 | 622,235 | 231,609 | 72,899 | 267,091 | | 50,637 |
| 1995 | 600,980 | 254,292 | 52,373 | 252,688 | | 41,627 |
| 2000 | 750,181 | 341,196 | 63,126 | 76,484 | 214,136 | 55,240 |
| 2005 | 1,039,570 | 451,962 | 90,531 | 117,271 | 272,547 | 107,259 |
| 2010 | 1,405,281 | 603,540 | 108,794 | 157,390 | 308,150 | 227,407 |
| 2015 | 1,621,356 | 802,811 | 104,343 | 189,638 | 252,731 | 271,833 |
| 2016 | 1,628,465 | 837,029 | 98,884 | 191,632 | 237,945 | 262,975 |
| 2017 | 1,632,548 | 864,714 | 92,472 | 194,849 | 224,669 | 255,845 |
| 2018 | 1,629,148 | 882,022 | 86,579 | 199,095 | 213,187 | 248,265 |

| 年度 | 世帯保護率 | | | | |
| --- | --- | --- | --- | --- | --- |
| | 総数 | 高齢者世帯 | 母子世帯 | その他の世帯 | |
| | ‰ | ‰ | ‰ | | ‰ |
| 1960 | 25.5 | 246.0 | 179.5 | 17.7 | |
| 1965 | 23.2 | 173.5 | 248.2 | 15.5 | |
| 1970 | 21.0 | 165.2 | 175.9 | 13.0 | |
| 1975 | 21.4 | 136.7 | 189.2 | 13.4 | |
| 1980 | 21.1 | 93.0 | 211.5 | 13.1 | |
| 1985 | 20.9 | 78.2 | 225.3 | 12.5 | |
| 1990 | 15.5 | 55.2 | 135.0 | 8.9 | |
| 1995 | 14.7 | 45.3 | 108.7 | 8.5 | |
| 2000 | 16.5 | 43.9 | 106.1 | 9.3 | |
| 2005 | 22.1 | 54.1 | 131.0 | 13.1 | |
| 2010 | 28.9 | 59.1 | 153.7 | 18.4 | |
| 2015 | 32.2 | 63.1 | 131.6 | 19.4 | |
| 2016 | 32.6 | 63.1 | 138.9 | 19.3 | |
| 2017 | 32.4 | 65.4 | 120.6 | 18.5 | |
| 2018 | 31.9 | 62.7 | 130.8 | 18.2 | |

| 年度 | 構成比 | | | | | |
| --- | --- | --- | --- | --- | --- | --- |
| | 総数 | 高齢者世帯 | 母子世帯 | 障害者世帯 | 傷病者世帯 | その他の世帯 |
| | ％ | ％ | ％ | ％ | ％ | ％ |
| 1960 | 100.0 | 21.5 | 13.3 | 65.2 | | |
| 1965 | 100.0 | 22.9 | 13.7 | 29.4 | | 34.0 |
| 1970 | 100.0 | 31.4 | 10.3 | 35.9 | | 22.4 |
| 1975 | 100.0 | 31.4 | 10.0 | 45.8 | | 12.9 |
| 1980 | 100.0 | 30.3 | 12.8 | 46.0 | | 10.9 |
| 1985 | 100.0 | 31.2 | 14.6 | 44.8 | | 9.3 |
| 1990 | 100.0 | 37.2 | 11.7 | 42.9 | | 8.1 |
| 1995 | 100.0 | 42.3 | 8.7 | 42.0 | | 6.9 |
| 2000 | 100.0 | 45.5 | 8.4 | 10.2 | 28.5 | 7.4 |
| 2005 | 100.0 | 43.5 | 8.7 | 11.3 | 26.2 | 10.3 |
| 2010 | 100.0 | 42.9 | 7.7 | 11.2 | 21.9 | 16.2 |
| 2015 | 100.0 | 49.5 | 6.4 | 11.7 | 15.6 | 16.8 |
| 2016 | 100.0 | 51.4 | 6.1 | 11.8 | 14.6 | 16.1 |
| 2017 | 100.0 | 53.0 | 5.7 | 11.9 | 13.8 | 15.7 |
| 2018 | 100.0 | 54.1 | 5.3 | 12.2 | 13.1 | 15.2 |

出典）国立社会保障人口問題研究所ウェブサイト「『生活保護』に関する公的統計デー
　　タ一覧（2021 年 3 月 30 日更新）」をもとに筆者作成.

表 4-2-3　世帯人員別被保護世帯数の年次推移

| | | 実　数 | | 構　成　比 | | | | | | |
|---|---|---|---|---|---|---|---|---|---|---|
| | | 総　数 | 平均世帯人員 | 総　数 | 1人世帯 | 2人世帯 | 3人世帯 | 4人世帯 | 5人世帯 | 6人以上世帯 |
| | 年 | 世帯 | 人 | % | % | % | % | % | % | % |
| 総数 | 1980 | 721,600 | 1.89 | 100.0 | 55.6 | 20.5 | 11.3 | 7.1 | 3.3 | 2.4 |
| | 1985 | 761,000 | 1.84 | 100.0 | 57.1 | 20.3 | 11.5 | 6.6 | 2.8 | 1.7 |
| | 1990 | 610,480 | 1.63 | 100.0 | 64.5 | 19.6 | 8.9 | 4.4 | 1.6 | 1.0 |
| | 1995 | 580,000 | 1.47 | 100.0 | 71.5 | 17.6 | 6.3 | 2.9 | 1.1 | 0.6 |
| | 2000 | 719,200 | 1.43 | 100.0 | 73.4 | 17.0 | 5.6 | 2.6 | 0.9 | 0.5 |
| | 2005 | 1,015,830 | 1.41 | 100.0 | 73.9 | 16.9 | 5.5 | 2.4 | 0.8 | 0.5 |
| | 2010 | 1,362,190 | 1.38 | 100.0 | 75.7 | 15.8 | 5.2 | 2.1 | 0.7 | 0.4 |
| | 2015 | 1,602,551 | 1.33 | 100.0 | 78.1 | 15.0 | 4.3 | 1.6 | 0.6 | 0.3 |
| | 2016 | 1,609,004 | 1.31 | 100.0 | 79.0 | 14.6 | 4.0 | 1.5 | 0.5 | 0.3 |
| | 2017 | 1,617,980 | 1.29 | 100.0 | 79.9 | 14.2 | 3.7 | 1.4 | 0.5 | 0.3 |
| | 2018 | 1,615,357 | 1.28 | 100.0 | 80.8 | 13.7 | 3.5 | 1.3 | 0.5 | 0.3 |

出典）国立社会保障人口問題研究所ウェブサイト「『生活保護』に関する公的統計データ一覧（2021年3月30日更新）」をもとに筆者作成.

## ［6］地域別保護率・市部と郡部の動向

　地域別保護率は、地域によって異なる。2018（平成30）年度で最も高いのは「北海道」（30.4‰）、次いで「近畿Ⅰ」（26.4‰）、「沖縄」（25.7‰）、「九州北」（21.6‰）であった。最も低い保護率は、「北陸」（6.9‰）、「関東Ⅱ」（8.5‰）、「東海」（9.1‰）、「山陰」（10.5‰）であった。このような地域別保護率の違いは、地域の産業や経済、文化、生活保護に対する地域住民の考え方、行政サービスのあり方等が影響を与えていると考えられる（**表4-2-4**）。

　被保護世帯数における市部と郡部の動向としては、2018年度で市部は155万1,315世帯、郡部は8万6,107世帯となっている。また被保護人員別の構成比割合では市部が約94.7％、郡部が約5.3％となっており一貫して市部が多い傾向にある[9]。

表 4-2-4　地域別保護率の年次推移

| | 全国 | 北海道 | 東北 | 関東 | | 北陸 | 東海 | 近畿 | | 山陽 | 山陰 | 四国 | 九州 | | 沖縄 |
|---|---|---|---|---|---|---|---|---|---|---|---|---|---|---|---|
| | | | | I | II | | | I | II | | | | 北 | 南 | |
| 年度 | ‰ | ‰ | ‰ | ‰ | ‰ | ‰ | ‰ | ‰ | ‰ | ‰ | ‰ | ‰ | ‰ | ‰ | ‰ |
| 1970 | 13.0 | 19.6 | 15.8 | 8.0 | 8.4 | 8.0 | 6.0 | 10.1 | 10.4 | 11.3 | 16.0 | 18.1 | 36.5 | 26.0 | — |
| 1975 | 12.1 | 18.7 | 13.6 | 8.2 | 7.3 | 6.5 | 5.6 | 12.0 | 11.0 | 10.5 | 14.0 | 16.7 | 29.9 | 21.7 | 26.5 |
| 1980 | 12.2 | 19.6 | 12.0 | 8.7 | 6.3 | 5.9 | 5.8 | 14.3 | 11.1 | 11.5 | 12.0 | 16.0 | 29.8 | 18.3 | 28.8 |
| 1985 | 11.8 | 21.4 | 10.9 | 8.6 | 5.1 | 5.2 | 5.2 | 15.4 | 10.9 | 11.0 | 10.0 | 16.4 | 28.0 | 17.2 | 24.0 |
| 1990 | 8.2 | 18.1 | 7.1 | 5.7 | 3.2 | 3.5 | 3.5 | 11.7 | 8.0 | 8.1 | 6.7 | 11.8 | 18.2 | 10.9 | 15.3 |
| 1995 | 7.0 | 15.4 | 5.6 | 5.6 | 2.7 | 2.7 | 3.1 | 10.7 | 6.5 | 6.9 | 5.2 | 9.8 | 13.3 | 8.8 | 12.9 |
| 2000 | 8.4 | 18.5 | 6.3 | 7.8 | 3.4 | 3.1 | 3.7 | 13.6 | 7.0 | 8.1 | 5.1 | 10.4 | 13.3 | 9.4 | 13.5 |
| 2005 | 11.6 | 24.6 | 8.8 | 11.3 | 4.7 | 4.2 | 5.3 | 20.1 | 9.0 | 11.1 | 6.5 | 12.9 | 15.9 | 11.3 | 15.1 |
| 2010 | 15.2 | 29.0 | 11.8 | 15.2 | 6.9 | 5.7 | 8.1 | 25.7 | 11.4 | 13.7 | 9.2 | 16.4 | 20.8 | 14.7 | 20.8 |
| 2015 | 17.0 | 31.4 | 12.5 | 17.5 | 8.3 | 6.9 | 9.3 | 27.6 | 12.8 | 14.5 | 10.9 | 17.7 | 22.5 | 17.1 | 25.0 |
| 2016 | 16.9 | 31.1 | 12.5 | 17.4 | 8.4 | 6.9 | 9.3 | 27.2 | 12.9 | 14.2 | 10.8 | 17.5 | 22.2 | 17.0 | 25.4 |
| 2017 | 16.8 | 30.7 | 12.6 | 17.3 | 8.5 | 6.9 | 9.2 | 26.9 | 12.8 | 13.9 | 10.6 | 17.3 | 21.9 | 16.7 | 25.6 |
| 2018 | 16.6 | 30.4 | 12.7 | 17.1 | 8.5 | 6.9 | 9.1 | 26.4 | 12.7 | 13.6 | 10.5 | 17.1 | 21.6 | 16.4 | 25.7 |

(注1) 保護率の算出は、「1か月平均の被保護実人員」を「各年10月1日現在推計人口」で除した。

(注2) 平成19年度以降は、国立社会保障・人口問題研究所にて算出。

(注3) 地域区分は次の分類による。(1) 北海道、(2) 東北（青森・岩手・宮城・秋田・山形・福島）、(3) 関東 I（埼玉・千葉・東京・神奈川）、(4) 関東 II（茨城・栃木・群馬・山梨・長野）、(5) 北陸（新潟・富山・石川・福井）、(6) 東海（岐阜・静岡・愛知・三重）、(7) 近畿 I（京都・大阪・兵庫）、(8) 近畿 II（滋賀・奈良・和歌山）、(9) 山陽（岡山・広島・山口）、(10) 山陰（鳥取・島根）、(11) 四国（徳島・香川・愛媛・高知）、(12) 北九州（福岡・佐賀・長崎・大分）、(13) 南九州（熊本・宮崎・鹿児島）、(14) 沖縄

出典) 国立社会保障人口問題研究所ウェブサイト「『生活保護』に関する公的統計データ一覧（2021年3月30日更新)」をもとに筆者作成.

# B. 保護の開始・廃止と受給期間、扶助種類別の動向

## [1] 保護の開始と廃止の動向

　2018（平成30）年度に新たに保護を開始した世帯数は20万552世帯、廃止した世帯は20万2,558世帯である。世界金融危機等の影響もあり、保護開始世帯は、2008（平成20）年度から2009（平成21）年度にかけて増加し、その後減少傾向にある。廃止世帯は2009年度から2013（平成25）年度まで増加傾向にあった（**図4-2-2**）。

　保護を開始するに至った理由で最も多いのは、2018年度で「預貯金等の減少・喪失」（38.8％）であり、次いで「傷病」（23.4％）となっている（「その他」を除く）（**表4-2-5**）。保護の廃止理由で最も多いのは2018年度では「死亡」（41.5％）、次に「働きによる収入の増加・取得」（17.2％）、「失そう」（6.2％）の順になっている（「その他」を除く）（**表4-2-6**）。ちなみに近年、「傷病の治ゆ」は減少傾向にある。

## 図4-2-2　保護の開始と廃止の年次推移

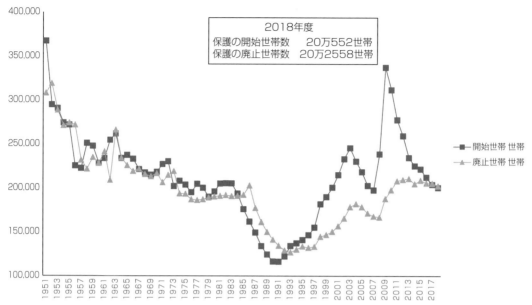

出典）国立社会保障人口問題研究所ウェブサイト「『生活保護』に関する公的統計データ一覧
　　　（2021年3月30日更新）」をもとに筆者作成.

## 表4-2-5　保護の開始理由別被保護世帯数の年次推移

| | 傷病 | | | 急迫保護で医療扶助単給 | 要介護状態 | 働いていた者の死亡 | 働いていた者の離別等 | 定年・失業 | 老齢による収入の減 | 事業不振・倒産 | その他の働きによる収入の減少 | 社会保障給付金の減少・喪失 | 貯金等の減少・喪失 | 仕送りの減少・喪失 | その他 |
| | 総数 | 世帯主 | 世帯員 | | | | | | | | | | | | |
| | % | % | % | % | % | % | % | % | % | % | % | % | % | % | % |
| 2005（年） | 42.8 | 41.3 | 1.5 | 11.3 | 0.4 | 0.4 | 4.3 | 5.8 | 4.5 | 0.7 | 3.8 | 1.4 | 14.8 | 3.2 | 6.5 |
| 2006 | 43.0 | 41.5 | 1.4 | 11.1 | 0.4 | 0.4 | 4.0 | 5.2 | 4.5 | 0.7 | 3.6 | 1.4 | 16.5 | 3.0 | 6.3 |
| 2007 | 43.1 | 41.5 | 1.6 | 10.7 | 0.6 | 0.3 | 4.1 | 4.8 | 4.6 | 0.7 | 3.8 | 1.3 | 16.4 | 3.0 | 6.7 |
| 2008 | 41.9 | 40.3 | 1.7 | 9.8 | 0.5 | 0.3 | 3.7 | 5.5 | 4.7 | 0.7 | 4.7 | 1.2 | 17.4 | 3.3 | 6.0 |
| 2009 | 30.2 | 29.0 | 1.2 | 6.4 | 0.4 | 0.3 | 3.5 | 13.6 | 5.0 | 1.5 | 7.7 | 1.7 | 20.1 | 3.3 | 6.4 |
| 2010 | 28.0 | 26.5 | 1.5 | 5.2 | 0.5 | 0.4 | 3.8 | 11.6 | 4.6 | 1.4 | 7.8 | 1.5 | 24.0 | 3.5 | 7.6 |
| 2011 | 27.6 | 26.2 | 1.3 | 5.2 | 0.6 | 0.4 | 4.1 | 9.9 | 4.7 | 1.2 | 7.5 | 1.4 | 25.4 | 3.5 | 8.4 |
| 2012（年度） | 26.7 | 25.4 | 1.3 | 5.1 | 0.5 | 0.3 | 3.5 | 10.0 | 4.4 | 1.2 | 6.4 | 1.3 | 27.6 | 3.5 | 9.7 |
| 2013 | 26.4 | 25.1 | 1.2 | 4.8 | 0.6 | 0.3 | 3.5 | 9.0 | 4.1 | 1.0 | 5.6 | 1.2 | 29.4 | 3.4 | 10.6 |
| 2014 | 25.9 | 24.7 | 1.2 | 3.2 | 0.7 | 0.3 | 3.5 | 8.2 | 4.2 | 0.9 | 5.4 | 1.0 | 32.2 | 3.6 | 10.9 |
| 2015 | 25.2 | 24.0 | 1.2 | 3.4 | 0.7 | 0.3 | 3.4 | 7.7 | 4.2 | 0.8 | 5.2 | 0.8 | 34.1 | 3.7 | 10.6 |
| 2016 | 25.1 | 24.0 | 1.1 | 2.3 | 0.7 | 0.3 | 3.3 | 7.6 | 4.2 | 0.7 | 5.1 | 0.8 | 35.5 | 3.8 | 10.5 |
| 2017 | 24.9 | 23.8 | 1.1 | 2.1 | 0.9 | 0.3 | 3.1 | 7.1 | 4.1 | 0.7 | 5.0 | 0.7 | 36.6 | 3.9 | 10.7 |
| 2018 | 23.4 | 22.4 | 1.0 | 2.0 | 1.0 | 0.2 | 3.0 | 6.6 | 4.0 | 0.6 | 4.9 | 0.7 | 38.8 | 3.9 | 10.9 |

（注1）平成23年以前は9月調査分、平成24年度以降は1か月平均。

（注2）構成比は、国立社会保障・人口問題研究所にて算出。

出典）国立社会保障人口問題研究所ウェブサイト「『生活保護』に関する公的統計データ一覧（2021年3月30日更
　　　新）」をもとに筆者作成.

表 4-2-6　保護の廃止理由別被保護者世帯数の年次推移

| | 傷病の治ゆ | | | 死亡 | 失そう | 働きによる収入の増加・取得 | 働き手の転入 | 社会保障給付金の増加 | 仕送りの増加 | 親類・縁者等の引取り | 施設入所 | 医療費の他法負担 | その他 |
|---|---|---|---|---|---|---|---|---|---|---|---|---|---|
| | 総数 | 世帯主 | 世帯員 | | | | | | | | | | |
| | % | % | % | % | % | % | % | % | % | % | % | % | % |
| 2005(年) | 17.4 | 17.2 | 0.2 | 23.1 | 15.9 | 13.5 | 1.2 | 5.0 | 0.7 | 2.9 | 2.1 | 0.6 | 17.7 |
| 2006 | 15.0 | 14.9 | 0.1 | 25.1 | 15.3 | 13.8 | 1.0 | 4.6 | 0.7 | 2.6 | 2.0 | 0.5 | 19.4 |
| 2007 | 12.6 | 12.5 | 0.1 | 29.7 | 15.0 | 12.2 | 1.0 | 4.0 | 0.7 | 2.9 | 2.2 | 0.5 | 19.2 |
| 2008 | 11.4 | 11.3 | 0.1 | 31.1 | 13.6 | 12.6 | 0.9 | 4.6 | 0.7 | 3.0 | 2.3 | 0.5 | 19.3 |
| 2009 | 8.5 | 8.4 | 0.1 | 30.1 | 13.2 | 12.2 | 0.8 | 6.3 | 0.7 | 3.1 | 2.1 | 0.5 | 22.5 |
| 2010 | 5.8 | 5.7 | 0.0 | 31.4 | 12.6 | 15.3 | 0.8 | 5.8 | 0.7 | 2.9 | 2.0 | 0.5 | 22.2 |
| 2011 | 1.7 | 1.7 | 0.0 | 29.8 | 11.0 | 16.0 | 0.8 | 5.2 | 0.5 | 3.1 | 2.2 | 0.8 | 28.9 |
| 2012(年度) | 1.5 | 1.4 | 0.0 | 32.2 | 9.4 | 16.7 | 0.8 | 4.3 | 0.8 | 3.5 | 1.9 | 0.5 | 28.5 |
| 2013 | 1.2 | 1.1 | 0.0 | 33.1 | 8.6 | 18.3 | 0.8 | 3.7 | 0.8 | 3.4 | 1.9 | 0.5 | 27.7 |
| 2014 | 0.9 | 0.8 | 0.0 | 35.2 | 8.3 | 18.1 | 0.8 | 3.7 | 0.8 | 3.6 | 1.9 | 0.5 | 26.3 |
| 2015 | 0.8 | 0.8 | 0.0 | 35.4 | 7.8 | 18.6 | 0.7 | 3.8 | 0.7 | 3.5 | 1.8 | 0.5 | 26.4 |
| 2016 | 1.1 | 1.0 | 0.0 | 38.0 | 7.2 | 17.8 | 0.6 | 3.4 | 0.6 | 3.4 | 1.9 | 0.5 | 25.3 |
| 2017 | 1.0 | 0.9 | 0.0 | 39.8 | 6.3 | 17.6 | 0.6 | 4.4 | 0.7 | 3.3 | 1.9 | 0.6 | 23.9 |
| 2018 | 0.5 | 0.5 | 0.0 | 41.5 | 6.2 | 17.2 | 0.6 | 3.7 | 0.6 | 3.3 | 2.1 | 0.6 | 23.7 |

（注 1）平成 23 年以前は 9 月調査分、平成 24 年度以降は 1 か月平均。

（注 2）構成比は、国立社会保障・人口問題研究所にて算出。

出典）国立社会保障人口問題研究所ウェブサイト「『生活保護』に関する公的統計データ一覧（2021 年 3 月 30 日更新）」をもとに筆者作成.

## ［2］ 保護の受給期間の動向

　近年、保護の受給期間は長期化する傾向にある。その傾向は、高齢者世帯と傷病・障害者世帯に見られる。高齢者世帯は 5 年以上の世帯が約 7 割、傷病・障害者世帯で約 6 割以上となっている。特に高齢者世帯は 10 年以上の世帯が 38.2 ％（2018〔平成 30〕年度）である。高齢者や傷病・障害者世帯と比べて、その他世帯、母子世帯は比較的短期間の受給期間となっている（**表 4-2-7**）。

表 4-2-7　世帯類型・保護受給期間別被保護世帯数の年次推移

| | | 構　成　比 | | | | | | | |
| | | 総数 | 6カ月未満 | 6カ月～1年未満 | 1年～3年未満 | 3年～5年未満 | 5年～10年未満 | 10年以上 | 不詳 |
|---|---|---|---|---|---|---|---|---|---|
| | | % | % | % | % | % | % | % | % |
| 高齢者世帯 | 1960 | 100.0 | 7.7 | 6.3 | 22.6 | 14.6 | 48.8 | | — |
| | 1970 | 100.0 | 9.5 | 7.5 | 22.8 | 17.4 | 27.4 | 15.5 | — |
| | 1981 | 100.0 | 4.5 | 4.8 | 16.6 | 14.4 | 28.7 | 31.0 | — |
| | 1990 | 100.0 | 2.2 | 3.2 | 12.1 | 12.6 | 28.9 | 41.0 | — |
| | 2000 | 100.0 | 4.0 | 5.0 | 17.4 | 12.1 | 19.7 | 41.8 | — |
| | 2010 | 100.0 | 4.5 | 5.1 | 15.0 | 11.8 | 28.9 | 34.7 | — |
| | 2011 | 100.0 | 4.4 | 4.7 | 17.4 | 11.0 | 27.7 | 34.8 | — |
| | 2012 | 100.0 | 4.3 | 4.1 | 17.5 | 13.0 | 25.8 | 35.4 | — |
| | 2013 | 100.0 | 3.8 | 3.9 | 15.9 | 15.9 | 24.3 | 36.2 | — |
| | 2014 | 100.0 | 3.8 | 3.5 | 14.7 | 16.0 | 25.1 | 37.0 | — |
| | 2015 | 100.0 | 3.8 | 3.5 | 13.5 | 14.3 | 27.5 | 37.3 | — |
| | 2016 | 100.0 | 3.6 | 3.5 | 13.1 | 13.0 | 29.1 | 37.6 | 0.0 |
| | 2017 | 100.0 | 3.7 | 3.5 | 12.8 | 11.9 | 30.5 | 37.7 | 0.0 |
| | 2018 | 100.0 | 3.7 | 3.4 | 12.5 | 11.3 | 31.1 | 38.2 | — |
| 母子世帯 | 1960 | 100.0 | 10.9 | 9.8 | 29.9 | 17.8 | 31.7 | | — |
| | 1970 | 100.0 | 11.5 | 9.9 | 27.9 | 18.4 | 24.6 | 7.7 | — |
| | 1981 | 100.0 | 13.8 | 12.5 | 32.1 | 18.0 | 17.7 | 5.9 | — |
| | 1990 | 100.0 | 5.2 | 6.9 | 24.2 | 19.8 | 33.9 | 10.1 | — |
| | 2000 | 100.0 | 9.8 | 10.6 | 31.6 | 18.0 | 20.0 | 9.9 | — |
| | 2010 | 100.0 | 10.3 | 10.2 | 25.8 | 16.5 | 27.8 | 9.4 | — |
| | 2015 | 100.0 | 7.5 | 6.7 | 23.1 | 20.3 | 28.9 | 13.5 | — |
| | 2016 | 100.0 | 6.8 | 6.5 | 22.8 | 18.6 | 31.1 | 14.1 | 0.1 |
| | 2017 | 100.0 | 6.7 | 6.5 | 22.0 | 17.4 | 32.6 | 14.6 | 0.1 |
| | 2018 | 100.0 | 6.6 | 6.2 | 21.1 | 17.3 | 33.2 | 15.6 | — |
| 傷病・障害者世帯 | 1960 | — | — | — | — | — | — | — | — |
| | 1970 | 100.0 | 13.6 | 9.9 | 24.3 | 16.4 | 22.2 | 13.6 | — |
| | 1981 | 100.0 | 10.9 | 8.5 | 22.2 | 15.2 | 21.8 | 21.4 | — |
| | 1990 | 100.0 | 6.0 | 6.4 | 18.7 | 15.0 | 26.1 | 27.8 | — |
| | 2000 | 100.0 | 7.3 | 8.2 | 24.5 | 14.1 | 19.2 | 26.7 | — |
| | 2010 | 100.0 | 7.6 | 8.8 | 23.4 | 14.2 | 24.9 | 21.1 | — |
| | 2015 | 100.0 | 5.5 | 4.9 | 18.0 | 17.7 | 29.5 | 24.5 | — |
| | 2016 | 100.0 | 5.3 | 4.8 | 17.2 | 16.0 | 31.3 | 25.3 | 0.0 |
| | 2017 | 100.0 | 5.7 | 5.0 | 17.1 | 14.6 | 32.0 | 25.5 | 0.0 |
| | 2018 | 100.0 | 5.4 | 4.8 | 16.7 | 14.0 | 32.3 | 26.8 | — |
| その他世帯 | 1960 | 100.0 | 16.1 | 12.5 | 31.5 | 15.4 | 24.4 | | — |
| | 1970 | 100.0 | 12.4 | 9.7 | 24.3 | 17.1 | 25.0 | 11.5 | — |
| | 1981 | 100.0 | 9.8 | 8.0 | 24.7 | 17.0 | 22.4 | 18.2 | — |
| | 1990 | 100.0 | 3.1 | 4.8 | 17.9 | 14.9 | 30.5 | 28.8 | — |
| | 2000 | 100.0 | 10.9 | 10.6 | 28.3 | 11.5 | 16.3 | 22.4 | — |
| | 2010 | 100.0 | 19.6 | 18.0 | 27.7 | 9.5 | 15.1 | 10.2 | — |
| | 2015 | 100.0 | 10.2 | 7.7 | 23.9 | 20.9 | 24.4 | 12.8 | — |
| | 2016 | 100.0 | 9.7 | 7.4 | 22.7 | 18.5 | 28.3 | 13.4 | 0.0 |
| | 2017 | 100.0 | 9.6 | 7.2 | 21.3 | 16.4 | 31.1 | 14.4 | 0.0 |
| | 2018 | 100.0 | 9.3 | 7.0 | 21.0 | 15.2 | 32.3 | 15.2 | — |

出典）国立社会保障人口問題研究所ウェブサイト「『生活保護』に関する公的統計データ一覧（2021 年 3 月 30 日更新）」をもとに筆者作成.

## [3] 扶助の種類別被保護人員・世帯

　扶助の種類別人員数・構成割合では、2018（平成30）年度で最も多いのは、生活扶助の185万1,939人（88.32％）、次いで住宅扶助の179万2,265人（85.47％）、医療扶助の175万1,443人（83.53％）の順である。ちなみに2006（平成18）年度に住宅扶助と医療扶助の順位が逆転している（**表4-2-8**）。

　次に扶助の種類別世帯・構成割合で最も多いのは、**生活扶助**で143万8,068世帯（87.83％）、医療扶助が144万81世帯（87.95％）、**住宅扶助**が139万3,767世帯（85.12％）の順である（**表4-2-9**）。

　生活保護の8つの扶助の中で生活扶助と医療扶助を受けている世帯も多い。そして近年、住宅扶助が増加傾向にあり、生活扶助と医療扶助、住宅扶助を受給する世帯が多い状況にある。

　**教育扶助**の扶助実人員は、1997（平成9）年度まで減少傾向にあったが、それ以降小幅な増減はあるものの増加傾向にある。**介護扶助**は、2000（平成12）年度に創設されて以来、高齢の被保護者の増加に伴い増加傾向にある。なお出産扶助や生業扶助、葬祭扶助はその他の扶助と比べて受給者が少ない。しかし**生業扶助**は、2005（平成17）年度より「**高等学校等就学費**」が追加され、それ以降増加傾向にあったが、近年微減している。

　ところで保護を開始する理由の1つに、「傷病」が見られていたことから**医療扶助**に対する理解を深めておく必要がある。医療扶助は1970年代から増加し1980年代後半に減少するものの、近年の被保護者の増加に伴って再び増加傾向にある。そこで入院・入院外病類別医療扶助人員を見れば2018（平成30）年度で入院患者は11万1,127人であり、そのうち精神疾患は42.1％、その他は57.9％であった。入院外患者では精神疾患が4.5％、その他は95.5％であった。

**高等学校等就学費**
生活保護を利用する有子世帯の自立を支援するために、高等学校等の就学費用を給付する（基本額、教材代、入学料、学習支援費等）。

## 表 4-2-8 扶助別被保護実人員の年次推移

| 年度 | 被保護実人員 人 | 生活扶助 人 | 住宅扶助 人 | 教育扶助 人 | 介護扶助 人 | 医療扶助 人 | 出産扶助 人 | 生業扶助 人 | 葬祭扶助 人 |
|---|---|---|---|---|---|---|---|---|---|
| 1970 | 1,344,306 | 1,143,103 | 643,421 | 263,495 | ・ | 701,783 | 269 | 4,513 | 2,004 |
| 1980 | 1,426,984 | 1,251,347 | 866,857 | 260,781 | ・ | 856,245 | 236 | 2,678 | 1,665 |
| 1990 | 1,014,842 | 889,607 | 730,134 | 135,793 | ・ | 711,268 | 73 | 1,899 | 1,108 |
| 2000 | 1,072,241 | 943,025 | 824,129 | 96,944 | 66,832 | 864,231 | 95 | 713 | 1,508 |
| 2001 | 1,148,088 | 1,014,524 | 891,223 | 104,590 | 84,463 | 928,527 | 91 | 706 | 1,641 |
| 2002 | 1,242,723 | 1,105,499 | 975,486 | 114,213 | 105,964 | 1,002,886 | 101 | 743 | 1,791 |
| 2003 | 1,344,327 | 1,201,836 | 1,069,135 | 124,270 | 127,164 | 1,082,648 | 116 | 793 | 1,942 |
| 2004 | 1,423,388 | 1,273,502 | 1,143,310 | 132,019 | 147,239 | 1,154,521 | 113 | 1,091 | 2,049 |
| 2005 | 1,475,838 | 1,320,413 | 1,194,020 | 135,734 | 164,093 | 1,207,814 | 112 | 29,253 | 2,165 |
| 2006 | 1,513,892 | 1,354,242 | 1,233,105 | 137,129 | 172,214 | 1,226,233 | 116 | 33,487 | 2,262 |
| 2007 | 1,543,321 | 1,379,945 | 1,262,158 | 135,503 | 184,258 | 1,248,145 | 116 | 35,343 | 2,436 |
| 2008 | 1,592,620 | 1,422,217 | 1,304,858 | 134,734 | 195,576 | 1,281,838 | 133 | 37,383 | 2,551 |
| 2009 | 1,763,572 | 1,586,013 | 1,459,768 | 144,339 | 209,735 | 1,406,456 | 162 | 45,787 | 2,699 |
| 2010 | 1,952,063 | 1,767,315 | 1,634,773 | 155,450 | 228,235 | 1,553,662 | 186 | 52,855 | 2,999 |
| 2011 | 2,067,244 | 1,871,659 | 1,741,888 | 159,372 | 248,100 | 1,657,093 | 191 | 56,400 | 3,127 |
| 2012 | 2,135,708 | 1,928,241 | 1,811,575 | 159,038 | 269,793 | 1,716,158 | 176 | 58,257 | 3,169 |
| 2013 | 2,161,612 | 1,941,036 | 1,835,940 | 154,014 | 290,174 | 1,745,615 | 171 | 57,457 | 3,242 |
| 2014 | 2,165,895 | 1,946,954 | 1,843,587 | 148,462 | 310,359 | 1,763,405 | 162 | 55,965 | 3,230 |
| 2015 | 2,163,685 | 1,927,267 | 1,842,105 | 142,067 | 329,999 | 1,775,997 | 162 | 53,078 | 3,329 |
| 2016 | 2,145,438 | 1,907,334 | 1,830,131 | 134,135 | 348,064 | 1,769,543 | 149 | 50,378 | 3,432 |
| 2017 | 2,124,631 | 1,885,587 | 1,815,615 | 125,246 | 366,287 | 1,765,043 | 138 | 47,796 | 3,586 |
| 2018 | 2,096,838 | 1,851,939 | 1,792,265 | 116,731 | 381,383 | 1,751,443 | 137 | 45,445 | 3,691 |

| 年度 | | 生活扶助 | 住宅扶助 | 教育扶助 | 介護扶助 | 医療扶助 | 出産扶助 | 生業扶助 | 葬祭扶助 |
|---|---|---|---|---|---|---|---|---|---|
| 1970 | | 85.03% | 47.86% | 19.60% | ・ | 52.20% | 0.02% | 0.34% | 0.15% |
| 1980 | | 87.69% | 60.75% | 18.27% | ・ | 60.00% | 0.02% | 0.19% | 0.12% |
| 1990 | | 87.66% | 71.95% | 13.38% | ・ | 70.09% | 0.01% | 0.19% | 0.11% |
| 2000 | | 87.95% | 76.86% | 9.04% | 6.23% | 80.60% | 0.01% | 0.07% | 0.14% |
| 2001 | | 88.37% | 77.63% | 9.11% | 7.36% | 80.88% | 0.01% | 0.06% | 0.14% |
| 2002 | | 88.96% | 78.50% | 9.19% | 8.53% | 80.70% | 0.01% | 0.06% | 0.14% |
| 2003 | | 89.40% | 79.53% | 9.24% | 9.46% | 80.53% | 0.01% | 0.06% | 0.14% |
| 2004 | | 89.47% | 80.32% | 9.27% | 10.34% | 81.11% | 0.01% | 0.08% | 0.14% |
| 2005 | | 89.47% | 80.90% | 9.20% | 11.12% | 81.84% | 0.01% | 1.98% | 0.15% |
| 2006 | | 89.45% | 81.45% | 9.06% | 11.38% | 81.00% | 0.01% | 2.21% | 0.15% |
| 2007 | | 89.41% | 81.78% | 8.78% | 11.94% | 80.87% | 0.01% | 2.29% | 0.16% |
| 2008 | | 89.30% | 81.93% | 8.46% | 12.28% | 80.49% | 0.01% | 2.35% | 0.16% |
| 2009 | | 89.93% | 82.77% | 8.18% | 11.89% | 79.75% | 0.01% | 2.60% | 0.15% |
| 2010 | | 90.54% | 83.75% | 7.96% | 11.69% | 79.59% | 0.01% | 2.71% | 0.15% |
| 2011 | | 90.54% | 84.26% | 7.71% | 12.00% | 80.16% | 0.01% | 2.73% | 0.15% |
| 2012 | | 90.29% | 84.82% | 7.45% | 12.63% | 80.36% | 0.01% | 2.73% | 0.15% |
| 2013 | | 89.80% | 84.93% | 7.12% | 13.42% | 80.76% | 0.01% | 2.66% | 0.15% |
| 2014 | | 89.89% | 85.12% | 6.85% | 14.33% | 81.42% | 0.01% | 2.58% | 0.15% |
| 2015 | | 89.07% | 85.14% | 6.57% | 15.25% | 82.08% | 0.01% | 2.45% | 0.15% |
| 2016 | | 88.90% | 85.30% | 6.25% | 16.22% | 82.48% | 0.01% | 2.35% | 0.16% |
| 2017 | | 88.75% | 85.46% | 5.89% | 17.24% | 83.08% | 0.01% | 2.25% | 0.17% |
| 2018 | | 88.32% | 85.47% | 5.57% | 18.19% | 83.53% | 0.01% | 2.17% | 0.18% |

出典）国立社会保障人口問題研究所ウェブサイト「『生活保護』に関する公的統計データ一覧（2021年3月30日更新）」をもとに筆者作成.

## 表4-2-9　扶助別被保護実世帯数の年次推移

| 年度 | 被保護実世帯数 | 生活扶助 | 住宅扶助 | 教育扶助 | 介護扶助 | 医療扶助 | 出産扶助 | 生業扶助 | 葬祭扶助 |
|---|---|---|---|---|---|---|---|---|---|
| | 世帯 | 世帯 | 世帯 | 世帯 | 世帯 | 世帯 | 世帯 | 世帯 | 世帯 |
| 1970 | 658,277 | 485,955 | 265,907 | 150,946 | ・ | 513,404 | 266 | 4,404 | 1,990 |
| 1980 | 746,997 | 593,362 | 406,150 | 150,953 | ・ | 615,147 | 236 | 2,615 | 1,663 |
| 1990 | 623,755 | 514,995 | 420,013 | 83,565 | ・ | 534,031 | 73 | 1,680 | 1,107 |
| 2000 | 751,303 | 635,634 | 554,313 | 61,494 | 64,551 | 672,676 | 95 | 662 | 1,508 |
| 2001 | 805,169 | 685,794 | 601,189 | 66,419 | 81,171 | 720,153 | 91 | 655 | 1,640 |
| 2002 | 870,931 | 748,553 | 659,143 | 72,560 | 101,410 | 775,570 | 101 | 699 | 1,790 |
| 2003 | 941,270 | 816,363 | 723,287 | 78,887 | 121,712 | 832,931 | 115 | 762 | 1,941 |
| 2004 | 998,887 | 869,384 | 778,456 | 83,751 | 141,009 | 886,678 | 113 | 1,021 | 2,048 |
| 2005 | 1,041,508 | 908,232 | 820,009 | 86,250 | 157,231 | 927,945 | 112 | 25,702 | 2,164 |
| 2006 | 1,075,820 | 940,074 | 855,552 | 87,359 | 165,650 | 944,574 | 116 | 29,023 | 2,260 |
| 2007 | 1,105,275 | 968,017 | 885,362 | 87,122 | 177,650 | 971,581 | 116 | 30,688 | 2,434 |
| 2008 | 1,148,766 | 1,008,080 | 924,698 | 87,585 | 188,859 | 1,003,847 | 133 | 32,309 | 2,550 |
| 2009 | 1,274,231 | 1,127,178 | 1,039,643 | 94,763 | 202,796 | 1,098,796 | 162 | 38,639 | 2,698 |
| 2010 | 1,410,049 | 1,254,992 | 1,166,183 | 103,346 | 220,616 | 1,210,389 | 186 | 45,332 | 2,997 |
| 2011 | 1,498,375 | 1,335,819 | 1,248,694 | 106,878 | 239,873 | 1,290,617 | 191 | 49,057 | 3,125 |
| 2012 | 1,558,510 | 1,388,987 | 1,308,304 | 107,385 | 260,732 | 1,344,730 | 175 | 50,731 | 3,166 |
| 2013 | 1,591,846 | 1,413,891 | 1,340,138 | 104,301 | 280,343 | 1,377,627 | 171 | 50,054 | 3,239 |
| 2014 | 1,612,340 | 1,436,783 | 1,362,351 | 100,353 | 299,872 | 1,401,375 | 162 | 48,885 | 3,227 |
| 2015 | 1,629,743 | 1,441,282 | 1,378,887 | 95,841 | 319,002 | 1,421,745 | 162 | 46,430 | 3,326 |
| 2016 | 1,637,045 | 1,445,170 | 1,387,867 | 90,172 | 336,646 | 1,429,919 | 149 | 44,258 | 3,429 |
| 2017 | 1,640,854 | 1,447,529 | 1,395,097 | 84,019 | 354,473 | 1,439,459 | 138 | 42,289 | 3,583 |
| 2018 | 1,637,422 | 1,438,068 | 1,393,767 | 78,084 | 369,263 | 1,440,081 | 137 | 40,242 | 3,687 |
| 年度 | | 生活扶助 | 住宅扶助 | 教育扶助 | 介護扶助 | 医療扶助 | 出産扶助 | 生業扶助 | 葬祭扶助 |
| 1970 | | 73.82% | 40.39% | 22.93% | ・ | 77.99% | 0.04% | 0.67% | 0.30% |
| 1980 | | 79.43% | 54.37% | 20.21% | ・ | 82.35% | 0.03% | 0.35% | 0.22% |
| 1990 | | 82.56% | 67.34% | 13.40% | ・ | 85.62% | 0.01% | 0.27% | 0.18% |
| 2000 | | 84.60% | 73.78% | 8.18% | 8.59% | 89.53% | 0.01% | 0.09% | 0.20% |
| 2001 | | 85.17% | 74.67% | 8.25% | 10.08% | 89.44% | 0.01% | 0.08% | 0.20% |
| 2002 | | 85.95% | 75.68% | 8.33% | 11.64% | 89.05% | 0.01% | 0.08% | 0.21% |
| 2003 | | 86.73% | 76.84% | 8.38% | 12.93% | 88.49% | 0.01% | 0.08% | 0.21% |
| 2004 | | 87.04% | 77.93% | 8.38% | 14.12% | 88.77% | 0.01% | 0.10% | 0.21% |
| 2005 | | 87.20% | 78.73% | 8.28% | 15.10% | 89.10% | 0.01% | 2.47% | 0.21% |
| 2006 | | 87.38% | 79.53% | 8.12% | 15.40% | 87.80% | 0.01% | 2.70% | 0.21% |
| 2007 | | 87.58% | 80.10% | 7.88% | 16.07% | 87.90% | 0.01% | 2.78% | 0.22% |
| 2008 | | 87.75% | 80.49% | 7.62% | 16.44% | 87.38% | 0.01% | 2.81% | 0.22% |
| 2009 | | 88.46% | 81.59% | 7.44% | 15.92% | 86.23% | 0.01% | 3.03% | 0.21% |
| 2010 | | 89.00% | 82.71% | 7.33% | 15.65% | 85.84% | 0.01% | 3.21% | 0.21% |
| 2011 | | 89.15% | 83.34% | 7.13% | 16.01% | 86.13% | 0.01% | 3.27% | 0.21% |
| 2012 | | 89.12% | 83.95% | 6.89% | 16.73% | 86.28% | 0.01% | 3.26% | 0.20% |
| 2013 | | 88.82% | 84.19% | 6.55% | 17.61% | 86.54% | 0.01% | 3.14% | 0.20% |
| 2014 | | 89.11% | 84.50% | 6.22% | 18.60% | 86.92% | 0.01% | 3.03% | 0.20% |
| 2015 | | 88.44% | 84.61% | 5.88% | 19.57% | 87.24% | 0.01% | 2.85% | 0.20% |
| 2016 | | 88.28% | 84.78% | 5.51% | 20.56% | 87.35% | 0.01% | 2.70% | 0.21% |
| 2017 | | 88.22% | 85.02% | 5.12% | 21.60% | 87.73% | 0.01% | 2.58% | 0.22% |
| 2018 | | 87.83% | 85.12% | 4.77% | 22.55% | 87.95% | 0.01% | 2.46% | 0.23% |

出典）国立社会保障人口問題研究所ウェブサイト「『生活保護』に関する公的統計データ一覧（2021年3月30日更新）」をもとに筆者作成.

# C. 保護費の動向

2021（令和3）年度の**社会保障関係費予算額**は約35兆8,421億円であり、そのうち**生活保護費（当初）予算額**は約2兆8,652億円である。これは社会保障関係費予算の8.0％を占めていることになる[10]。

扶助別保護費は、2016（平成28）年度で医療扶助費約1兆8,164億円、生活扶助費が約1兆1,807億円、住宅扶助費、約5,945億円となっている。生活扶助と医療扶助で総額の約80％を占めていることになる。ただし住宅扶助費の年次推移を見れば近年、増加傾向にあることがわかる（**表4-2-10**）。

このように生活保護制度の動向について見てきた。生活保護の動向の変動要因には、景気や雇用の動向等によって所得変動に影響を及ぼす経済的的要因、少子高齢化等の社会的要因、社会保障等の拡充・充実、不備等による制度的要因、生活保護の制度運営や保護基準の水準、ケースワーカーの人員配置、実施体制の問題等の行政的要因がある。これらのような変動要因を捉えることで生活保護の動向を理解する必要がある。

また、これらの保護の動向や変動要因とともに、必要な保護に欠く漏給や低い保護率等に対して**捕捉率**という考え方がある。捕捉率とは最低生活水準以下で暮らしている者のうち、どのくらいの割合で生活保護が適用（捕捉）しているかを示すものである。要するに捕捉率が高ければ漏給と最低生活水準以下で生活する者が少ないが、低ければ漏給と最低生活水準以下で生活する者が多いことになる。日本において捕捉率の公式データはないが、橘木・浦川（2006）や駒村（2003）らによれば10％〜20％程度という推計がある[11]。これらに従えば、生活保護は2割程度しか適用（捕捉）できていない。昨今の生活保護のあり方については、捕捉率の低さという点からも議論する必要性がある。

**捕捉率**
**take up rate**
実際に保護を受けている人の数が保護を受ける資格がある人の数に占める割合。すなわち保護基準をもって最低生活水準以下にある人びと（貧困層）を生活保護制度が対応している人員や世帯の割合。

## 表 4-2-10 扶助別保護費の年次推移

| | 保護費総額 | 生活扶助費 | 住宅扶助費 | 教育扶助費 | 介護扶助費 | 医療扶助費 | 出産扶助費 | 生業扶助費 | 葬祭扶助費 | 施設事務費及び委託事務費 |
|---|---|---|---|---|---|---|---|---|---|---|
| | 千円 | 千円 | 千円 | 千円 | | 千円 | 千円 | 千円 | 千円 | 千円 |
| 1957 | 43,501,395 | 16,571,575 | 950,931 | 1,770,613 | ・ | 24,064,611 | 11,667 | 44,645 | 87,353 | 1,242,384 |
| 1960 | 59,571,144 | 19,539,456 | 1,315,164 | 2,125,416 | ・ | 36,365,076 | 19,272 | 83,148 | 123,612 | 1,641,312 |
| 1965 | 134,982,939 | 50,552,567 | 5,602,332 | 4,040,494 | ・ | 73,973,836 | 25,331 | 622,953 | 165,426 | 1,062,834 |
| 1970 | 271,319,056 | 88,376,645 | 10,505,628 | 4,354,881 | ・ | 167,282,803 | 39,613 | 502,353 | 257,133 | 2,246,303 |
| 1975 | 676,413,282 | 232,489,141 | 24,609,191 | 8,939,102 | ・ | 409,174,281 | 115,159 | 319,803 | 766,605 | 8,727,331 |
| 1980 | 1,155,279,657 | 401,965,602 | 60,137,986 | 14,820,854 | ・ | 675,833,044 | 291,685 | 523,441 | 1,707,045 | 15,722,790 |
| 1985 | 1,502,711,230 | 537,587,643 | 99,267,293 | 16,752,192 | ・ | 846,442,080 | 308,262 | 497,093 | 1,856,667 | 20,569,503 |
| 1990 | 1,292,777,625 | 439,999,785 | 102,586,574 | 9,962,032 | ・ | 737,903,668 | 143,285 | 425,723 | 1,756,558 | 25,274,845 |
| 1995 | 1,484,893,842 | 465,621,324 | 127,511,796 | 7,151,837 | ・ | 881,899,336 | 128,992 | 267,818 | 2,312,739 | 30,775,109 |
| 2000 | 1,939,283,470 | 641,003,527 | 200,684,532 | 8,348,790 | 14,333,250 | 1,071,099,195 | 218,744 | 171,934 | 3,423,498 | 34,136,926 |
| 2005 | 2,594,192,922 | 849,360,208 | 327,186,408 | 11,791,646 | 47,040,105 | 1,347,045,434 | 222,112 | 6,218,998 | 5,328,011 | 34,754,880 |
| 2006 | 2,633,335,556 | 863,829,575 | 343,867,264 | 11,901,606 | 50,214,892 | 1,349,997,807 | 256,642 | 7,643,027 | 5,624,742 | ― |
| 2007 | 2,617,464,651 | 870,844,851 | 359,008,689 | 11,794,966 | 53,927,879 | 1,307,404,330 | 262,558 | 8,158,797 | 6,062,582 | ― |
| 2008 | 2,700,553,250 | 896,469,101 | 381,440,562 | 11,845,300 | 56,245,925 | 1,339,288,625 | 310,316 | 8,614,597 | 6,338,825 | ― |
| 2009 | 3,007,189,050 | 1,016,339,013 | 442,652,035 | 17,042,592 | 61,032,602 | 1,451,474,227 | 428,173 | 11,503,479 | 6,716,929 | ― |
| 2010 | 3,329,629,240 | 1,155,175,052 | 499,605,259 | 19,920,451 | 65,902,942 | 1,570,134,713 | 525,745 | 10,877,971 | 7,487,107 | ― |
| 2011 | 3,501,590,101 | 1,209,006,731 | 538,415,058 | 20,489,900 | 70,677,191 | 1,643,231,070 | 551,105 | 11,483,859 | 7,735,187 | ― |
| 2012 | 3,602,845,240 | 1,245,835,486 | 565,137,892 | 20,406,617 | 75,470,790 | 1,675,872,276 | 527,679 | 11,827,151 | 7,767,349 | ― |
| 2013 | 3,628,503,036 | 1,224,420,699 | 579,841,755 | 19,883,571 | 78,128,307 | 1,706,195,259 | 510,310 | 11,731,481 | 7,791,654 | ― |
| 2014 | 3,681,003,871 | 1,220,478,902 | 585,279,940 | 19,382,284 | 83,139,125 | 1,753,560,126 | 448,752 | 11,370,255 | 7,344,487 | ― |
| 2015 | 3,712,668,538 | 1,200,347,795 | 603,242,152 | 18,952,283 | 85,566,781 | 1,785,426,764 | 432,943 | 11,138,235 | 7,561,585 | ― |
| 2016 | 3,715,290,058 | 1,180,706,301 | 594,592,393 | 17,633,360 | 87,698,514 | 1,816,466,535 | 386,146 | 10,051,608 | 7,755,201 | ― |

| | 保護費総額 | 生活扶助費 | 住宅扶助費 | 教育扶助費 | 介護扶助費 | 医療扶助費 | 出産扶助費 | 生業扶助費 | 葬祭扶助費 | 施設事務費及び委託事務費 |
|---|---|---|---|---|---|---|---|---|---|---|
| | % | % | % | % | % | % | % | % | % | % |
| 1957 | ・ | 38.09 | 2.13 | 3.96 | ・ | 53.78 | 0.03 | 0.10 | 0.20 | 2.78 |
| 1960 | ・ | 32.80 | 2.15 | 3.47 | ・ | 59.41 | 0.03 | 0.14 | 0.20 | 2.68 |
| 1965 | ・ | 37.45 | 4.12 | 2.97 | ・ | 54.37 | 0.02 | 0.46 | 0.12 | 0.78 |
| 1970 | ・ | 32.57 | 3.84 | 1.59 | ・ | 61.15 | 0.01 | 0.18 | 0.09 | 0.82 |
| 1975 | ・ | 34.37 | 3.59 | 1.30 | ・ | 59.72 | 0.02 | 0.05 | 0.11 | 1.27 |
| 1980 | ・ | 34.79 | 5.14 | 1.27 | ・ | 57.71 | 0.02 | 0.04 | 0.15 | 1.34 |
| 1985 | ・ | 35.77 | 6.52 | 1.10 | ・ | 55.57 | 0.02 | 0.03 | 0.12 | 1.35 |
| 1990 | ・ | 34.04 | 7.78 | 0.76 | ・ | 55.98 | 0.01 | 0.03 | 0.13 | 1.92 |
| 1995 | ・ | 31.36 | 8.41 | 0.47 | ・ | 58.19 | 0.01 | 0.02 | 0.15 | 2.03 |
| 2000 | ・ | 33.05 | 10.17 | 0.42 | 0.73 | 54.28 | 0.01 | 0.01 | 0.17 | 1.73 |
| 2005 | ・ | 32.74 | 12.45 | 0.45 | 1.79 | 51.24 | 0.01 | 0.24 | 0.20 | 1.32 |
| 2006 | ・ | 32.80 | 13.06 | 0.45 | 1.91 | 51.27 | 0.01 | 0.29 | 0.21 | ― |
| 2007 | ・ | 33.27 | 13.72 | 0.45 | 2.06 | 49.95 | 0.01 | 0.31 | 0.23 | ― |
| 2008 | ・ | 33.20 | 14.12 | 0.44 | 2.08 | 49.59 | 0.01 | 0.32 | 0.23 | ― |
| 2009 | ・ | 33.80 | 14.72 | 0.57 | 2.03 | 48.27 | 0.01 | 0.38 | 0.22 | ― |
| 2010 | ・ | 34.69 | 15.00 | 0.60 | 1.98 | 47.16 | 0.02 | 0.33 | 0.22 | ― |
| 2011 | ・ | 34.53 | 15.38 | 0.59 | 2.02 | 46.93 | 0.02 | 0.33 | 0.22 | ― |
| 2012 | ・ | 34.58 | 15.69 | 0.57 | 2.09 | 46.52 | 0.01 | 0.33 | 0.22 | ― |
| 2013 | ・ | 33.74 | 15.98 | 0.55 | 2.15 | 47.02 | 0.01 | 0.32 | 0.21 | ― |
| 2014 | ・ | 33.16 | 15.90 | 0.53 | 2.26 | 47.64 | 0.01 | 0.31 | 0.20 | ― |
| 2015 | ・ | 32.33 | 16.25 | 0.51 | 2.30 | 48.09 | 0.01 | 0.30 | 0.20 | ― |
| 2016 | ・ | 31.78 | 16.00 | 0.47 | 2.36 | 48.89 | 0.01 | 0.27 | 0.21 | ― |

出典）国立社会保障人口問題研究所ウェブサイト「『生活保護』に関する公的統計データ一覧（2021 年 3 月 30 日更新）」をもとに筆者作成.

# 3. 最低生活費と生活保護基準

## A. 最低生活費の概念

　最低生活費の設定に関する考え方には、**絶対的水準論**と**相対的水準論**がある。前者は最低生活水準を、ある時点、ある場所で固定的、絶対的水準として捉えるものであり、国民経済の水準とは無関係に決まるものと考えていたのに対して、後者は、最低生活水準を総体としての国民の生活水準、社会意識によって、相対的に捉えるべきものとする考え方である。わが国の最低生活費を設定する際には、後者の立場を採っている。

　生活保護における最低生活費は**生活保護基準**と呼ばれており、この基準は、それぞれの扶助ごとに、原則として年に一度改定され、厚生労働省告示として示されている。

## B. 生活扶助基準の改定方式

　生活保護基準の中心である**生活扶助基準改定方式**は、国民生活の動向を反映して、以下のような変遷をたどってきた。

### [1] 標準生計費方式　1946（昭和21）年〜1947（昭和22）年

**経済安定本部**
第2次世界大戦後の経済復興のために、1946（昭和21）年に設けられた行政機関であり、経済安定のため計画立案と関係行政機関の事務調整などを行った。

　当時の経済安定本部が定めた世帯人員別の**標準生計費**をもとに算出し、生活扶助基準とする方式である。

### [2] マーケット・バスケット方式　1948（昭和23）年〜1960（昭和35）年

**ラウントリー**
Rowntree, Benjamin
Seebohm
1871-1954

　この方式は、最低生活費を営むために必要な飲食物や光熱水費、衣類、家具什器、入浴料、理髪代などの個々の品目を一つひとつ積み上げて最低生活費を算出する方法である。**ラウントリー**がヨーク市の貧困調査に用いた方式でもあるため、**ラウントリー方式**あるいは**全物量方式**とも呼ばれた。しかし、個々の品目を積み上げる際に、主観的要素が入りやすく実情に合わないなどの問題が生じた。

### [3] エンゲル方式　1961（昭和36）年〜1964（昭和39）年

　当時の栄養審議会（現在の厚生科学審議会）の答申に基づく栄養所要量

を満たすことが可能となる飲食物費を理論的に計算し、これと同程度の飲食物費を支出している低所得世帯を家計調査から導き出し、当該世帯の**エンゲル係数**（生活費総額に占める飲食物費の割合）の理論値を求め、これから逆算して最低生活費総額を計算する方法である。しかし、高度経済成長期にもかかわらず、1〜2年前の家計調査の結果を用いざるを得ないために、一般世帯の生活水準の向上に対応することができないなどの問題があった。

## [4] 格差縮小方式　1965（昭和40）年〜1983（昭和58）年

　一般世帯と被保護世帯の生活水準の格差を縮小させるという観点から、生活扶助基準の改定率を決定する、いわゆる**格差縮小方式**が採用された。この方式は、予算編成直前に政府が公表する政府経済見通しの民間最終消費支出の伸び率を基礎として、これに**格差縮小分**を加味して生活扶助基準の改定率を決定する方式である。

## [5] 水準均衡方式　1984（昭和59）年以降

　格差縮小方式導入、実施後、一般国民の生活水準との均衡上、生活扶助基準は最低生活費としてほぼ妥当であるとのことから、今後は一般国民の生活水準の向上に見合った引き上げを行うこととなった。具体的には、改定の指標として政府経済見通しによる翌年度の**国民消費支出**の伸び率に準拠するとともに、当該指標が見込み値であり、実績とのズレが生じることからこのズレを調整し、実質的には一般国民の生活水準の向上と歩調を合わせようとするものである。この方式が今日まで続いている。

# C. 生活保護基準の実際

## [1] 保護の要否と程度

　生活保護制度においては、要保護者の生活需要をその需要の様態、性質などに応じて、生活、教育、住宅、医療、介護、出産、生業および葬祭の8つの扶助に分けて基準が定められている。保護基準には2つの性格がある。1つは、保護の**要否**を決めるための尺度としての保護基準である、他の1つは、保護費の支給の**程度**を決めるための尺度である。さらに、この保護基準は、「基準及び程度の原則」でも述べたように要保護者の年齢別、世帯構成別、所在地別などに区分して厚生労働大臣が定めることになっている。

　具体的には、支給される保護費は厚生労働大臣が定める基準で計算され

る最低生活費と収入を比較して、収入が最低生活費に満たない場合に、最低生活費から収入を差し引いた差額が保護費として支給される（**図4-3-1**）。その際、**収入**（勤労、事業、農業、その他収入）は、その世帯に流入したすべての現金・現物をいうが、これら収入を獲得するための**必要経費**、各種控除額、社会事業団体などからの臨時的に恵与された**慈善的性質**をもつ金銭、慶弔金、地方公共団体の支給金等は取り扱わない。

**図4-3-1　支給される保護費の額**

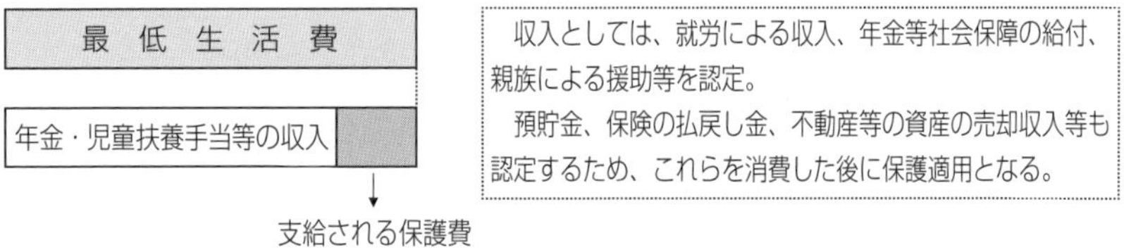

| 最 低 生 活 費 | 収入としては、就労による収入、年金等社会保障の給付、親族による援助等を認定。 |
|---|---|
| 年金・児童扶養手当等の収入 | 預貯金、保険の払戻し金、不動産等の資産の売却収入等も認定するため、これらを消費した後に保護適用となる。 |

↓
支給される保護費

出典）厚生労働省ウェブサイト「生活保護制度の概要について（令和3年4月27日）」p. 2.

　保護基準は医療扶助・介護扶助の現物給付を除き、それぞれの扶助には定額の基準が定められているのが原則であるが、一部については各級地の支給限度額を設定し、その範囲内の実費とされている。

## ［2］各扶助基準の内容と給付額

　**表4-3-1**は、2021（令和3）年度の1級地-1の生活保護基準の概要と給付額を示したものである。

　また、**表4-3-1**に掲載されていない主な扶助基準としては、医療扶助基準と介護扶助基準がある。**医療扶助基準**は「保護の種類と範囲・方法」で述べたように、原則として医療の給付などの現物給付により行われ、その費用は生活保護法52条の規定による診療方針および診療報酬に基づき、その者の診療に必要な最小限度の額が計上される。

　さらに、**介護扶助基準**は、原則として介護の給付などの現物給付によって行われ、その費用は、介護関係法令通知に従って、その者の介護サービスに必要な最小限度の額が計上される。

**生活保護法52条の規定**
「1　指定医療機関の診療方針及び診療報酬は、国民健康保険の診療方針及び診療報酬の例による。
2　前項に規定する診療方針及び診療報酬によることのできないとき、及びこれによることを適当としないときの診療方針及び診療報酬は、厚生労働大臣の定めるところによる」。

## 表4-3-1　各種扶助・加算の概要（令和3年4月時点）

| 種類 | | | 概要 | 令和3年4月基準額（1級地－1の場合） |
|---|---|---|---|---|
| 生活扶助 | 第1類費 | | 基本的な日常生活費のうち、食費や被服費など個人単位でかかる経費を補填するものとして支給 | 年齢別に設定（世帯人員別に逓減率を設定） |
| | 第2類費 | | 基本的な日常生活費のうち、水道光熱費や家具什器費など世帯単位でかかる経費を補填するものとして支給 | 世帯人員別に設定 |
| | 冬季加算 | | 冬季において増加する暖房費等の経費を補填するものとして、10月から4月のうち地域に応じて5ヶ月から7ヶ月間支給 | 世帯人員別、地区別に設定　Ⅵ区（東京都など）の3人世帯の場合：4,240円 |
| | 入院患者日用品費 | | 病院等に入院している被保護者に対し、身の回り品等の日常生活費を補填するものとして支給 | 2万3,110円 |
| | 介護施設入所者基本生活費 | | 介護施設に入所している被保護者に対し、利用者が施設に支払う身の回り品等の必需的な日常生活費を補填するものとして支給（例. 歯ブラシ、下着、寝衣等） | 9,880円以内 |
| | 加算 | 妊産婦加算 | 妊産婦（妊娠中及び産後6ヵ月以内）である被保護者に対し、追加的に必要となる栄養補給等の経費を補填するものとして支給 | 妊娠6ヵ月未満の場合：9,130円　妊娠6ヵ月以上の場合：1万3,790円　産後の場合：8,480円 |
| | | 母子加算 | ひとり親世帯のかかりまし経費（ひとり親世帯がふたり親世帯と同等の生活水準を保つために必要となる費用）を補填するものとして、ひとり親（母子世帯・父子世帯等）に対し支給 | 子ども1人の場合：1万8,800円　※一定の要件を見たす場合は経過的加算を加える。 |
| | | 障害者加算 | 障害者である被保護者に対し、追加的に必要となる居住環境の改善のための費用や点字新聞などの雑費等の経費を補填するものとして支給 | 身体障害者障害等級　1・2級の場合：2万6,810円　3級の場合：2万3,060円 |
| | | 介護施設入所者加算 | 介護施設に入所している被保護者に対し、理美容品等の裁量的経費を補填するものとして支給（例. タバコ等嗜好品、教養娯楽費等） | 9,880円 |
| | | 在宅患者加算 | 在宅で療養に専念している患者（結核又は3ヶ月以上の治療を要するもの）である被保護者に対し、追加的に必要となる栄養補給等のための経費を補填するものとして支給 | 1万3,270円 |
| | | 放射線障害者加算 | 放射能による負傷、疾病の患者である被保護者に対し、追加的に必要となる栄養補給等のための経費を補填するものとして支給 | 現罹患者の場合：4万3,830円　元罹患者の場合：2万1,920円 |
| | | 児童養育加算 | 児童の養育者である被保護者に対し、子どもの健全育成費用（学校外活動費用）を補填するものとして支給 | 18歳までの子ども1人につき1万190円　※一定の要件を満たす場合は経過的加算を加える。 |
| | | 介護保険料加算 | 介護保険の第1号被保険者である被保護者に対し、納付すべき介護保険料に相当する経費を補填するものとして支給 | 実費 |
| | 期末一時扶助 | | 年末において増加する食費や雑費等の経費を補填するものとして支給 | 世帯人員別に設定1人世帯の場合：1万4,160円 |
| | 一時扶助 | | 保護開始、出生、入学時などの際に、被服費や家具什器等の物資がなく、緊急やむを得ない場合に必要な経費を補填するものとして支給 | 費目別に設定（被服費、家具什器費、移送費、入学準備金、その他） |
| 住宅扶助 | 家賃、間代等 | | 借家借間に居住する被保護者に対し、家賃等や転居時の敷金、契約更新料などを補填するものとして支給 | 実費（地域に応じて上限額を設定）東京23区の場合：5万3,700円（単身世帯）6万9,800円（3人世帯） |
| | 住宅維持費 | | 居住する家屋の補修や、畳、建具等の従属物の修理、豪雪地帯においては雪囲い、雪下ろし等に必要な経費を補填するものとして、必要を要すると認定された場合にのみ支給（補修規模は、社会通念上最低限度の生活にふさわしい程度） | 年額12万4,000円 |

| 種類 | | | 概要 | 令和3年4月基準額（1級地－1の場合） |
|---|---|---|---|---|
| 教育扶助 | | | 小学生、中学生に対し、義務教育にかかる必要な学用品費や教材代、給食費等を補填するものとして支給<br>（※修学旅行代は文部科学省の就学援助制度から支給） | 基準額：小学校等2,600円、中学校等5,100円<br>教材代、学校給食費、交通費：実費<br>学習支援費（クラブ活動費）：実費（小学校等上限額1万6,000円以内、中学校等上限額5万9,800円以内） |
| 介護扶助 | | | 介護保険サービスの利用にかかる経費を補填するものとして支給 | 原則現物給付 |
| 医療扶助 | | | 病院等における医療サービスの利用にかかる経費を補填するもの | 原則現物給付 |
| 出産扶助 | | | 出産に伴い必要となる分娩介助や検査、室料などの経費を補填するものとして支給 | 施設分娩の場合：実費（上限額30万6,000円以内）<br>居宅分娩の場合：実費（上限額25万9,000円以内） |
| 生業扶助 | 生業費 | | 生計の維持を目的とする小規模の事業を営むための資金又は生業を行うための器具、資料代の経費を補填するものとして支給 | 実費（上限額4万7,000円以内） |
| | 技能修得費 | 技能修得費 | 生計の維持に役立つ生業につくために必要な技能を修得するための授業料、教材代等の経費を補填するものとして支給 | 実費（上限額8万3,000円以内）<br>（※以下の場合は38万円以内で実費）<br>・生計維持に役立つ生業に付くため専修学校等で技能を修得し、自立助長に資することが確実に見込まれる場合<br>・免許取得が雇用条件である等確実に就労に必要な場合に限って、自動車運転免許を修得する場合<br>・雇用保険の教育訓練給付金の対象となる厚労大臣が指定する講座を受講し、自立助長に効果的と認められる場合（原則講座修了によって自立助長に効果的な公的資格が得られるものに限る） |
| | | 高等学校等就学費 | 高校生に対し、高等学校教育にかかる必要な学用品費や教材代、交通費等を補填するものとして支給（※修学旅行代は文部科学省の高校生等奨学給付金の活用やアルバイトなどにより負担） | 基本額：5,300円教材代・交通費：実費<br>学習支援費（クラブ活動費）：実費（上限額8万4,600円以内）など |
| | 就職支度費 | | 就職が確定した者に対し、就職のために直接必要となる洋服代、履物等の購入経費、就職の確定した者が初任給が支給されるまでの通勤費を補填するものとして、必要な場合に支給 | 3万2,000円以内 |
| 葬祭扶助 | | | 葬祭に伴い必要となる葬祭料や読経料などの経費を補填するものとして支給 | 大人の場合：実費（上限額21万2,000円以内）<br>小人の場合：実費（上限額16万9,600円以内） |
| 勤労控除 | 基礎控除 | | 就労に伴い経常的に生じる就労関連経費を補填するとともに、就労意欲の助長を促進するため、就労収入の一部を手元に残すもの | 就労収入額に応じて設定<br>（全額控除額15,000円） |
| | 新規就労控除 | | 新たに継続性のある職業に従事した者に対し、新たに就労に就いたことに伴う就労関連経費を補填するもの | 1万1,700円 |
| | 未成年者控除 | | 就労している未成年者に対し、就労意欲を促し世帯の自立助長を図るため、就労収入の一部を手元に残すもの | 1万1,600円 |

※眼鏡等の治療材料についても給付対象。給付の際には、医師に当該治療材料の必要性を確認するとともに、見積書を徴収し費用の妥当性を検証することとしている。
出典）厚生労働省ウェブサイト「生活保護制度の概要等について（令和3年4月27日）」pp.5－7.

## [3] 世帯類型別の最低生活水準

　被保護者に保障される最低生活保障水準は、被保護世帯の家族構成、世帯員の年齢、居住地などにより基準額に違いが生じる。**表4-3-2**は世帯類型別の最低生活保障水準（月額）の具体的事例である。

### 表4-3-2　最低生活保障水準の具体的事例（令和3年4月現在）

3人世帯（夫婦子1人世帯）【33歳・29歳・4歳】　　　　　　　　　　（月額：単位：円）

| | 1級地−1 | 1級地−2 | 2級地−1 | 2級地−2 | 3級地−1 | 3級地−2 |
|---|---|---|---|---|---|---|
| 生活扶助 | 158,760 | 153,890 | 149,130 | 149,130 | 142,760 | 139,630 |
| 住宅扶助（上限額） | 69,800 | 44,000 | 56,000 | 46,000 | 42,000 | 42,000 |
| 合計 | 228,560 | 197,890 | 205,130 | 195,130 | 184,760 | 181,630 |

高齢者単身世帯【68歳】

| | 1級地−1 | 1級地−2 | 2級地−1 | 2級地−2 | 3級地−1 | 3級地−2 |
|---|---|---|---|---|---|---|
| 生活扶助 | 77,980 | 74,690 | 70,630 | 70,630 | 67,740 | 66,300 |
| 住宅扶助（上限額） | 53,700 | 34,000 | 43,000 | 35,000 | 32,000 | 32,000 |
| 合計 | 131,680 | 108,690 | 113,630 | 105,630 | 99,740 | 98,300 |

高齢者夫婦世帯【68歳・65歳】

| | 1級地−1 | 1級地−2 | 2級地−1 | 2級地−2 | 3級地−1 | 3級地−2 |
|---|---|---|---|---|---|---|
| 生活扶助 | 121,480 | 117,450 | 113,750 | 113,750 | 108,810 | 106,350 |
| 住宅扶助（上限額） | 64,000 | 41,000 | 52,000 | 42,000 | 38,000 | 38,000 |
| 合計 | 185,480 | 158,450 | 165,750 | 155,750 | 146,810 | 144,350 |

母子3人世帯【30歳・4歳・2歳】

| | 1級地−1 | 1級地−2 | 2級地−1 | 2級地−2 | 3級地−1 | 3級地−2 |
|---|---|---|---|---|---|---|
| 生活扶助 | 190,550 | 185,750 | 179,270 | 179,270 | 171,430 | 168,360 |
| 住宅扶助（上限額） | 69,800 | 44,000 | 56,000 | 46,000 | 42,000 | 42,000 |
| 合計 | 260,350 | 229,750 | 235,270 | 225,270 | 213,430 | 210,360 |

※　住宅扶助の額は、1級地−1：東京都区部、1級地−2：福山市、2級地−1：熊谷市、2級地−2：荒尾市、3級地−1：柳川市、3級地−2：さぬき市とした場合の上限額の例である。
※　令和3年4月現在の生活保護基準により計算。
※　児童養育加算、母子加算、冬季加算（Ⅵ区の5/12）を含む。
出典）厚生労働省ウェブサイト「生活保護制度の概要等について（令和3年4月27日）」p.11.

## [4] 近年の生活保護の見直し

　近年、生活保護の見直しが行われており、たとえば2018（平成30）年6月8日に「**生活困窮者等の自立を促進するための生活困窮者自立支援法等を一部改正する法律**」が成立し、生活困窮者自立支援法の見直しとともに、生活保護法の改正が行われることとなった（**表4-3-3**）。

**表 4-3-3　改正生活保護法（平成 30 年法律第 44 条）の主な内容と施行時期**

| 施行時期 | 改正内容 | 備考 |
|---|---|---|
| 2018 年<br>6 月 8 日 | • 進学準備給付金の支給（法第 55 条の 5） | 2018 年 1 月 1 日<br>から適用 |
| 2018 年<br>10 月 1 日 | • 後発医薬品の使用原則化（法第 34 条第 3 項）<br>• 介護保険適用の有料老人ホームに係る居住地特例<br>　（法第 19 条第 3 項）<br>• 都道府県による援助（法第 81 条の 2）<br>• 生活困窮者自立支援制度に係る情報提供等（法第<br>　81 条の 3）<br>• 自立支援医療費に係るレセプトの情報提供義務（法<br>　別表第 1） | |
| 2020 年<br>4 月 1 日 | 単独での居住が困難な生活保護受給者に対して、サービスの質が確保された施設において、必要な日常生活支援を提供する仕組みの創設（法第 30 条第 1 項ただし書き） | 無料低額宿泊所の規制強化（社会福祉法第 68 条の 2 等） |
| 2021 年<br>1 月 1 日 | 健康管理支援事業の創設（法第 55 条の 8） | |

出典）社会福祉の動向編集委員会編『社会福祉の動向 2021』中央法規出版，2021 より
　　　一部抜粋.

**健康管理支援事業**
健康管理支援事業については、健康管理支援事業の実施に資するための国による調査分析等（法 55 条の 9）なども同時期に施行されている。

　このうち、「**進学準備給付金**」は、子どもの貧困対策の観点から、大学への進学の際の新生活立ち上げ費用を一時金として支給するものである（自宅通学は 10 万円、転出して進学する場合は 30 万円）。

　また、2020（令和 2）年度の**無料低額宿泊所**等の見直しは、社会福祉法の改正により社会福祉事業の類型に「社会福祉居住施設」を追加し、いわゆる貧困ビジネスへの規制強化を図るとともに、社会福祉法の改正により単独で居住が困難な生活保護受給者に対して必要な日常生活支援を提供できる「**日常生活支援住居施設**」を創設した。

**無料低額宿泊所**
➡ p.145
第 6 章 1 節 D. 参照。

　さらに、2021（令和 3）年 1 月から、多くの健康課題を抱えている被保護者に対して、医療と生活の両面において支援を行う必要があるという考え方により、医療保険におけるデータヘルスを参考に、福祉事務所がデータに基づき被保護者の生活習慣病の発症予防や重症化予防等を推進する「**被保護者健康管理支援事業**」が施行された。

# D. 生活保護の財源

　生活保護は、日本国憲法 25 条に規定する理念に基づき、国が生活に困窮する国民の最低限度の生活を保障するために、財源としても国が多くの負担をすることとなっている。とはいえ、生活保護事務をすべて国家公務

員によって遂行するとは位置づけておらず、具体的には保護の決定・実施の事務は地域住民に最も身近にある行政機関が行っているために地方公共団体もその費用の一部を負担している。

## ［1］ 生活保護費の意味とその特質

　生活保護費とは、狭義には①生活、住宅、教育、医療、介護、出産、生業、葬祭の各**扶助費**と②**保護施設事務費**（施設職員の人件費や運営管理費など）のことをいい、広義には、狭義の生活保護費に加えて③**委託事務費**、④施設の**設備費**、⑤法の施行に伴う必要な地方公共団体の**人件費**、⑥法の施行に伴う必要なその他**行政事務費**を含んだものをいう。

　通常、国や地方公共団体の一般事務は、予算によって事業の規模または運営が拘束されるが、生活保護に関しては「基準及び程度の原則」で明らかなように、厚生労働大臣が定める基準によって保護を要すると認められる生活困窮者に対する正当な保護費である限り、国がその負担を免れ、あるいは地方公共団体が支弁を回避できないという、**義務的負担経費**という特質をもっている。

**委託事務費**
被保護者を生活保護施設以外の施設や私人の課程に委託して保護をした場合に支払われる事務費。

**設備費**
保護施設を新設する場合に必要な経費のほか、施設の改築、拡張などの施設設備の整備に必要な費用。

**人件費**
生活保護の決定実施にあたる都道府県、指定都市本庁の関係職員および福祉事務所の職員の給与やその他の手当。

**行政事務費**
生活保護の決定実施にあたる実施機関の職員の活動旅費、事務に必要な消耗品費、通信運搬費および福祉事務所委託医などの費用。

### 表4-3-4　生活保護の費用負担区分

| 経費 | 居住地区分 | 国 | 都道府県または指定都市・中核市 | 市町村または事業者 |
|---|---|---|---|---|
| 保護費<br>施設事務費および委託事務費を含む | 市または福祉事務所を設置している町村内居住者 | 3/4 | ― | 1/4 |
| | 福祉事務所を設置していない町村内居住者 | 3/4 | 1/4 | ― |
| | 指定都市・中核市内居住者 | 3/4 | 1/4 | ― |
| | 居住地の明らかでない者 | 3/4 | 1/4 | ― |
| 就労自立給付金および進学準備給付金 | 福祉事務所の所管区域内に居住地を有する被保護者 | 3/4 | 1/4 または | 1/4 |
| 被保護者就労支援事業および被保護者健康管理支援事業 | 都道府県支弁費用 | 3/4 | 1/4 | |
| | 市町村支弁費用 | 3/4 | ― | 1/4 |

注）なお、生活保護費予算のうち保護費については、その事業の本質にかんがみ予算執行上、財政法35条ただし書による予備費使用の特例が認められている。
出典）生活保護法「第12章　費用」および厚生労働省ウェブサイト「社会・援護局関係主管課長会議　資料（令和3年3月22日）」より筆者作成.

## [2] 生活保護の費用負担

　生活保護法は、国の責任において生活に困窮する国民の最低生活を保障することから、保護費において国はその扶助の費用の**4分の3**の負担を、都道府県、指定都市・中核市、市および福祉事務所を設置している町村はその費用の**4分の1**を負担する。また、保護施設設備費については、当該保護施設を社会福祉法人または日本赤十字社が設置する場合には国が**2分の1**を負担する。また、就労自立給付金や被保護者就労支援事業は国が**4分の3**を負担する（**表4-3-4**）。

## [3] 生活保護費の扶助別支出

　生活保護費の内訳を扶助の種類ごとに見ると、2021（令和3）年度には**医療扶助費**が約51.4％、**生活扶助費**が約28.5％を占め、これら2つの扶助費で保護費総額の約80％を占有している。特に、医療扶助の割合が高い背景には、傷病を理由とする保護開始世帯が多いこと、被保護者は国民健康保険の適用を受けないことが挙げられる[12]（**図4-3-2**）。

### 図4-3-2　保護費予算額（2021年度）

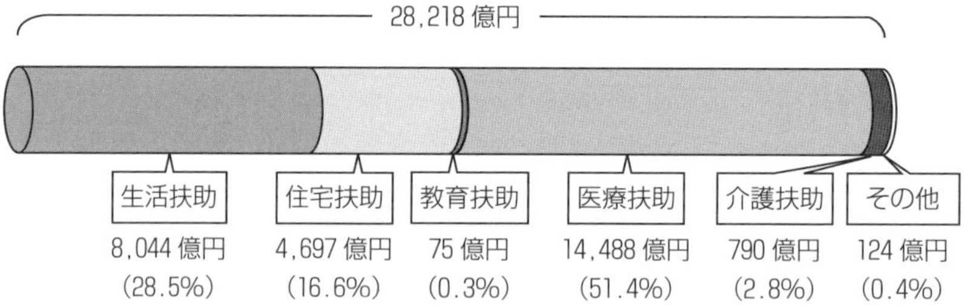

28,218億円

| 生活扶助 | 住宅扶助 | 教育扶助 | 医療扶助 | 介護扶助 | その他 |
|---|---|---|---|---|---|
| 8,044億円 | 4,697億円 | 75億円 | 14,488億円 | 790億円 | 124億円 |
| （28.5％） | （16.6％） | （0.3％） | （51.4％） | （2.8％） | （0.4％） |

注）国と地方の負担割合は、国が3/4、地方が1/4となっている。
　　※端数処理のため、合計が一致しないことがある。
出典）生活保護制度研究会編『保護のてびき　令和3年度版』第一法規，2021，p.51.

# E. 生活保護基準をめぐる諸問題と今後の方向性

　生活保護法においては、保障すべき生活内容や水準の程度について、単に「健康で文化的な最低限度の生活水準」という抽象的な概念を示しているに過ぎない。このような抽象概念を可測的に定めたものが、生活保護法8条に基づいて厚生労働大臣が定める生活保護基準なのである。

　この基準は、生活に困窮する事実を判断し、保護の程度を決めるための具体的な尺度を示しており、これまで見てきたような生活保護基準は、生活保護の内実を決定づける重要な事柄といえる。つまり、これは生活保護

法の実施に必要な基準を表しているとともに、わが国の社会保障給付の水準を決定する１つの尺度にもなっているのである。

　生活保護制度が日常生活の中でセーフティネットとしての役割を担っていることを考えると、「豊かな社会」といわれる今日、改めて「健康で文化的な最低限度の生活」とは何か、その水準はいかにあるべきかを再考することは肝要である。

　生活扶助基準については、現行の水準均衡方式が採用されて30年以上経過し、その間の国民生活や社会経済情勢は大きく変化してきている。また、最近では加算に関しての見直し・廃止も行われた。その意味でも、生活扶助基準の設定方式のあり方を含めて保護基準（最低生活基準）を見直す時期が来ているのかもしれない。

　いずれにしても、最近の日本は、「すべり台社会」とも表現され、各種セーフティネットが十分な機能を果たしていないことがさまざまな識者によって指摘されている。したがって、セーフティネットの中でも最後の拠り所の役割をもつ生活保護の基準の見直しは、生活保護制度だけの枠にとどまらず、最低賃金のあり方や基礎年金の支給額など他の諸制度にも大きな影響を及ぼす。すなわち、それは社会保障システムの再編成ひいては、国民生活におけるセーフティネットの再構築を意味するのである。

# 4. 生活保護制度における自立

## A. 相談支援の流れ

　生活保護制度における相談支援は、生活保護制度を利用している被保護者（利用者）のみならず、生活困窮により相談窓口に相談に訪れる要保護者を含めたすべての人（相談者）が対象となる[13]。そして、その担い手は、福祉事務所の所員である現業員（生活保護ワーカー）[14]が中心となる。ここでは、ソーシャルワークの展開過程を軸に、生活保護制度の特徴を踏まえた相談支援の流れ[15]を見ていく（**表4-4-1**）。

### ［1］生活保護制度における相談支援の展開過程
#### （1）インテーク（受理相談）
　**インテーク**は相談支援の導入にあたる受付段階である。生活保護制度に

表4-4-1　生活保護制度における相談支援の流れ

| ソーシャルワークの展開過程 | 生活保護制度に特徴的な相談支援の流れ | |
|---|---|---|
| ①インテーク（受理相談） | 生活保護申請に関する相談 | |
| ②アセスメント（事前評価） | 資力調査を含めた情報収集、保護開始の手続きや支援 | |
| ③プランニング（計画） | 支援方針（計画）の作成 | 自立支援プログラム |
| ④インターベンション（介入） | 生活保護利用上の支援と相談援助活動の実施 | |
| ⑤モニタリング（経過観察） | 相談支援展開中の見守りと経過観察 | |
| ⑥エバリュエーション（評価） | 相談支援過程の振り返りと評価、支援方針の見直し | |
| ⑦ターミネーション（終結） | 保護廃止の手続きや支援 | |

出典）筆者作成.

おける相談支援の場合、生活保護申請に関する相談がこの段階にあたる。この段階では、まだ生活保護制度の利用者ではないが、生活に困り果てて窓口に訪れた相談者の話に耳を傾け、受容的な態度で接し、不安や緊張を緩和することが求められる。その上で、相談者の主訴やニーズを明らかにし、利用可能な社会資源（フォーマル・インフォーマル）を探りながら、生活困窮の緊急性や支援の優先度を判断する必要がある。その際に重要となるのが、生活保護制度および利用可能な制度（他法他施策を含む）の内容について、理解しやすいようにわかりやすく説明することである。そして、生活保護の申請が妥当であると思われる場合は、改めて本人の意思確認を行い、申請書の記載方法、申請時の提出書類、申請後の調査方法など今後の流れについての説明と同意を得る必要がある。他法他施策を含め他の社会資源の利用が可能な場合は、適切な支援サービスにつなげることも大切な支援といえる。

### (2) アセスメント（事前評価）

生活保護制度の相談支援における**アセスメント**は、保護の決定のための資力調査を含めた情報収集、要否判定の結果に基づく保護開始の手続きや支援の段階といえる。生活保護制度は保護基準が明確に示されており、保護の受給要件を確認し、要否を判定する必要がある。そのための情報収集として、改めて世帯員の基礎情報、扶養・資産情報、生活状況・健康状態の情報など、幅広い情報収集が求められる。資力調査を含めた情報収集が生活保護に特徴的なアセスメントといえるだろう。

これらの調査の結果、保護の決定を法定期間内に要否判定の結果とその理由、不服申立制度、今後の福祉事務所の関与について、申請者にわかりやすく説明する必要がある。保護決定後、生活保護ワーカー内で「地区担

当員」に引き継ぐ場合は、丁寧なつなぎが必要となる。また、要否判定の結果、保護が却下となった相談者が、他の社会資源につながるのを支援し、今後の生活の目途を立てられるようにすることも重要である。

## (3) プランニング（計画）

生活保護受給の決定後、**プランニング**の段階に入る。アセスメント段階で得た情報をもとに支援方針を立て、利用者の希望や意思に基づいた支援計画の策定が求められる。ここでは、利用者の持っているストレングスを見出し、本人と共に今後の支援の方向づけを行い、生活の安定や自立に向けて短期的・中期的な目標を設定していく。さらに、支援内容として後述する「自立支援プログラム」の導入などが検討される段階であり、支援の方法や手順などの確認も必要である。複雑な生活課題を抱えたケースや、対応が困難なケースについては、この段階から、ケース会議で支援方針を組織的に検討しておくことが推奨される。

## (4) インターベンション（介入）

方針決定後は、生活保護利用上の保護費支給等の支援と相談支援の実施の段階である。改めて、保護受給中の権利・義務について、利用者に適切にわかりやすく説明することも忘れてはならない。ここでは、自立支援プログラム等を活用し、就労に向けた具体的な相談支援や、社会的なつながりを形成したり維持する支援、身体や精神の健康の支援が展開される。この段階では、利用者本人への直接的な働きかけのみならず、利用者を取り巻く環境への働きかけや、新たな社会資源の創出も視野に入れる必要がある。

## (5) モニタリング（経過観察）

**モニタリング**は、相談支援が支援計画通り行われているかの確認など、支援実施中の見守りと経過観察の段階である。定期的な面接や訪問により、利用者および世帯の現況の把握に努める必要がある。利用者の生活状況や健康状態に変化が生じた場合、必要に応じて速やかに対応することが求められる。そして、必要なときに連携が図れるように、日頃から地域の各機関と意識的につながりを保つ必要がある。また、利用者が入院中、施設入所中の場合は、定期的な訪問や連絡調整も大切となる。

## (6) エバリュエーション（評価）

利用者の生活上の大きな変化（就労、修学、入院、施設入所など）の際には、これまでの相談支援過程を振り返り、一定の評価を行う必要がある。この段階がエバリュエーションとなる。相談支援過程について改めて振り返りを行い、評価を行った上で、支援方針の見直しも必要となる。関係機関、関係者の変更があった際も、評価や見直しのタイミングとなるだろう。

## （7）ターミネーション（終結）

　生活保護における**ターミネーション**は、経済給付と相談支援が終結する段階といえる。収入と最低生活費の対比について、利用者にわかりやすく説明し、保護の廃止に伴い必要となる各制度の手続き（国民健康保険の加入等）や変更事項（各種減免の解除など）、他法他施策への引継ぎ等についての支援が必須となる。また、これまで関係のあった支援者や機関に保護が廃止となることを伝え、今後のフォローアップ体制を整えておくことも大切となる。本人に対して、保護廃止後の生活への助言も忘れてはならない。

## ［2］生活保護ワーカーによる相談支援の特性

　生活保護制度における相談支援の留意点としては、7つのポイント（①受容・傾聴、②説明と同意、③利用者の権利等の擁護、④社会資源の理解・活用・連携、⑤所内での共有・連携、⑥計画的・意図的な実践、⑦記録の整備）[16]がある。ソーシャルワークの展開過程を軸に相談支援を展開していくには、これらのポイントは最低限押さえておく必要があるだろう。加えて、生活保護ワーカーによる相談支援の特性[17]についても、整理しておく。

### （1）制度の特性

　生活保護における相談支援では、法制度の特性の理解が不可欠となる。「最後のセーフティネット」とも呼ばれる生活保護は、本人があらゆる努力を払い、他の制度などを活用してもなお生活に困窮するときに利用できる制度である。ゆえに、生活保護の相談窓口に訪れる人は、ここに至るまでにさまざまな生活課題に直面し、心身ともに疲弊している場合も少なくない。つまり、生活保護ワーカーは個別の事情や背景を抱え、苦しんでいる人たちと関わるのであり、個々のこれまでの人生・生活の歴史を踏まえ、価値観を尊重しながら相談支援を展開していくことが求められる。

　さらに、生活保護の特徴として、金銭の介入が必須となることが挙げられる。生活保護の利用者は、保護費の支給を含め、家庭の経済状態や日常生活上の出来事などを、常に生活保護ワーカーの前に晒し続けなければならない。つまり、最もプライベートな部分に踏み込みながら支援が行われるため、両者の間には緊張や葛藤が生まれやすく、対等な支援関係の構築には困難が伴うことがあることを心に留めておきたい。

### （2）利用者・相談者の特性

　貧困は、心身の健康や障害、就労、教育、住宅、衛生、家族関係など、さまざまな生活上の課題と相互に影響し合う関係にある。利用者や相談者は経済的に困窮しているという理由で福祉事務所に支援を求めるが、利用

者・相談者の生活課題は生活のさまざまな側面に及んでいたり、それらが複雑に絡まったりしている場合も少なくない。このことから、生活保護における相談支援には高度な専門性が求められ、生活課題の解決・軽減を図るための支援過程が長期にわたるケースも多くなっている。

　また、生活に困窮すると先の見通しが立たなくなり、大きな不安を抱えることになる。それは人の感情を不安定にし、無力感や自信の喪失、自己否定感、場合によっては怒りの感情をもたらすこともある。問題の直面化を避けようとして責任転嫁をしたり、何かに依存したりと、貧困状態が長期になるほど本来の力や意欲が損なわれてしまう場合もある。その結果、相談支援において思うように支援関係が結べないケースや計画通りに支援が展開しないケースも起こり得るため、生活保護ワーカーは利用者・相談者の特性を踏まえ、多側面から個別的に理解していくことが求められる。

### （3）支援者の特性

　生活保護ワーカーの業務は、生活保護法（以下、「法」）の運用が大前提となる。生活保護はもともと措置として行政機関の判断によって決定・実施され、**指導・指示**が法律にも明記されている（法27条）。つまり、生活保護には実施機関が一定の権限を行使するという側面があり、前述した金銭を介在させるという特性とあわせ、利用者・相談者との間に相互の信頼に基づく対等な支援関係を築くことの難しさを内包している。また、生活保護ワーカーは地方公務員であり、一般行政職として採用されている人が多いという現状がある。生活保護制度の知識や対人援助の技術を持ち得ていない人も、異動で福祉事務所に配属されれば、直ちに業務を担当しなければならない。異動したばかりでも利用者・相談者からは専門行政機関の相談員とみなされ、さまざまな相談への対応が求められ、困難に直面することも少なくない。また、利用者・相談者と地域住民との間で板挟みになることもあり、精神的なストレスも抱えやすい状況がある。

　このように、生活保護ワーカーによる相談支援には複雑な要因が絡み合っているため、生活保護ワーカー個々の特性や努力のみならず、組織としての支援体制を整えていくことが必要だといえるだろう。

## B. 自立支援・就労支援の考え方と自立支援プログラム

### [1] 生活保護における自立の考え方

　生活保護制度における相談支援の目的は、利用者の自立を支援することにある。生活保護における自立とは何か。生活保護における支援にはどのような特性があるのか。ここでは、生活保護における自立の捉え方の変遷

**指導・指示**
生活保護法27条には、「被保護者に対して、生活の維持、向上その他保護の目的達成に必要な指導又は指示をすることができる」「指導又は指示は、被保護者の自由を尊重し、必要の最小限度に止めなければならない」「被保護者の意に反して、指導又は指示を強制し得るものと解釈してはならない」と明記されている。

について触れ、支援の特性について整理していく。また、生活保護における自立支援の具体的な方法としての「自立支援プログラム」の概要と、その目的と意義についても確認していく。

### (1) 生活保護法の目的「自立の助長」

　生活保護法の目的は、1条に「最低限度の生活の保障」と「自立の助長」として明記されている。この2つの目的が、生活保護制度の特性および役割を明確に示しているといえる。「最低限度の生活の保障」は、貧困状態にある人が健康で文化的な最低限度の生活を送れるよう、生活費としての保護費を支給する社会保障的な特性をもつ。一方、「自立の助長」は、生活保護を必要とする人びとが制度の利用を通して生活課題に取り組み、自立していく支援を行う社会福祉的な特性がある。

　「自立の助長」は旧生活保護法（1946〔昭和21〕年制定）には明記されておらず、1950（昭和25）年制定の現行生活保護法で登場した考え方である。現行生活保護法の制定に関わった小山進次郎は、「自立の助長」を法の目的に含めた理由について、人の可能性やその発見、助長育成に触れ、「その能力にふさわしい状態において社会生活に適応させることこそ、真実の意味において生存権を保障する所以である」と、日本国憲法25条に示された生存権を根拠に示している。また、自立の助長について「公私の扶助を受けず自分の力で社会生活に適応した生活を営むことのできるように助け育てて行くこと」と定義している[18]。

　このような経緯から考えると、生活保護における自立とは、広く利用者のもつ可能性に着目し、能力に応じた社会生活が送れるようになることであるとも理解できるが、「自力での社会生活の適応」の文言からは、最終的には経済的な自立が強調されていることが読み取れる。実態としても長い間、生活保護における自立とは、保護費の受給から脱却すること、つまり生活保護が廃止になることとする考え方が根強く存在してきた。

### (2) 自立概念の転換─3つの自立へ

　社会福祉分野で有名な自立の概念として、アメリカの**自立生活運動**による考え方がある。自立生活運動とは、重度身体障害をもつ当事者が、「自立とは自分で全て行うことではなく、他者の援助を受けていても、自己決定や自己選択が尊重されることによって成り立つ」と主張したことから始まった[19]。当事者の発信による自立の考え方は、日本をはじめ多くの国で広がり、社会福祉における自立の概念そのものが変化してきた。しかし、そのような状況においても、生活保護における自立は依然として経済的自立が中心にあり、保護脱却こそが自立であるという捉え方のままであった。

　生活保護における自立の概念が大きく転換したのは、2003（平成15）

年8月に厚生労働省社会保障制度審議会福祉部会に設置された「**生活保護制度の在り方に関する専門委員会**」（以下、「専門委員会」）における議論からである。その内容は、2004（平成16）年12月の「**生活保護制度の在り方に関する専門委員会報告書**」（以下、「専門委員会報告書」）に、自立概念の再定義として記されている。そこには生活保護における自立支援を、「就労自立（その後「経済的自立」支援）「日常生活自立支援」「社会生活自立支援」の3つに整理し、その根拠は社会福祉法3条の基本理念にある「利用者が心身ともに健やかに育成され、又はその有する能力に応じ自立した日常生活を営むことができるように支援するもの」であると明記されている。ここで、生活保護における自立とは、「就労自立」「日常生活自立」「社会生活自立」の3つであることが明確に示されたのである（**表4-4-2**）。

**表4-4-2 生活保護における3つの自立**

| ①就労自立（経済的自立） | 就労による経済的な自立 |
|---|---|
| ②日常生活自立 | 身体や精神の健康を回復・維持し、自分で自分の健康・生活管理を行うなど日常生活において自立した生活を送ること |
| ③社会生活自立 | 社会的なつながりを回復・維持し、地域社会の一員として充実した生活を送ること |

出典）筆者作成.

## ［2］自立支援プログラムの概要

　生活保護における自立支援の方法として、体制的に組織の取組みを示したのが「自立支援プログラム」である。自立支援プログラムは、2004（平成16）年12月の専門委員会報告書[20]において、3つの自立概念とともに提起されたものである。ここでは、自立支援プログラムの導入の背景や目的、意義について整理する。

### （1）自立支援プログラム導入の背景

　近年の社会経済動向の影響を受け、生活保護の受給率は急上昇している状況がある。さらに、被保護世帯は、傷病・障害、精神疾患等による社会的入院、DV（配偶者による暴力）、虐待（児童・障害者・高齢者）、多重債務、元ホームレスなどの多様な問題を抱え、保護受給期間も長期化していく傾向がある。これらの変化に対し、実施機関である福祉事務所では、生活保護ワーカー等が個々に対応していたものの、個人の努力や経験に依存した取組みだけでは十分な支援活動が行えない状況となっていた。

　そこで、生活保護制度全般についての議論を行うために、2003（平成15）年に専門委員会が設置された。そこでは、生活保護制度の2つの目的

**生活保護制度の在り方に関する専門委員会**
2003（平成15）年8月から2004（平成16）年12月まで、有識者たちが約1年半にわたり計18回の議論を重ね、生活保護の全面的な見直しを行った。この委員会は、自立の概念を再定義し、具体的な自立支援の方法として自立支援プログラムを提起するなど、重要な意義をもつものとなった。

**生活保護制度の在り方に関する専門委員会報告書**
2003（平成15）年8月に厚生労働省社会保障審議会福祉部会の中に設置された委員会の内容についての報告書。2003年12月に中間報告、2004（平成16）年12月に最終報告書を提出している。

を再確認し、自立の概念を再定義した上で、「利用しやすく、自立しやすい制度」に改革するためには、経済的給付に加え効果的な自立支援を実施することが必要であるという考えが示された。さらに、現状を踏まえた効果的な自立支援を実施するためには、以下の3つの対応が必要であるとされた。

それは、①多様な対応（利用者が抱えるさまざまな課題に的確に対処して解決する）、②早期の対応（保護受給期間が長期化するのを防ぎ自立を促進する）、③システム的な対応（生活保護ワーカーの個々の経験や努力に依存するのではなく、効率的で一貫した組織的取組みを推進する）である。これら3つの対応を可能にする方法として提案されたのが「自立支援プログラム」である。

### (2) 自立支援プログラムの目的

自立支援プログラムの目的は、専門委員会で示された3つの自立（①経済的自立、②日常生活自立、③社会生活自立）を支援することである。実施機関である福祉事務所は、地域の生活保護利用者の状況を把握し、その状況や支援課題に対応するかたちで自立支援の具体的な内容や手順を定めてプログラム化していく。自治体ごとの自主性や独自性を活かして組織的に策定・実施するという点に、本プログラムの特徴がある。また、自立支援プログラムはあくまでも本人の同意に基づいて進められるものであり、生活保護ワーカーの対応は**相談及び助言**が中心となる（法27条の2）。

### (3) 自立支援プログラムの実例

生活保護制度における自立支援において活用できるのが、全国各地で特色ある取組みが展開されている「自立支援プログラム」である。自立支援プログラムは、生活保護制度における3つの自立（「経済的自立（就労自立）」「日常生活自立」「社会生活自立」）ごとに、多様で特徴的な取組みが実践されている[21]。

「経済的自立（就労自立）に関するプログラム」は、公共職業安定所（ハローワーク）と協働して行う「生活保護受給者等就労自立促進事業」を活用したプログラムなど、多くのプログラムが策定されている。たとえば、就労支援員等による就労支援、職場適応訓練、試行雇用の機会の提供などである。ここでは、就労に対しての意欲や動機づけを高めるような支援、就労マナーや履歴書の書き方など、基礎的なスキルを習得するための支援も含まれる。また、児童・生徒等に対する学習支援、進学支援もここに含まれる。さらに、年金受給確認なども経済的自立に関する自立支援プログラムといえるだろう。

「日常生活自立に関する自立支援プログラム」は、日々の生活に欠かせ

ない健康等に関するものが多い。たとえば、生活習慣病や人工透析など慢性疾患の傷病者の在宅療養支援、高齢者の健康管理などの日常生活支援、さらに多重債務者の債務整理等の支援などがある。また、精神科病院等への長期入院者への対応として、精神障害者等の退院促進支援なども策定されている。無料低額宿泊所やシェルター（一時宿泊施設）入所者などの居住移行の世帯を対象に、不動産業者等と連携して賃貸物件の情報を提供する支援プログラムを展開している自治体もある。

「社会的自立に関する自立支援プログラム」は、社会参加を目的に行われるものであり、ボランティア活動への参加、ひきこもり・不登校児の支援、元ホームレスに対する支援などがある。主な連携先として、社会福祉協議会、地域若者サポートステーションなど、多様な地域機関が想定される。

### (4) 自立支援プログラム活用による展開過程

自立支援プログラムの活用には、一定の展開過程がある。ここではその過程を3段階（「導入・開始期」「介入・支援期」「評価・終結期」）に分け説明していく。

自立支援プログラムの展開は、利用者へのプログラム紹介と説明から始まる。「導入・開始期」では、まずは利用者の生活課題に応じてどのようなプログラムがあるかを紹介し、本人の関心や意向を確認しながら、福祉事務所として推奨したいものも含めて必要な説明を行う。その上で、利用者が自らの意思と選択に基づいてプログラムの選定を行う。

その後、自立支援計画の作成と同意書の取り交わしを行う。自立支援計画には、利用者個々に対する支援目標をはじめ、その内容（目標達成に向けての具体的取組み）や支援期間（目標達成時期）、活用する関係機関（機関・担当者・役割等）などを具体的に記載する。この自立支援計画の作成にあたっては、利用者からの情報をもとに現在の生活状況や課題の確認、将来の希望などを踏まえた上で、本人とともに作成することが重要である。その後、改めて自立支援計画を利用者に説明し、同意を得た後、必要な同意書や参加申込書などを提出する。ただし、自立支援プログラムへの参加は利用者の同意が大前提であることを押さえておきたい。

自立支援プログラムの「介入・支援期」は、自立支援計画に基づいて、プログラムに参加する利用者を支援していく段階である。利用者の状況を確認しながら、プログラム参加に伴う不安の軽減とともに、プログラムの活用の目的に沿って取り組んでいけるような支援を行う。自立支援プログラム実施にあたっての対応は、「指導及び指示」ではなく、「相談及び助言」が中心となる。この段階は、関係機関との連携や協働、委託に基づく

場合は情報共有にも留意する必要がある。支援期間中のプログラム参加状況や具体的な支援内容・経過は記録に残し、時に所内で経過報告を行いながら、見守り（経過観察）を行う。このことは、支援の継続性・一貫性を保つためにも重要になってくる。

　そして、自立支援プログラムの「評価・終結期」は、個別の自立支援計画におけるプログラムの利用期間終了時、目標達成時、あるいは一定期間経過した段階である。この段階では、これまでの取組みや支援内容を振り返り、評価を行う。評価の視点としては、目標設定の妥当性、状況変化への対応、支援内容の検証などがある。この評価段階も、利用者とともに確認しながら行うことが重要である。

　評価に基づき、必要があれば再アセスメントを行い、新たな支援目標の設定や支援内容の再検討をする場合もある。目標達成時には、支援の終結として、アフターケアも視野に入れた丁寧な対応が求められる。

### (5) 自立支援プログラムの意義

　生活保護の相談支援において、自立支援プログラムが導入された意義は大きい。それは、これまで見えにくかった支援が、具体的なプログラムとして明示されることにより、3つの新たな自立の考え方が普及し、自立支援のあり方が明確になっていくからである。また、組織的な取組みとして展開されることにより、組織のバックアップ体制の構築が必須となり、プログラムの活用を通して生活保護ワーカーの人材育成も促進される。このことにより支援の質の担保が得られ、利用者へのよりよい支援につながっていくことになる。さらに、多様なプログラムが作成されることにより、世帯員個々の自立に向けての支援ニーズの発見ともなる。結果として、生活保護における相談支援は、自立支援を含む生活支援として、利用者の生活課題を見落とすことなく、幅広い対応が可能になっていくのである。

**注)**

　　　ネット検索によるデータの取得日は，いずれも 2021 年 11 月 12 日および 11 月 15 日および 11 月 30 日.

(1)　小山進次郎『改訂増補　生活保護法の解釈と運用（復刻版）』全国社会福祉協議会，2004，p. 92.

(2)　前掲書 (1)，pp.104-105.

(3)　『生活保護手帳 2021 年度版』中央法規出版，2021，pp. 156-362.

(4)　厚生労働省ウェブサイト「令和元年社会福祉施設等調査結果の概況」.

(5)　生活保護制度研究会編『生活保護のてびき　令和 3 年度版』第一法規，2021，pp. 54-57.

(6)　社会福祉の動向編集委員会編『社会福祉の動向 2021』中央法規出版，2021，pp. 26-29.

(7) 国立社会保障人口問題研究所ウェブサイト「『生活保護』に関する公的統計データ一覧（2021 年 3 月 30 日更新）」．

(8) 厚生労働省ウェブサイト「2019 年　国民生活基礎調査の概況」．

(9) 前掲書 (6)，p.81．

(10) 前掲書 (5)，p.50．

(11) 駒村康平「低所得世帯の推計と生活保護制度」慶應義塾大学商学部『三田商学研究』46 巻 3 号，慶應義塾大学出版会，2003，pp. 107-126．／橘木俊詔・浦川邦夫『日本の貧困研究』東京大学出版会，2006．

(12) 厚生労働統計協会編『国民の福祉と介護の動向 2021/2022』「厚生の指標」増刊 68 (10)，通巻 1067，厚生労働統計協会，2021，p. 204．

(13) ここでは，支給決定前の要保護者を含む人を「相談者」，保護支給決定後の被保護者を「利用者」と表記する．

(14) 「ケースワーカー」「生活保護ソーシャルワーカー」とも呼ばれるが，ここでは「生活保護ワーカー」と表記する．

(15) 岡部卓『新版　福祉事務所ソーシャルワーカー必携―生活保護における社会福祉実践』全国社会福祉協議会，2014，p. 43．

(16) 岡部卓・森川美絵・新保美香・根本久仁子『生活保護の相談援助活動　自己点検ワークブック』中央法規出版，2009，pp. 13-15．

(17) 志村久仁子「生活保護における相談援助活動」伊藤秀一編『低所得者に対する支援と生活保護制度（第 3 版)』社会福祉士シリーズ 16，弘文堂，2015，pp. 133-157．

(18) 前掲書 (1)，pp.92-93．

(19) 定藤丈弘・岡本栄一・北野誠一編 (1993)『自立生活の思想と展望―福祉のまちづくりと新しい地域福祉の創造をめざして』ミネルヴァ書房，1993．

(20) 厚生労働省ウェブサイト「生活保護制度の在り方に関する専門委員会　報告書（平成 16 年 12 月 15 日)」．

(21) 池谷秀登編『生活保護と就労支援―福祉事務所における自立支援の実践』山吹書店，2013．／生活保護自立支援の手引き編集委員会編『生活保護自立支援の手引き』中央法規出版，2008．／東京都板橋区・首都大学東京編／岡部卓『生活保護自立支援プログラムの構築―官学連携による個別支援プログラムの Plan・Do・See』ぎょうせい，2007 ほか参照．

## ▌理解を深めるための参考文献

**●生活保護制度研究会編『生活保護のてびき』第一法規，各年度版．**

本書は，生活保護制度の概要がコンパクトにまとめられているとともに，日常生活支援住居施設などの新しい取組みが一口メモに記載されている．また，最新の統計データが図表などを用いてわかりやすく解説されている．

**●『生活保護手帳』中央法規出版，各年度版．**

本書は，生活保護行政の運営・実施に必要な「保護の基準」「保護の実施要領」「医療扶助」などが詳細に記述されている．その意味では実務書ともいえるが，重要な告示・通知がわかりやすくまとめられている．

　近年、貧困や生活困窮、生活保護に関する文庫が数多く出版されている。それだけ貧困や生活保護に関する関心が高いとも言える。その中で鈴木大介の『最貧困シングルマザー』（朝日文庫，2015）や『最貧困女子』（幻冬舎新書，2014）、水無田気流の『シングルマザーの貧困』（光文社新書，2014）などは女性やシングルマザーの貧困や生活実態を明らかにしたものである。そこでは彼女らが貧困や生活困窮によって消耗する姿が描かれ、セックスワークや売春、自殺未遂、ドメスティックバイオレンス、借金といった、母子世帯が抱える問題が赤裸々に描かれている。さらに、彼女ら消耗する個人の背景には、歪な社会が横たわる。消耗する個人と歪な社会の結果、彼女らは福祉を必要とする人びととなる。

　しかし彼女らは福祉（生活保護）を利用することを拒絶する。それはいったい、なぜであろうか。その答えは一様ではない。生活保護に対する単純な誤解や、受給によって子どもが学校でイジメにあうなどのさまざまな理由で福祉や生活保護を拒絶する。

　これまで福祉が拒絶されるとき、とりわけ生活保護が拒絶される理由の1つにスティグマが考えられてきた。特に生活保護にまつわるスティグマについては、お国の世話になりたくないという恥意識や国民の権利意識の低さなどが指摘されてきた。

　しかし彼女らの拒絶は、従来のスティグマとは相違する。恥意識や権利意識の低さでは説明しきれない。どうやら彼女らは、福祉や生活保護を拒絶することによって、子どもや大切な他者とのつながりを守り抜いているように思われる。要するに福祉や生活保護を利用することによって、数少ない大切な他者とのつながりを切り離されると思っているのである。そしてこの点が福祉や生活保護においては現代的なスティグマといえるのかもしれない。

　どちらにしろ、福祉や生活保護が拒絶されることによって必要な保護が欠くことはあってはならない。しかしながら一方で、福祉や生活保護に対する拒絶の1つの理由として、新しいスティグマが消耗する個人と歪な社会の狭間で形づくられていると私は思うのである。

# 第5章 貧困に対する法制度②
## ——生活困窮者自立支援法——

本章では、生活困窮者自立支援法の理念と概要について理解する。さらに生活困窮者自立支援制度全体の概要、制度の動向、各事業の内容、実施する組織と体制、相談支援の流れについて詳細に学習する。

### 1

第1節では、生活困窮者自立支援制度の理念と概要を学習する。特に、2018（平成30）年の改正内容である、生活困窮者の定義の明確化、自立相談支援事業等の利用勧奨の努力義務化、関係機関間の情報共有のための会議体の設置について理解する。

### 2

第2節では、生活困窮者自立支援制度の内容のほか、制度を運用する組織と実施体制、相談支援の過程について理解する。

# 1. 生活困窮者自立支援法の理念と概要

　**生活困窮者自立支援法**は、2013（平成25）年に成立し、2015（平成27）年4月より施行された。その後、2018（平成30）年に改正されている。

　この法律の背景には、生活保護受給世帯の増加が挙げられる。また、被保護者として「その他の世帯」に分類される傷病者や失業者の増加、経済的な困窮以外にも心身の疾患、社会的孤立など複合的な問題を抱えている人びとが多いことが認識されたことなどがある。

　制度の基本理念は、①生活困窮者の尊厳の保持、②就労の状況、心身の状況、地域社会からの孤立といった生活困窮者の状況に応じた、包括的・早期的な支援、③地域における関係機関、民間団体との緊密な連携等支援体制の整備（生活困窮者支援を通じた地域共生社会の実現に向けた地域づくり）となっている。法改正後もこの理念に変化はなかった。

　2018（平成30）年の法律改正時には大きく以下の3点が改正された。

　1つ目は、「**生活困窮者**」の定義を明確化したことである。定義を「生活困窮者とは、就労の状況、心身の状況、地域社会との関係性その他の事情により、現に経済的に困窮し、最低限度の生活を維持することができなくなるおそれのある者」とした。

　2つ目は、**自立相談支援事業**等の利用勧奨の努力義務の創設である。事業を行う自治体は各部局（福祉、就労、教育、税務、住宅等）において、生活困窮者を把握した場合には、自立相談支援事業等の利用を勧めることが努力義務となった。

　3つ目は、関係機関間の情報共有を行う会議体の設置である。この制度に関係しているさまざまな機関や人が、生活困窮者への支援について情報の交換や支援体制を検討するための会議を設置するということである。これと同時に多数の関係者で情報共有するため、会議の構成員には守秘義務を設けることになった。

# 2. 生活困窮者自立支援制度

## A. 生活困窮者自立支援制度の概要

　生活困窮者自立支援制度は、「必須事業」と「任意事業」の2つから構成されている。必須事業が「自立支援相談事業」と「住宅確保給付金事業」、任意事業が「就労準備支援事業」「家計改善支援事業」「認定就労訓練事業」「生活保護受給者等就労自立促進事業」「一時生活支援事業」「子どもの学習・生活支援事業」である（**図 5-2-1**）。このうち、「就労準備支援事業」と「家計改善支援事業」は努力義務化された。

**図 5-2-1　生活困窮者自立支援制度の概要**

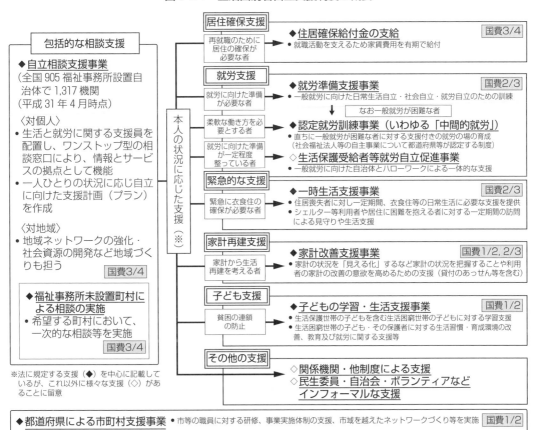

出典）厚生労働省ウェブサイト「令和2年版 厚生労働白書」p.285.

## B. 生活困窮者自立支援制度の動向

　先述したように生活困窮者自立支援制度は、設立は2013（平成25）年で、2年間のモデル事業の実施を経て、2015（平成27）年から施行された。

　設立前に出された特別部会の報告書では、「生活保護受給者も生活困窮者自立支援制度を利用できる」とされていたが、後にこの方向性は撤回された。また、本制度の基本目標として「経済的困窮」と「社会的孤立」の両方への対応が検討されていたが、「社会的孤立」に関しては、定義が明確でないことなどが理由でこちらも対象外となった。

　鏑木は、法律成立のすぐ後に出された「新たな生活困窮者自立支援制度に関する質疑応答集」の1つ目の問いが、「『本制度が対象とする人は誰か』であることに注目したい」とする(1)。法律上の対象者は「現に経済的に困窮し、最低限度の生活を維持することができなくなるおそれのある者」とされているが、問答集が示したのは「資産・収入に関する具体的な要件を設けるものではなく、複合的な課題を抱える生活困窮者がいわゆる『制度の狭間』に陥らないよう、できる限り幅広く対応することが必要である」とし、その範囲を広く捉えるように示している。このことは、生活困窮者自立支援制度において、できるだけ多くの人を捕捉し、支援に結び付けようとしたことを示している。

　法律施行後は、従来のように福祉領域だけで問題に対応するのではなく、できるだけ多くの領域、たとえば税、保険、水道、消費生活相談、多重債務相談、教育、商工労働、自治会、商店街などといった異分野との連携を重視する方向性も示した。

　さらに相談の「出口」支援として、2016（平成28）年に「生活保護受給者・生活困窮者の就労の促進に関する協議会」が厚生労働省で開催され、相談者が一般就労のみならず、中間的就労なども従事できるよう、民間事業者との連携強化を目指した。

　その後、生活保護制度との一体的運用を目指すとして、**図5-2-2**のような考え方を示した。

　2018（平成30）年の法改正では、新たに経済的困窮に陥る背景として「就労の状況、心身の状況、地域社会との関係性その他の事情」が条文に加えられている。法律制定の当初は、「社会的孤立」が対象外とされたことは前述したが、ここでその重要性が再認識されたことになる。

図5-2-2　生活の困窮する者に対する重層的なセーフティネット

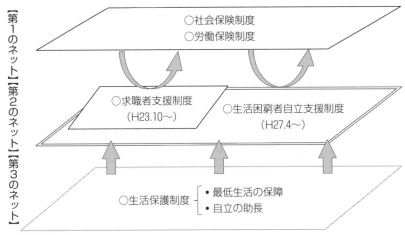

○社会保険制度
○労働保険制度

○求職者支援制度
（H23.10〜）

○生活困窮者自立支援制度
（H27.4〜）

○生活保護制度 {・最低生活の保障　・自立の助長}

出典）厚生労働省ウェブサイト「生活困窮者自立支援制度について（平成30年10月1日）」p.1.

## C. 自立相談支援事業と任意事業

　自立相談支援事業は、大きく「対個人」と「対地域」の2つを対象とする。

　「対個人」では、「生活と就労に関する支援員を配置し、ワンストップ型の相談窓口により、情報とサービスの拠点として機能」「一人ひとりの状況に応じ、自立に向けた支援計画（プラン）を作成」する。

　「対地域」では、「地域ネットワークの強化・社会資源の開発など地域づくりも担う」とされており、自立相談支援が対個人にとどまらず地域づくりにまで視点を向けたことは注目される。

　自立支援相談事業は、以下のような事業内容を行う。

①生活困窮者および生活困窮者の家族その他の関係者からの相談に応じ、アセスメントを実施して個々人の状態にあったプランを作成し、必要なサービスの提供につなげる。

②関係機関への同行訪問や就労支援員による就労支援などを行う。

③認定就労訓練事業の利用のあっせんを行う。

④関係機関とのネットワークづくりと地域に不足する社会資源の開発等に取り組む。

　本制度において自立相談支援事業は必須となっているが、この事業と努力義務化された**家計改善支援事業**と**就労準備支援事業**の一体的実施が求められている。

　**図5-2-3**は、その三者の関係性を示したものである。

**家計改善支援事業**
家計に問題を抱える生活困窮者からの相談に応じ、家計に関するアセスメントを行い、家計の状況を「見える化」する。その後、家計再生の計画、家計に関する個別プランを作成して、利用者の家計管理の意欲を引き出す取組み。

**就労準備支援事業**
直ちに一般就労への移行が難しい生活困窮者に対して、一般就労に従事する準備としての基礎能力の形成を、計画的に一貫して支援すること。

**図5-2-3　自立相談支援事業・就労準備支援事業・家計改善支援事業の一体的実施の促進**

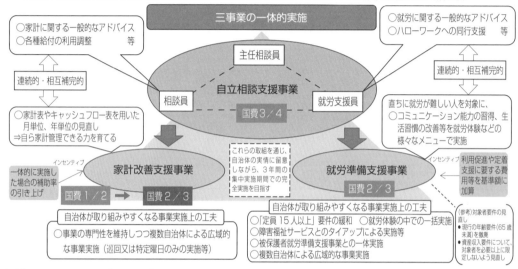

生活困窮者に対する包括的な支援体制の強化②

**4. 自立相談支援事業・就労準備支援事業・家計改善支援事業の一体的実施の促進**

- 就労準備支援事業と家計改善支援事業について、自立相談支援事業と併せて一体的実施を促進するため、以下を講ずる。
  ① 就労準備支援事業と家計改善支援事業について、その実施を努力義務とする。
  ② 国は、両事業の適切な推進を図るために必要な指針を策定し、事業実施上の工夫等を図る。
  ③ 両事業が効果的かつ効率的に行われている一定の場合には、家計改善支援事業の補助率を引き上げる（1/2→2/3）。
  ※就労準備支援事業については、生活困窮者の利用促進につながるようなインセンティブを補助の仕組みとして設ける。

三事業の一体的実施

○家計に関する一般的なアドバイス
○各種給付の利用調整　　　等

連続的・相互補完的

○家計表やキャッシュフロー表を用いた月単位、年単位の見直し
⇒自ら家計管理できる力を育てる

主任相談員

**自立相談支援事業**

相談員　　　　　　　就労支援員

国費3／4

○就労に関する一般的なアドバイス
○ハローワークへの同行支援　　等

連続的・相互補完的

直ちに就労が難しい人を対象に、
○コミュニケーション能力の習得、生活習慣の改善等を就労体験などの様々なメニューで実施

インセンティブ
一体的に実施した場合の補助率の引き上げ

**家計改善支援事業**

国費1／2 → 国費2／3

これらの取組を通じ、自治体の実情に留意しながら、3年間の集中実施期間での完全実施を目指す

**就労準備支援事業**

国費2／3

インセンティブ
利用促進や定着支援に要する費用等を基準額に加算

自治体が取り組みやすくなる事業実施上の工夫
○事業の専門性を維持しつつ複数自治体による広域的な事業実施（巡回又は特定曜日のみの実施等）

自治体が取り組みやすくなる事業実施上の工夫
○「定員15人以上」要件の緩和　　○就労体験の中での一括実施
○障害福祉サービスとのタイアップによる実施等
○被保護者就労準備支援事業との一体実施
○複数自治体による広域的な事業実施

（参考）対象者要件の見直し
● 現行の年齢要件（65歳未満）を撤廃
● 資産収入要件について、対象者を必要以上に限定しないよう見直し

出典）厚生労働省ウェブサイト「生活困窮者自立支援制度等の推進について　①改正生活困窮者自立支援法について」p.6.

**生活保護受給者等就労自立促進事業**
ハローワークと福祉事務所が連携した支援チームをつくって就労支援を行う。

**一時生活支援事業**
住居のない生活困窮者であって、収入等が一定水準以下の者に対して、一定期間（原則3ヵ月）内に限り、宿泊場所の供与や委嘱の供与等を実施する。

**子どもの学習・生活支援事業**
「貧困の連鎖」を防止するため、生活保護受給世帯を含む生活困窮者世帯の子どもを対象に学習・生活支援事業を実施する。

　国は、家計改善支援事業と就労準備支援事業の両事業の適切な推進を図るために必要な指針を策定し、事業実施上の工夫を図ることとした。さらに、この2つの事業が効率的に行われている場合には、家計改善支援事業の補助率を現行の2分の1から3分の2に引き上げるとし、実施の勧奨を強めている。

　2020（令和2）年度時点では、各自治体での実施率は家計改善支援事業は62%、就労準備支援事業は60%であり、着実に実施率は高まっている。

　前述したように任意事業としては、「認定就労訓練事業」「**生活保護受給者等就労自立促進事業**」「**一時生活支援事業**」「**子どもの学習・生活支援事業**」がある。

　2020（令和2）年度において、「一時生活支援事業」の実施率は34%であり、未実施の自治体が多い。「子どもの学習・生活支援事業」は64%と半数以上の自治体が取り組んでいるものの、横ばい状態が続いている。

　生活困窮者自立支援制度では、3つの就労支援事業を同時に創設した。

自立支援相談事業における就労支援、任意事業の就労準備支援事業、民間主体の**認定就労訓練事業**である（**図5-2-4**）。

　認定就労訓練事業の認定件数は、2021（令和3）年度で1,959件、利用定員は5,425人にとどまっている。これは全国での値であり、非常に少ない。利用が進まない理由として、鏑木は「『本人が通える範囲内に認定事業所がない』が約80％であり、先述したニーズに対して十分な事業所数が整備できていないことの表れ」と指摘する[(2)]。

**認定就労訓練事業**
いわゆる「中間的就労」と呼ばれていたもの。一般就労（一般労働市場における自律的な労働）と、いわゆる福祉的就労（「障害者総合支援法」に基づく就労継続支援B型事業等）との間に位置する就労（雇用契約に基づく労働および後述の一般就労に向けた就労体験などの訓練を総称するもの）の形態として位置づけられる。

## 図5-2-4　生活保護受給者に対する就労支援施策について

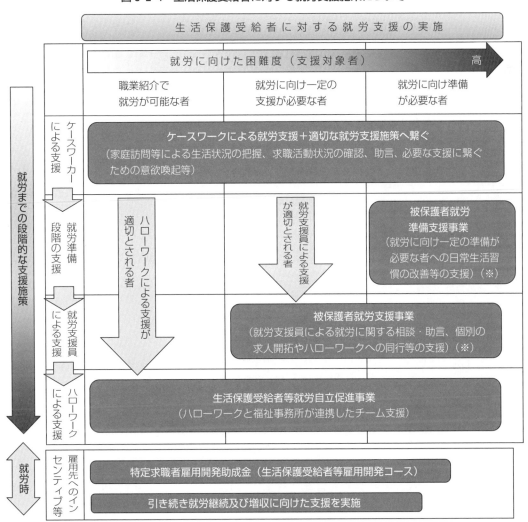

※就労体験等の場として認定就労訓練事業も利用可能

出典）厚生労働省ウェブサイト「生活保護受給者に対する就労支援の状況について（平成30年3月16日）」p.6.

## D. 生活困窮者自立支援制度における組織と実施体制

生活困窮者自立支援制度を実施する機関が「**自立相談支援機関**」である。

生活困窮者自立支援事業は、福祉事務所を設置する自治体が直営または委託により実施する。

以下、生活困窮者自立支援制度で必須事業である自立相談支援事業について見てみよう。

新しい相談窓口の創設のほか、福祉事務所、地域包括支援センター、障害相談支援事業所、消費者相談窓口等の機能拡大も想定されている。

2021（令和3）年の調査では、「基礎自治体」では「委託」が58.0％、「直営」が34.1％であり、都道府県では「委託」が75.7％、「直営」が27.0％となっており、委託のほうが多いことがわかる。委託先としては、基礎自治体も都道府県もいずれも社会福祉協議会が最も多い[3]。

自立相談支援事業の実施にあたっては、チームで当たることが求められている。

人員配置・設備については法令では定めがないが、3職種の支援員（**主任相談支援員、相談支援員、就労支援員**）の配置と面談室など、相談を行うに適切な設備の設置が必要となっている。

**図4-2-5**は、兵庫県芦屋市が示した自立相談支援機関紹介シートであるが、どこの窓口が相談を受けても、こうした「つなぎ」のシートを作成することで、必要な人を自立相談支援機関につなげられるようになっている。

相談者を窓口でたらい回しにしない、同じ話を何度もしてもらわない、確実に自立相談支援機関につなげるといった意味でも、こうしたシート作成は有効である。

**主任相談支援員**
①相談支援業務のマネジメント、②高度な相談支援（支援困難事例への対応など）、③地域への働きかけなどを行う。

**相談支援員**
①相談支援全般を担当、②個別的・継続的・包括的な支援の実施、③社会資源その他の情報の活用と実施。

**就労支援員**
①就労意欲の喚起を含む福祉面での支援、②担当者制によるハローワークへの同行訪問、③キャリアコンサルティング、④履歴書の作成指導、⑤面接対策、⑥個別求人開拓、⑦就労後のフォローアップなどを行う。

## 図4-2-5　芦屋市の自立相談支援機関紹介シート（Joint-Sheet）

### Joint-Sheet（記入例）

（自立相談支援機関紹介シート）

＜相談者基本情報＞

| ふりがな | あしや　たろう | | |
|---|---|---|---|
| 氏　名 | 芦屋　太郎 | | |
| 生年月日 | 昭和 45 年〇月〇〇日 | 年　齢 | 45　齢 |
| 住　　所 | 芦屋市　〇〇　町　〇番　〇〇 － 〇〇〇　号 | | |
| 電話番号（自宅） | 0797 － □□ － □□□□ | 電話番号（携帯） | 0△0 － △△△△ － △△△△ |

＜ご相談の内容（お困りごと）＞　⇒ ご本人の記入が困難な場合は聞き取りにて記入をお願いします。

【相談内容】
☑ 税・保険料・公共料金の支払いについて　　☐ 生活費・家計のこと　　　☐ 債務のこと
☐ 病気・健康・障がい・介護について　　　☐ 住まいについて　　　　☐ 仕事探し・就職について
☐ 家族関係について　　　　　　　　　　☐ その他（　　　　　　　　　　　　）

【具体的な相談内容】　　※　各所管課の保有情報（具体的な金額等）の記載は不要です。
母親の介護があり仕事を辞めた。
母親の年金だけで生活している為，生活が苦しく保険料を支払えない。

> 後日相談の場合は，できる
> だけ相談支援員から電話で
> きるように「希望あり」を
> 勧めてください。

＜電話相談の希望（希望ありにチェックがある場合は相談支援員から直接電話を差し上げます）＞

| ☑ 希望あり　⇒ | ☐ 自宅電話　　☑ 携帯電話 |
|---|---|
| | ご希望時間帯等　　午後の方が電話に出やすい |
| ☐ 希望なし | |

＜個人情報提供に関する同意＞　⇒ 必ずご本人の同意・署名を取ってください。

本連絡票を，自立相談支援機関に提出すること及び福祉部地域福祉課で管理することに同意します。

　　　平成30 年〇 月〇 日　　　　　　署名 芦屋　太郎

担当課の対応（受付日：平成 30 年〇月〇日　　／課名：保険課　　／担当者：□□　　　　　）

分納の説明
※　各所管課の保有情報（具体的な金額等）の記載は不要です。

⇓

自立相談支援機関（受付日：　　　　　　　　　／受付者：　　　　　　　）

自立相談支援機関（福祉センター内　社会福祉協議会）
住所：芦屋市呉川町 14 － 9　　電話番号：0797 － 31 － 0681

出典）芦屋市ウェブサイト「生活困窮者自立支援制度にかかる窓口対応・相談支援
　　　ガイドライン（H31.1.28 時点　案）」p.7.

## E. 相談支援の流れ

　図5-2-6に示されているように「電話・来所」からスタートする場合もあるが、生活課題を抱えている人は、自らの問題に気がつかなかったり、

### 図5-2-6　相談支援過程

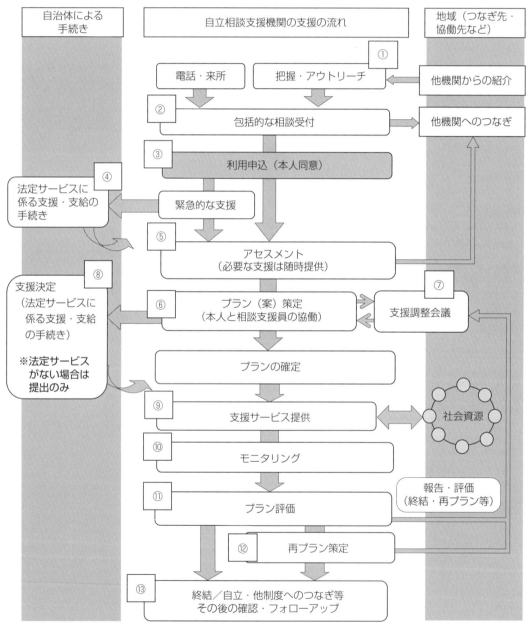

　図の中央は、自立相談支援機関が行う相談支援業務の流れ、左は自治体が行う手続等、右は地域における社会資源に求める役割を示している。

出典）一般社団法人北海道総合研究調査会ウェブサイト『生活困窮者自立相談支援機関の設置・運営の手引き』2014, p.49.

認識していてもどこに相談に行けばよいのかわからない場合も少なくない。そのため、早い段階で行政・民間機関等がアウトリーチし、問題の把握をすることが重要となってくる。

その後は、「包括的な相談受付」を行って制度の狭間に陥らないよう広く受け止め、チームによる「アセスメント」を行って、支援調整会議で「プランの策定」をして「プランの確定」となる。支援の決定は、行政が実施する。サービス提供の後は、「モニタリング」や「プランの評価」なども行われる。

## 注

ネット検索によるデータの取得日は、いずれも 2021 年 11 月 29 日.

(1) 鏑木奈津子『詳説　生活困窮者自立支援制度と地域共生―政策から読み解く支援論』中央法規出版, 2020, p.30.
(2) 前掲書 (1), p.183.
(3) 厚生労働省ウェブサイト「生活困窮者自立支援制度の実施状況の把握・分析等に関する調査研究事業報告書（令和3年3月）」一般社団法人北海道総合研究調査会, p.16.

## ▌理解を深めるための参考文献

● 岩田正美『貧困の戦後史―貧困の「かたち」はどう変わったか』筑摩選書, 2017.
　貧困問題研究の第一人者である筆者が、敗戦直後から現代までの貧困の「かたち」を詳細に分析する。本書を読むと貧困は、豊かに見える社会においても「かたち」を変えながら、常に身近に存在し続けてきたことが理解できる。
● 稲葉剛『閉ざされた扉をこじ開ける―排除と貧困に抗うソーシャルアクション』朝日新書, 2020.
　筆者は、貧困問題に対応する最前線の現場で取り組んでいる。いま、社会には、「貧困は自己責任」とする論調が強く、どんなに困っていても声を上げない人びとが多い。筆者は、貧困な状態を隠すのではなく、いち早く支援につなげていくことが重要とする。本書からは、社会から「見えなくさせられている」人びとの声や姿が立ち上がってくる。

**コラム**　　「役に立ちたい」をつないでいく―フードドライブの意義

　コロナ禍で、仕事をなくし収入が減少したことで食事が満足にとれない世帯が増えた。学校が休校となった子どもたちは、給食も食べられなくなり、健康に大きな悪影響をもたらしている。大学生も、アルバイトなどが雇い止めになったことで十分な食事をとれないでいることも明らかになった。

　そのような中、市民レベルで取り組まれた支援活動がフードドライブである。フードドライブとは、家庭の中で貯蔵されている食品を、必要としている世帯に役立ててもらうため寄付する活動である。食品ロスを減らすという目的もあるが、現在では市民による助け合い活動という意味合いのほうが大きくなっている。

　全国的にも、さまざまなところでフードドライブが取り組まれているが、どこもこれまでにないほど食品が集まっていると聞く。

　筆者のゼミも、2022（令和4）年2月に、東京都内のある団地において、地域の人びととともに「団地文化祭」を行った際、フードドライブを実施した。団地の一角に「フードドライブコーナー」を設置し学生が住民に呼びかけた。初めは、「フードドライブって何？」という感じで通り過ぎて行った住民も、文化祭を通して学生と触れ合い、フードドライブの目的を理解する中で、徐々に食品を持ってきてくれる人が増えた。中には「幸せのおすそ分け。幸せがこうして巡り巡って」と書いて、そっと置いていった人もあった。商店街の店主も「これ寄付するよ」と多くの食品を提供してくれた。

　ある社協の職員が「フードドライブでは、人とのコミュニケーションが大事」と言っていたが、今回の活動を通して、はじめてその言葉の意味を理解することができた。フードドライブとは、単に食品をやりとりするということではない。持ってきてくれた人と、それをその場で受け取る人、そしてそれを必要とする人の三者が交流し、気持ちをつなげていくものなのである。

　コロナは、国の経済に大きなダメージを与え、一人ひとりの生活にも打撃を与えた。人と人が触れ合う機会が激減し、人間関係の希薄化が進んでしまったともいわれる。しかし、こうした中で、市民同士が互いに助け合うという支援活動が広がったことも事実である。

　フードドライブは、多くの人が持っていた「社会において、何とか役に立ちたい」という気持ちを形にできるよい機会だったのではないだろうか。社会福祉専門職は、こうした人びとの気持ちをつないでいくこと、形にしていくことも役割ではないかと考える。

# 第6章 貧困に対する法制度③ ──低所得者対策、ホームレス対策──

貧困問題に対応する責任は国や地方自治体にある。そのためさまざまな法制度が整備されている。これら法制度を正確に知り、経済的に困窮する人を支援するために法制度を運用することが社会福祉専門職には要請される。本章では、大きく低所得者対策とホームレス対策として、どのような制度があるかを、しごと、住まい、医療など幅広く詳細に説明する。

## 1

低所得者対策のうち、中心的な制度である生活福祉資金貸付制度、無料低額診療事業、無料低額宿泊所、公営住宅、求職者支援制度、法律扶助などの内容を理解する。

## 2

ホームレス問題は、個人の意思にかかわらず社会構造によってもたらされている。ここでは、社会的孤立状態にあるホームレス支援の法律と具体的な支援策の理解に努める。

# 1. 低所得者対策

## A. 生活福祉資金貸付制度[1]

生活福祉資金貸付制度は低所得者などを対象に金銭の貸付を行う制度であり、都道府県社会福祉協議会（以下、「社協」）が実施主体となっている。この制度によって貸し付けられる費用としては、生活の立て直しに必要な費用、緊急に必要な費用、進学に必要な費用、技能や資格の取得に必要な費用などがあり、内容は多岐にわたる。また、金銭の貸付にあわせて社会福祉協議会や民生委員、生活困窮者自立支援法に基づく各事業などによる援助的な関わりを行うことで、利用者の生活の安定や経済的な自立などを図ろうとする点に特徴がある。

### [1] 制度の沿革

生活福祉資金貸付制度は、かつては世帯更生資金貸付制度と呼ばれていた制度である。この制度の成立には民生委員の活動が大きな役割を果たした。民生委員は、旧生活保護法までは公的扶助の補助機関に位置づけられ、保護の決定業務に直接関与していたが、1950（昭和25）年に制定された現行法からは、福祉事務所が保護の決定や実施を行うことになり、民生委員はその協力機関となった。この変更によって保護の実施に直接関与しなくなった民生委員は、低所得層が生活基盤を確保し、生活保護層への転落を防止すること（防貧）を目的とした活動に各地で自主的に取り組むことになり、この活動が「世帯更生運動」として全国的に展開していった。

1950年代当時、生活保護基準ぎりぎりの、いわゆるボーダーライン層と呼ばれた人びとは、その多くが稼働していたものの半失業的な不安定就労や低賃金による低所得の状態にあった。これらの層に対して民生委員による相談・援助活動が行われていたが、自立更生のための資金が必要な場合も多く、低所得層のための貸付制度創設の要望が高まった。そのような中で世帯更生運動の成果が評価され、1955（昭和30）年度の予算において1億円が計上され「世帯更生資金貸付制度」が誕生した。当時の貧困や低所得は、働く場所がないことや低賃金に起因しており、稼働能力をもつボーダーライン層が食料品店や飲食店などの小規模事業をはじめとする生業によって自立することが期待されていた。そのため、制度成立当初は生

---

**社会福祉協議会（社協）**
社会福祉法人格をもつ民間の福祉団体。生活福祉資金に関連する業務以外では、市町村社協は、社会福祉を目的とする事業の企画実施や社会福祉に関する活動への住民参加の援助などを行っている（社会福祉法109条）。都道府県社協は、広域的な見地に立った事業や市町村社協相互の連絡調整などを行っている（同法110条）。

**民生委員**
民生委員法に基づき、各市町村の居住地域で地域福祉活動を行うボランティアであり、行政の協力機関として位置づけられている。また、児童福祉法による児童委員を兼ねている。

業資金、支度資金、技能習得資金の3種類の貸付からスタートした。その後、1957（昭和32）年に生活資金が新設され、従来2分の1であった国庫補助率が3分の2に引き上げられた。1961（昭和36）年に資金の種類が更生資金（生業費、支度費、技能習得費）、生活資金、身体障害者更生資金、住宅資金、修学資金、療養資金の6種類となった。1962（昭和37）年に災害援護資金、1972（昭和47）年に福祉資金が創設された（住宅資金および生活資金の一部を整理統合）。

1990（平成2）年に「世帯更生資金貸付制度」から「**生活福祉資金貸付制度**」に名称が変更された。これは在宅福祉推進の観点に立ったものである。2000（平成12）年には、介護保険制度の開始に伴い、介護費についても貸付の対象となり、療養資金から「**療養・介護資金**」へと名称が変更された。2001（平成13）年には、雇用情勢の悪化と失業者の増大への対策として決定された総合雇用対策（「雇用の安定確保と新産業創設を目指して」2001年9月、産業構造改革・雇用対策本部）の一環として、失業者を対象とした**離職者支援資金**が創設された。2002（平成14）年には低所得の高齢者世帯に対し、居住用資産を担保に生活資金を貸し付ける**長期生活支援資金**が、2003（平成15）年には低所得世帯の緊急かつ一時的な資金需要に応えるための**緊急小口資金**が創設された。2007（平成19）年には、**要保護世帯向け長期生活支援資金**が創設された。2008（平成20）年には、自立生活サポート事業の対象者に貸付を行う**自立支援対応資金**が創設された。

このように、資金の種類を拡大してきた生活福祉資金貸付制度であるが、2004（平成16）年と2009（平成21）年の2度にわたり、資金種類の統合・再編が行われている。特に2009年の統合・再編は大幅なものであり、それまで10種類あった資金はその年の10月から、総合支援資金、福祉資金、教育支援資金、不動産担保型生活資金の4種類となった。現在の、生活福祉資金貸付制度における資金の種類と内容は**表6-1-1**に示す通りである。

また、2009年の資金種類の統合・再編とあわせて、連帯保証人要件の緩和と貸付利子の引き下げが行われた。従来は修学資金など一部の資金を除いて、貸付にあたり連帯保証人を立てることが原則とされていたのが、連帯保証人を立てない場合でも制度の利用が可能になった。貸付利子についても、従来は年3.0％であったのが、連帯保証人を立てない場合は年1.5％、連帯保証人を立てた場合は無利子となっている。

2015（平成27）年4月の**生活困窮者自立支援法**施行に伴い、制度要綱の目的に「生活困窮者自立支援法に基づく各事業との連携し、効果的、効

**児童養護施設退所者等に対する生活福祉資金の貸付**
未成年者が生活福祉資金を利用する（貸付契約を締結する）ためには、親権者等の法定代理人の同意を必要とする（婚姻している場合は成年者とみなされるためこの限りではない）。しかし、特に児童養護施設等の退所者の中には、親権者からの同意が得られないなど、制度を利用しにくい状況があった。そこで2004（平成16）年より、児童養護施設、情緒障害児短期治療施設、児童自立支援施設、自立援助ホームを退所する未成年者や里親の委託が解除される未成年者について、法定代理人の同意が得られなくても、自立が確実に見込まれる（児童養護施設長等の意見書や面接による）場合には、連帯保証人（原則1名）を設定することで制度の利用が可能になった。

## 表 6-1-1　生活福祉資金貸付制度における資金の種類と内容

| 資金の種類 | | | 貸付条件 | | | | |
|---|---|---|---|---|---|---|---|
| | | | 貸付限度額 | 据置期間 | 償還期限 | 貸付利子 | 連帯保証人 |
| 総合支援資金（対象：＊1） | 生活支援費 | 生活再建までの間に必要な生活費用 | （2人以上）月20万円以内（単身）月15万円以内＊貸付期間：原則3月（最長12月）以内 | 最終貸付日から6月以内 | 据置期間経過後10年以内 | （連帯保証人あり）無利子（連帯保証人なし）年1.5% | 原則必要（ただし、連帯保証人なしでも貸付可） |
| | 住宅入居費 | 敷金、礼金等住宅の賃貸契約を結ぶために必要な費用 | 40万円以内 | 貸付の日（生活支援費とあわせて貸付けている場合は生活支援費の最終貸付日）から6月以内 | | | |
| | 一時生活再建費 | 生活を再建するために一時的に必要かつ日常生活費でまかなうことが困難な費用例：・就職や転職を前提とした技能習得に要する経費・滞納している公共料金等の立替え費用・債務整理をするために必要な経費 | 60万円以内 | | | | |
| 福祉資金（対象：低所得世帯、障害者世帯、高齢者世帯＊2） | 福祉費 | ①生業を営むために必要な経費②技能習得に必要な経費およびその期間中の生計を維持するために必要な経費③住宅の増改築、補修等および公営住宅を譲り受けるのに必要な経費④福祉用具等の購入に必要な経費⑤障害者用の自動車の購入に必要な経費⑥中国残留邦人等に係る国民年金保険料の追納に必要な経費⑦負傷または疾病の療養に必要な経費およびその期間中の生 | 580万円以内＊3 | 貸付の日（分割による交付の場合は最終貸付日）から6月以内 | 据置期間経過後20年以内 | （連帯保証人あり）無利子（連帯保証人なし）年1.5% | 原則必要（ただし、連帯保証人なしでも貸付可） |

| | | | | | | | |
|---|---|---|---|---|---|---|---|
| | | 計を維持するのに必要な経費<br>⑧介護サービス、障害者サービス等を受けるのに必要な経費およびその期間中の生計を維持するのに必要な経費<br>⑨災害を受けたことにより臨時に必要となる経費<br>⑩冠婚葬祭に必要な経費<br>⑪住居の移転等、給排水設備等の設置に必要な経費<br>⑫就職、技能習得等の支度に必要な経費<br>⑬その他日常生活上一時的に必要な経費 | | | | | |
| | 緊急小口資金 | 緊急的かつ一時的に生計の維持が困難になった場合に貸付ける少額の費用＊4 | 10万円以内 | 貸付の日から2月以内 | 据置期間経過後12月以内 | 無利子 | 不要 |
| 教育支援資金（対象：低所得世帯＊7） | 教育支援費 | 高等学校、大学または高等専門学校への就学に必要な経費 | （高校）月3.5万円以内（高専）月6万円以内（短大）月6万円以内（大学）月6.5万円以内＊5 | 卒業後6月以内 | 据置期間経過後20年以内 | 無利子 | 不要＊6 |
| | 就学支度費 | 高等学校、大学または高等専門学校に入学する際の経費 | 50万円以内 | | | | |
| 不動産担保型生活資金（対象：高齢者世帯＊8） | 不動産担保型生活資金 | 低所得の高齢者世帯に対し、一定の居住用不動産を担保として貸付ける生活資金 | 土地の評価額の70％程度、月30万円以内＊9 | 契約終了後3月以内 | 据置期間終了時 | 年3％、または長期プライムレートのいずれか低い利率 | 必要（推定相続人の中から選任） |
| | 要保護世帯向け不動産担保型生活資金 | 要保護の高齢者世帯に対し、一定の居住用不動産を担保として貸付ける生活資金 | 土地および建物の評価額の70％程度（集合住宅の場合は50％）、生活扶助額の1.5倍以内＊9 | | | | 不要 |

＊1 　総合支援資金の対象となる世帯は、以下の5つの条件すべてに該当する必要がある。①低所得世帯であって、収入の減少や失業等により生活に困窮し、日常生活の維持が困難となっていること、②資金の貸付を受けようとする者の本人確認が可能であること、③現に住居を有していること、または生活困窮者住宅確保給付金の申請を行い、住居の確保が確実に見込まれること、④実施主体が貸付および関係機関とともに支援を行うことにより、自立した生活を営めることが見込まれ、償還を見込めること、⑤失業等給付、職業訓練受講給付金、生活保護、年金等の他の公的給付または公的な貸付を現に受けることができず、生活費をまかなうことができないこと。また、原則として生活困窮者自立支援法に基づく自立相談支援事業等による支援を受けるとともに、実施主体および関係機関から貸付後の継続的な支援を受けることについて同意していることが貸付の要件とされている。

＊2 　高齢者世帯については、日常生活上療養または介護を要する高齢者が属する世帯に対象が限られる。

＊3 　福祉費対象経費の貸付限度額については、資金の用途に応じて上限目安額が別に示されている。

＊4 　緊急小口資金の貸付の対象となる事由として以下の9つが挙げられている。①医療費または介護費の支払等臨時の生活費が必要なとき、②火災等被災によって生活費が必要なとき、③年金、保険、公的給付等の支給開始までに生活費が必要なとき、④会社からの解雇、休業等による収入減のための生活費が必要なとき、⑤滞納していた税金、国民健康保険料、年金保険料の支払いにより支出が増加したとき、⑥公共料金の滞納により日常生活に支障が生じるとき、⑦生活困窮者自立支援法に基づく支援や実施機関および関係機関からの継続的な支援を受けるために経費が必要なとき、⑧給与等の盗難によって生活費が必要なとき、⑨その他これらと同等のやむを得ない事由があって、緊急性、必要性が高いと認められるとき。なお、緊急小口資金の利用にあたっては、総合支援資金と同様、原則として生活困窮者自立支援法に基づく自立相談支援事業等による支援を受けることが要件となっている。

＊5 　特に必要と認められる場合は、各限度額の1.5倍の額まで貸付可能。

＊6 　連帯保証人は不要であるが、世帯内で連帯借受人を設定する必要がある。

＊7 　不動産担保型生活資金の対象となるのは、一定の居住用不動産を有し、将来にわたりその住居に住み続けることを希望する高齢者世帯であり、かつ、以下の5つの条件すべてに該当する世帯である。①借入申込者の属する世帯の構成員が原則として65歳以上である、②同居人として認められるのは申込者の配偶者と、申込者や配偶者の親までである、③借入申込者の属する世帯が市町村民税非課税程度の低所得世帯である、④借入申込者が単独で所有している居住用不動産に居住している、⑤借入申込者が所有している居住用不動産に賃借権等の利用権および抵当権等の担保権が設定されていない。

＊8 　要保護世帯向け不動産担保型生活資金の対象となるのは、借入申込者の属する世帯が要保護世帯（本制度を利用しなければ、生活保護の受給を要することとなる世帯）であると保護の実施機関が認めた世帯である。通常の不動産担保型生活資金と異なり、申込者の同居人に関する規定（＊7の②）がない。

＊9 　不動産担保型生活資金の貸付期間は、借受人の死亡時までの期間または貸付元利金が貸付限度額に達するまでの期間である。

出典）生活福祉資金貸付制度研究会編『令和3年度版　生活福祉資金の手引』全国社会福祉協議会，2021をもとに筆者作成.

**長期訓練生計費**
就職氷河期世代支援として、訓練期間中の生計を維持するための貸付。2020（令和2）年4月1日から2023（令和5）年3月31日の間において貸付決定を行うことができるとされている。貸付対象となるのは、①市町村個人住民税非課税の者であり、かつ、②国家資格等を取得するための長期の公共訓練コース等と職場実習を一体的に組み合わせたメニューの受講

率的な支援を実施することにより、生活困窮者の自立の促進を図るものとする」と加えられ、貸付けにあたっての生活困窮者自立支援制度の利用の要件化や、緊急小口資金の貸付事由の拡大（ライフラインの滞納分や継続的な支援を受けるために必要な交通費等の経費についても対象となる旨を明確化）および償還期限の延長（8月まで→12月まで）、総合支援資金の貸付期間の見直し（12月以内→原則3月、最長12月）と償還期限の見直し（20年以内→10年以内）が行われた。2020（令和2）年には、就職氷河期世代等への支援として、福祉資金の技能習得費の貸付に係る新しいメニューとして**長期訓練生計費**が創設された。

　世帯更生資金の時代から現在まで、生活福祉資金は震災をはじめとした

社会・経済問題に対して、特例措置を講じることで対応してきた側面もある。近年の例としては、2010（平成22）年、2011（平成23）年および2012（平成24）年に、卒業を迎える高校生が経済的な理由などにより学校を卒業できない恐れがある状況に対応するため、高校授業料滞納分への教育支援資金の貸付けを特例的に可能とした（2013〔平成25〕年2月より恒久化）。震災時の対応の例としては、2011（平成23）年に発生した東日本大震災の被災世帯に対し、所得に関係なく緊急小口資金の貸付対象に含めるなどの特例措置が講じられた。

2020（令和2）年3月には、新型コロナウイルス感染症の影響を踏まえ、貸付対象を「新型コロナウイルス感染症の影響を受け、収入の減少や失業等により生活に困窮し、日常生活の維持が困難となっている世帯」に拡大した、緊急小口資金と総合支援資金の特例貸付が実施された。なお、新型コロナウイルス感染症に係る特例貸付については、実施当初の時点から、「償還時において、なお所得の減少が続く住民税非課税世帯の償還を免除することができることとする予定である」ことが明記されている（社援発0311第8号等）。

## ［2］実施主体

生活福祉資金の貸付けについては、厚生労働省事務次官通知「生活福祉資金貸付制度要綱」に定められている。さらにその取扱いについて、厚生労働省社会・援護局長通知「生活福祉資金（総合支援資金）運営要領」「生活福祉資金（福祉資金および教育支援資金）運営要領」「生活福祉資金（不動産担保型生活資金）運営要領」にそれぞれ定められており、都道府県社協など関係機関は、「この要領の趣旨を逸脱しない範囲において、地域の実情に即した効率的かつ効果的な運営」を行うものとされている（各要領第1の1）。

生活福祉資金の貸付業務は、都道府県社協が主体となって実施しているが、その一部（資金貸付の相談業務や申込手続き等、直接利用者に関わる業務）を市町村社協に委託している。資金の原資は都道府県の補助金によってまかなわれており、その3分の2を国が都道府県に補助している。都道府県社協には**貸付審査等運営委員会**が設置されている。

市町村社協または都道府県社協には、生活福祉資金に関する相談員が配置されている。総合支援資金の創設以降、運営要領（総合支援資金、教育資金および福祉資金）に、相談員の役割が明記されるようになった。

前および受講後に、自立相談支援機関による支援を受ける者である。この貸付においては、必ずしも世帯単位での所得状況が低所得世帯の該当する必要はない。また、就職氷河期世代以外の者も利用可能である。

**被災世帯への特例貸付の実施**
東日本大震災以降も、熊本地震（2016年）、西日本を中心に発生した豪雨（2018年）、北海道胆振東部地震（2018年）、台風15・19号（2019年）、熊本県を中心とした豪雨（2020年）の被災世帯に対して、緊急小口資金や福祉資金の特例貸付が行われている。

**社協以外での受付の取次業務**
感染症拡大防止のために郵送による申請受付が実施された。また、受付業務の緩和を図るため、全国の労働金庫と郵便局が受付の取次業務を行った。

**貸付審査等運営委員会**
運営委員会は、資金運営の大綱、貸付の決定、一時償還、貸付の停止、延滞利子の免除、貸付金の償還猶予および償還免除について、必要に応じて都道府県社協会長に意見を述べる役割を担っている。

**社協に配置される生活福祉資金に関する相談員**
相談員は、①ファイナンシャルプランナーの資格を有する者、②金融機関への勤務経験を有する者、③福祉事務所への勤務経験を有する者、④社会福祉士の資格を有する者、⑤その他市町村社協会長または都道府県社協会長が適当と認めた者のいずれかに該当する者とされている。相談員の勤務形態は常勤、非常勤を

**生活福祉資金に関する相
談員の役割**
運営要領に示されている
相談員の役割として、①
借入申込者に対する相談
支援、②貸付の必要性・
妥当性の判断、③借入申
込者の自立に向けた自立
計画の作成の支援（総合
支援資金）、④実施主体
および関係機関が行う支
援内容の策定、⑤借入申
込者が行う貸付金償還計
画作成の支援、⑥上記②
〜④に基づく関係機関と
の連携・連絡・調整等、
⑦上記③〜⑤に基づく貸
付期間中または貸付後の
定期的な相談支援・償還
指導、⑧制度の周知があ
げられている。相談員は
これらの業務を、生活困
窮者自立支援法に基づく
各事業の支援員と連携し
て、一体的に行うものと
されている。

**生活福祉資金における所
得制限**
『生活福祉資金の手引』
に掲載されている問答集
には、低所得世帯はおお
むね市町村民税非課税世
帯程度、高齢者世帯につ
いては「例えば、高齢者
を含む4人世帯でおおむ
ね600万円程度」が目安
として示されているが、
「各地域の消費水準の実
態に即応して取り扱う」
よう、また、「地域によ
り消費水準の格差が大き
いため、これらを勘案し
て各都道府県の実態に即
した弾力的な運用を図
る」よう述べられてい
る。

## ［3］貸付対象

　生活福祉資金は、原則として、個人ではなく世帯を単位として貸付が行
われる（単身者の場合も単身「世帯」として貸付が行われる）。貸付の対
象となる世帯は「低所得世帯」「障害者世帯」「高齢者世帯」である。

　この制度における「**低所得世帯**」とは、資金の貸付にあわせて必要な支
援を受けることによって独立自活できると認められる世帯であり、かつ、
必要な資金の融通を他から受けることが困難であると認められる世帯とさ
れている。「**障害者世帯**」とは、身体障害者手帳、療育手帳、精神保健福
祉手帳の交付を受けている者や、これと同程度と認められる者（現に障害
者総合支援法によるサービスを利用しているなど）の属する世帯である。
「**高齢者世帯**」とは、65歳以上の高齢者の属する世帯である。障害者世
帯については1990（平成2）年に所得制限が撤廃されている。

　母子父子寡婦福祉資金など他の公的資金の貸付を受けているものはこの
制度の貸付対象とはならないが、それらの資金で必要な費用をまかなえな
い場合は生活福祉資金の利用が可能である。なお、独立行政法人日本学生
支援機構による奨学金については、無利子奨学金は生活福祉資金に優先し
て利用することとされる一方で、有利子奨学金については生活福祉資金を
優先して貸付を行うことと整理されている（2016〔平成28〕年10月より）。

　福祉資金と教育支援資金については、生活保護受給世帯も「保護の実施
機関において当該世帯の自立更生を促進するために必要があると認められ
る場合に限り」必要な資金の貸付が可能とされている。この場合、貸し付
けられた資金は原則として収入認定されないとともに、償還に際しても、
収入認定においては償還金を控除して認定されることとなっている。

## ［4］手続き（申し込みから資金の交付まで）

　資金の借入を申し込む人（以下、「借入申込者」）は、世帯状況その他の
必要事項を記載した借入申込書を、居住地を担当する民生委員または民生
委員協議会（以下、「担当民生委員等」）を通じて市町村社協に提出する
（総合支援資金では、借入申込者が市町村社協に提出する）。その借入申
込書は、市町村社協から都道府県社協会長に提出される。借入申込者は、
申し込み手続きに際して、資金の種類に応じた書類（在学証明書や医師の
診断書、被災証明書等。生活困窮者自立支援法に基づく自立相談支援事業
実施期間および家計相談支援事業実施機関から提供される書類で代えるこ
とができる場合は一部の省略も可能）の添付が求められる場合がある。

　担当民生委員等は、民生委員調査書を市町村社協に提出する（総合支援
資金では作成しない。また、不動産担保型生活資金においては社協からの

要請があった場合に作成）。調査書には、借入申込者の家庭の状況と連帯借受人の状況、連帯保証人の状況、資金の使途についての計画、資金貸付に関する意見等を記載する。

借入の申し込みがなされると、都道府県社協会長は申請書類の内容を審査し、必要に応じて運営委員会の意見を聞いた上で貸付けの決定をする。貸付けが決定した場合には、借入申込者に対して貸付決定通知書が交付される。それを受けて借入申込者が借用書を都道府県社協に提出する。

必要と認められる場合には、同一世帯が複数の資金を利用すること（重複貸付）や、同じ資金を再度利用すること（再貸付）も可能である。一方、貸付金を他に流用したり、虚偽の申請や不正な手段によって貸付を受けたとき、あるいは、貸付の目的を達成する見込みがないと認められるときなどは、貸付けが停止されたり、一括償還を求められる場合がある。

## [5] 償還（貸付金の返済）

貸付金の償還（原則として元金均等償還）は、年賦償還、半年賦償還、月賦償還のいずれかの方法で行うが、繰り上げ償還も、可能である。なお、2014（平成26）年より、日常生活において利用の必要性が高い生活用品を緊急に購入する必要がある被保護世帯が生活福祉資金の貸付を受け、保護費から償還をする場合に、福祉事務所から直接貸付実施主体へ償還を行う代理納付が行えるようになった。

貸付決定通知書に定められた償還計画に従って、元金と利子の支払いを行うことになるが、定められた期限までに支払わなかった場合には、その翌日から支払いの日まで、延滞元金につき年3.0％の延滞利子が徴収される。

災害その他やむを得ない事情で期限内の償還が困難であるときや、教育支援資金を利用した者が就学中であるときなどは償還が猶予されることがある。生活困窮者自立支援法に基づく支援を行う期間からの要請により、借受人の自立に向けた支援の観点から特に必要と認められるときにも、償還が猶予されることがある。いずれの場合も、猶予期間中は無利子である。また、借受人の死亡やその他のやむを得ない事情によって償還が不可能であると認められるときには、貸付金や延滞利子の償還が免除される場合がある。

**生活福祉資金における延滞利子の変遷**
この制度における延滞利子は長らく年10.75％に設定されてきた。延滞利子が発生すると加速度的に償還が困難になるといった課題があり、2016（平成28）年2月に年5.0％へと引き下げられた。また、民法改正により、2020（令和2）年4月からは年3.0％へと変更されている。

## B. 無料低額診療事業

経済的に困難を抱える人が必要な医療を受ける機会が制限されることがないように、社会福祉法2条3項に基づく第二種社会福祉事業として、無

料または低額な料金で診療を行う**無料低額診療事業**がある。

　以下の10の基準のうち、①〜④に該当するとともに、病院については⑤〜⑩の項目のうち2項目以上、診療所においては⑦または⑧のいずれかの項目に該当することが求められている。①低所得者、要保護者、行旅病人、一定の住居を持たない者で、野外において生活している者等の生計困難者を対象とする診療費の減免方法を定めて、これを明示すること。②生活保護法による保護を受けている者および無料または診療費10%以上の減免を受けた者の延数が取扱患者の総延数の10%以上であること。③医療上、生活上の相談に応ずるために医療ソーシャルワーカーを置き、かつ、そのために必要な施設を備えること。④生活保護法による保護を受けている者その他の生計困難者を対象として定期的に無料の健康相談、保健教育等を行うこと。⑤老人、心身障害児者その他特別な介護を要する特殊疾患患者等が常時相当数入院できる体制を備えること。⑥生活保護法による保護を受けている者、その他の生計困難者のうちで日常生活上、特に介護を必要とする者のために常時相当数の介護者を確保する体制を備え、かつ、そのために必要な費用を負担すること。⑦当該診療施設を経営する法人が、特別養護老人ホーム、身体障害者療護施設、肢体不自由者更生施設、重症心身障害児施設等の施設を併せて経営していること。または、当該診療施設がこれらの施設と密接な連携を保持して運営されていること。⑧夜間又は休日等通常の診療時間外においても、一定時間外来診療体制がとられていること。⑨地区の衛生当局等との密接な連携の下に定期的に離島、へき地、無医地区等に診療班を派遣すること。⑩特別養護老人ホーム、身体障害者療護施設、肢体不自由者更生施設、重症心身障害児施設等の施設の職員を対象として定期的に保健医療に関する研修を実施すること。

　厚生労働省は都道府県等への通知で「そもそも無料低額診療事業は、広く生計困難者一般を対象とするものであり、被保護者やホームレスに限られるものではありません。つきましては、生計困難者であれば、人身取引被害者、配偶者からの暴力（DV）被害者その他の者についても、積極的に無料低額診療事業の対象とするよう貴管内の無料低額診療事業を行う医療機関等に対し、周知・指導等していただくようお取り計らい願います」としている（社援総発第0308001号）。

## C. 公営住宅

　公営住宅法（1951年制定）は、「国及び地方公共団体が協力して、健康で文化的な生活を営むに足る住宅を整備し、これを住宅に困窮する低所得

者に対して低廉な家賃で賃貸し、又は転貸することにより、国民生活の安定と社会福祉の増進に寄与することを目的とする」ものである（1条）。地方公共団体（市町村および都道府県）は、常にその区域内の住宅事情に留意し、低所得者の住宅不足を緩和するために必要があると認めるときは、公共住宅の供給を行わなければならない（3条）。

公営住宅の家賃は、毎年度、入居者の収入と、その公営住宅の立地条件、規模、築年数等に応じ、かつ、近傍同種の住宅の家賃以下で、政令で定めるところにより事業主体（公営住宅の供給を行う地方公共団体）が定めるが、病気にかかっている等の特別な事情があり必要があると認められるときには、事業主体は家賃を減免すること（16条）や、家賃や敷金の徴収を猶予することができる（19条）。

公営住宅の入居者の選考は、政令で定める選考基準に従い、条例で定めるところにより、公正な方法で行うこととされている（25条）。住宅に困窮する低額所得者の中でも特に困窮度が高い者（たとえば、ひとり親世帯やDV被害者世帯、多子世帯、高齢者世帯、障害者世帯など）について、地域の実情を踏まえた地方公共団体の判断により、入居者の募集・選考において優先的に取り扱うこと（優先入居）が可能とされる。

また、事業主体が必要であると認めたときは、国土交通大臣の承認を得た上で、公営住宅の管理に著しい支障のない範囲で、公営住宅を社会福祉事業等に使用させること（たとえば、NPO法人等が公営住宅の空き住戸を活用して住まいに困窮する者への支援を行うなど）ができる（45条）。

## D. 無料低額宿泊所

社会福祉法2条3項に基づく第二種社会福祉事業のうち、生計困難者のために、無料または低額な料金で、簡易住宅を貸し付け、または宿泊所その他の施設を利用させる事業を行う施設が**無料低額宿泊所**である。無料低額宿泊所の設備や運営に関する基準はこれまで通知で示されていたが、2018（平成30）年6月に成立した改正社会福祉法の規定に基づき、「無料低額宿泊所の設備及び運営に関する基準」（厚生労働省令第34号）にて法定の最低基準が制定された。これにより、居室の最低面積や個室化等が規定された。

この省令において、「無料低額宿泊所は、入居者が地域において自立した日常生活又は社会生活を営むことができるよう、現に住居を求めている生計困難者につき、無料又は低額な料金で、居室その他の設備を利用させるとともに、その有する能力に応じ自立した日常生活を営むことができる

よう必要なサービスを適切かつ効果的に行うものでなければならない」と基本方針が示されている。基本方針としては他に、「無料低額宿泊所は、入居者の意思及び人格を尊重して、常に当該入居者の立場に立ったサービスの提供に努めなければならない」「無料低額宿泊所は、基本的に一時的な居住の場であることに鑑み、入居者の心身の状況、その置かれている環境等に照らし、当該入居者が独立して日常生活を営むことができるか常に把握しなければならない」「無料低額宿泊所は、独立して日常生活を営むことができると認められる入居者に対し、当該入居者の希望、退居後に置かれることとなる環境等を勘案し、当該入居者の円滑な退居のための必要な援助に努めなければならない」「無料低額宿泊所は、地域との結び付きを重視した運営を行い、都道府県、市町村、生計困難者の福祉を増進することを目的とする事業を行う者その他の保健医療サービス又は福祉サービスを提供する者との連携に努めなければならない」ことが示されている（省令3条）。

## E. 求職者支援制度

　**求職者支援制度**は、雇用保険を受給できない求職者が、職業訓練によるスキルアップを通じて早期就職が実現できるよう、国が支援する制度である。「職業訓練の実施等による特定求職者の就職の支援に関する法律」（2011年）は、「特定求職者に対し、職業訓練の実施、当該職業訓練を受けることを容易にするための給付金の支給その他の就職に関する支援措置を講ずることにより、特定求職者の就職を促進し、もって特定求職者の職業及び生活の安定に資する」ことを目的としている。雇用保険の失業給付を受給中に再就職できないまま支給が終了した人や、雇用保険の加入期間が足りずに失業給付を受けられない人、自営業を廃業した人、就職が決まらないまま学校を卒業した人などが支援の対象となる。

　ハローワークが就職支援計画書を交付する（支援指示）ことにより、無料の職業訓練の受講や職業訓練受講給付金を受給することが可能になる。本人収入が8万円以下などの一定の支給要件を満たす者には、訓練期間中に職業訓練受講給付金が支給される。職業訓練受講給付金は、訓練受講手当（訓練を受講している期間について、1ヵ月ごとに支給。月10万円）、通所手当（訓練施設へ通所する場合の定期乗車券などの額。月額上限あり）、寄宿手当（月10,700円）からなる。支給要件に該当しない場合であっても、給付金を受給せずに無料の職業訓練を受講することが可能である。

　職業訓練受講給付金を受給しても、その給付金だけでは訓練受講中の生

活費が不足する場合に、求職者支援資金融資による貸付を利用することができる。単身者は月額5万円、扶養家族を有する者は月額10万円を上限に、給付金の受講予定訓練月数分（最大12月）の貸付がなされる。利率は年2.0％（うち信用保証料0.5％）で、担保人や保証人は不要である。

## F. 法律扶助

　2004（平成16）年に公布された総合法律支援法は、「民事、刑事を問わず、あまねく全国において、法による紛争の解決に必要な情報やサービスの提供が受けられる社会を実現することを目指」すことを基本理念としている（2条）。日本司法支援センター（法テラス）は、総合法律支援法に関する事業を迅速かつ適切に行うことを目的として設立された（14条）。

　総合法律支援法において、「資力の乏しい者その他の法による紛争の解決に必要なサービスの提供を求めることに困難がある者にも民事裁判手続き及び行政不服申し立て手続きの利用をより容易にする民事法律扶助事業がその公共性の高いことに鑑み、その適切な整備及び発展が図られなければならない」とされる（4条）。民事法律扶助業務は、弁護士や司法書士による無料の法律相談（法律相談援助）、民事、家事及び行政手続きまたはそれに先立つ示談交渉等における弁護士・司法書士費用の立て替え（代理援助）、裁判所提出書類の作成等における司法書士・弁護士費用の立て替え（書類作成援助）業務からなる[2]。対象となるのは、必要な費用を支払う資力がない、またはその支払いにより生活に著しい支障を来たす国民およびわが国に住所を有し適法に在留する者である（30条）。

# 2. ホームレス対策

## A. ホームレス自立支援法の概要

### ［1］ホームレス自立支援法成立までの経緯

ホームレス自立支援法
正式名称は「ホームレスの自立の支援等に関する特別措置法」。

1990年代になってからのバブル崩壊によって、日本の景気は非常に傾いた。1990年代は「**失われた10年**」といわれ、その後も経済的成長がなかったことから2000年代も「**失われた20年**」と呼ばれることもある。こうした長期間の不況によって失業者が多く生み出された。また、非正規雇用率も上がり、働いても十分な賃金を得ることができない「**ワーキングプア**」も社会問題となってきた。しかし、失業したことが直接ホームレスに結びついていくわけではない。失業をきっかけとして、家賃や住宅ローンの支払いが滞り、住まいをなくす。その過程で、家族や友人・知人を失う、地域から孤立するなどが重なり、最後にホームレスとなるのだ。だが、若年層ではこうした従来のパターンを辿らない者もいる。知的障害や精神障害などで社会とうまくいかず家族もケアできないで見放す、あるいは家族による虐待があって家出をするなどの理由でホームレスになってしまう者が増えている。いずれも家族や親族による扶養機能、地域社会の互助的機能が失われてきている結果としての姿である。

こうした中で、路上や河川敷に寝泊まりしているホームレスに対して中学生などによるホームレス襲撃事件などもあった。彼らがホームレスを襲撃した理由を「社会のゴミを排除して何が悪い」と供述したことが伝えられ、支援者のみならず社会に衝撃を与えた。

このような事態を受けてようやく国もホームレス対策に力を入れるようになる。厚生省（当時）は、1999（平成11）年に「ホームレスの自立支援方策に関する研究会」を設置し、2000（平成12）年には「ホームレスの自立支援方策について」を発表した。この中では、NPOや民間支援団体等と連携して「総合的な相談」を行うこと、就労意欲のある者については、「自立支援事業」を公共職業安定所と連携して実施することなどが盛り込まれた。

### ［2］ホームレス自立支援法の概要

上記のような経緯を経て2002（平成13）年にはホームレス自立支援法

が議員立法で成立した。当初は10年間の時限法であったが、要望書など
が提出されたことなどから2012年に5年間の延長が決まり2017（平成
29）年までとなった。

　この法律の1条では目的として、「自立の意思がありながらホームレス
となることを余儀なくされた者が多数存在し、健康で文化的な生活を送る
ことができないでいるとともに、地域社会とのあつれきが生じつつある現
状にかんがみ、ホームレスの自立の支援、ホームレスとなることを防止す
るための生活上の支援等に関し、国等の果たすべき責務を明らかにすると
ともに、ホームレスの人権に配慮し、かつ、地域社会の理解と協力を得つ
つ、必要な施策を講ずることにより、ホームレスに関する問題の解決に資
する」としている。

　ホームレス自立支援法の意義について、沖野は「ホームレス問題が国と
国民の解決すべき課題であると、日本で歴史上初めて位置づけられたこと
にある」という[3]。

　この法律では、「自立の意思のあるホームレス」に対して「安定した雇
用の場の確保、職業能力の開発、就業の機会の確保、住宅への入居の支援
等による安定した居住の場の確保、健康診断、医療の提供、生活に関する
相談及び指導の実施、宿泊場所の一時的提供、日常生活の需要を満たすた
めの物品の支給などが記載されている。またホームレス自身が「自らの自
立に努めるものとする」ことのほか、国の責務として総合的な施策を策定
し実施すること、地方自治体の責務として、ホームレスに関する問題の実
情に応じた施策を策定し実施すること、さらに国民も、ホームレス問題に
ついて理解を深め、地域社会において国や地方自治体の施策に協力するこ
ととされた。

　その後、2003（平成15）年および2007（平成19）年には、ホームレス
の全国実態調査の実施、また2003年、2008（平成20）年、2013（平成
25）年、2018（平成30）年には「ホームレスの自立の支援等に関する基
本方針」（以下、「基本方針」）を策定して、支援対策を展開してきた。

## B. ホームレスの考え方と動向

### [1] ホームレスとは誰か

　前節では公営住宅について取り上げ、その絶対数の不足が課題であるこ
とを指摘した。この住宅セーフティネットが不十分であることが要因の1
つとなって「ホームレス」が生み出されている。

　厚生労働省のホームレスの定義は、ホームレス自立支援法によると「都

市公園、河川、道路、駅舎その他の施設を故なく起居の場所とし、日常生活を営んでいる者をいう」とされている。これは他の先進国と比較して非常に狭い範囲の定義となっている。

　川原は、外国の文献を参考にして、ホームレスの定義を以下のように分類している（**表6-2-1**）[4]。

**表6-2-1　ホームレスの定義**

| ①ルーフレス | 道路、公園などの公的スペースに寝泊まりするいわゆる野宿者のみに限定。 |
|---|---|
| ②ハウスレス | 野宿者に加えて、さまざまな種類の一時宿泊施設・収容施設に寝泊まりする者も含む。 |
| ③インスィキュア・アコモデーション | 野宿者、一時宿泊施設等の滞在者に加えて、親戚・友人等の部屋に住んでいる者や不法に住居を占拠している者など、不安定な形態で住宅に居住している者。 |
| ④イントレラブル・ハウジング | 最も幅広いタイプの定義。住宅に安定的な形態で居住している者のうち、その居住する住宅の水準が社会的に許容可能な水準に達していない者も含む。 |

出典）川原恵子「ホームレス問題と居住福祉—居住福祉の観点から捉えるホームレス問題」山本美香編『臨床に必要な居住福祉』福祉臨床シリーズ17，弘文堂，2008，p.51 をもとに筆者作成.

## [2] ホームレス数の推移

　このように、ホームレスとは、単に路上生活者というだけではなく、一般の人びとの目には見えにくいところで生活している人びとを含んで考えていく必要がある。特に若年層は、ネットカフェやサウナで暮らしたり、友人宅を転々とする者もおり、居住条件は非常に深刻な事態にある。

**表6-2-2　ホームレス数の推移**

| | 男 | 女 | 不明 | 合計 | 差引増▲減 |
|---|---|---|---|---|---|
| 28年調査 | 5,821 | 210 | 204 | 6,235 | ▲306（▲ 4.7%） |
| 29年調査 | 5,168 | 196 | 170 | 5,534 | ▲701（▲11.2%） |
| 30年調査 | 4,607 | 177 | 193 | 4,977 | ▲557（▲10.1%） |
| 31年調査 | 4,253 | 171 | 131 | 4,555 | ▲422（▲ 8.5%） |
| 令和2年調査 | 3,688 | 168 | 136 | 3,992 | ▲563（▲12.4%） |

出典）厚生労働省ウェブサイト「ホームレスの実態に関する全国調査（概数調査）結果について（令和2年7月22日）」p.2.

　上記の**表6-2-2**は、いわゆる路上に住んでいる者のみをカウントしているため、実際の「ホームレス」数よりはかなり少ない数字と思われる。た

だし、リーマンショック後からすると減少傾向にある。

## ［3］ ホームレスと住まいの問題

　またホームレスは、貧困ビジネスに取り込まれている者も少なくない。劣悪な居住条件の無料低額宿泊所にホームレスを囲い込み、そこで生活保護を受給させ、受給額のほとんどを運営者側が搾取する「貧困ビジネス」が大きな社会問題となっている。しかし、この問題は、そのような「酷い運営者」がいるという単純な図式では捉えきれない。悪質な運営者を取り締まることは必要ではあるが、なかには福祉事務所から貧困ビジネスの無料低額宿泊所に紹介される場合もある。これは「路上に寝泊まりするよりはまし」という考え方によっており、それだけ、ホームレスが入居できる住まいや、生活を支える人・機関・施設がないということが根底の問題としてあるということだ。

　2012（平成24）年に行われたホームレス実態調査によると、ホームレスになった原因としては、「仕事の喪失」（63.1％）、「住宅の喪失」（16.8％）となっている。彼らがホームレスになる直前にどのような住居形態であったかを示したのが**図6-2-1**である。

**図6-2-1　路上生活をする前の住居形態**

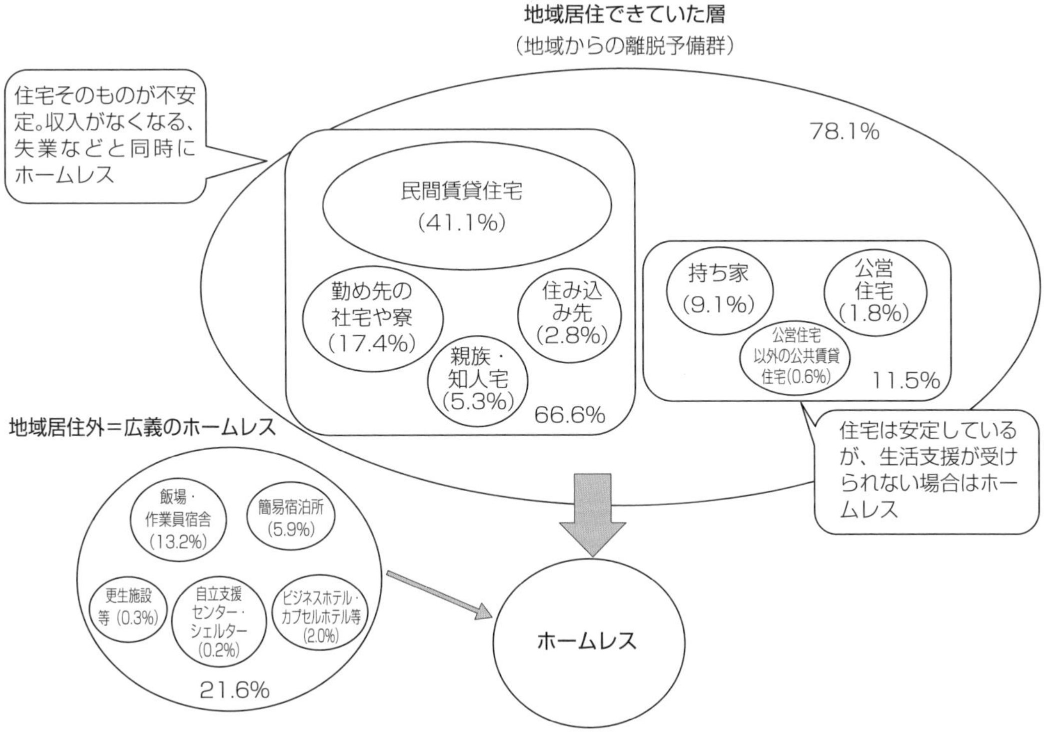

出典）厚生労働省ウェブサイト「平成24年『ホームレスの実態に関する全国調査』」をもとに筆者作成.

失業が大きな原因であり、雇用の問題を解決しなければならないが、まず住宅を喪失させない、喪失した場合には早急な住まい回復のための支援が必要である。

## C. ホームレス支援施策

ホームレス自立支援施策について、2018（平成30）年の基本方針（以下、「本方針」）をもとにまとめる。

ホームレス支援施策としては、生活困窮者自立支援制度や**住宅セーフティネット法**などもある。

ホームレス支援については、いわゆるホームレスだけではなく生活困窮者も含めて対応が進められている。以下、本方針に記載されている支援策をまとめる。

①生活困窮者・ホームレス自立支援センター（以下、「自立支援センター」）：自立に向けた意欲を喚起させるとともに、職業相談等を行うことにより、就労による自立を支援することを目的とした施設。生活困窮者自立支援制度における自立相談事業と、一時生活支援事業を一体的に提供することを目的にしている。

②生活困窮者一時宿泊施設：緊急一時的な宿泊場所を提供する施設。生活困窮者自立支援制度における一時生活支援事業を提供することも目的とする。

このほか、ホームレスの就業の機会の確保として、自立支援センター等においてキャリアカウンセリングや職業相談を行うほか、就労準備支援事業も活用する。

安定した住まいの確保には、住宅セーフティネット法に基づく居住支援協議会への相談で早急な住まいの確保や、住まい喪失の防止などが図られている。

ホームレスの自立支援においては、「**ハウジングファースト**」の考え方が重視されてきている。

ホームレスとは、家族、地域、職場などの人的資源もなく、社会サービスからも切り離された人びとである。回復した社会資源や人間関係を失うことなく最後まで支えることこそが自立支援である。

**住宅セーフティネット法**
正式名称は「住宅確保要配慮者に対する賃貸住宅の供給の促進に関する法律」。高齢者、障害者、低所得者など、一般的に住まいを確保することが困難な人びとに対して民間賃貸住宅を利用して住まいを提供するように支援する法律で2007（平成19）年に制定された。この法律の中で、各自治体が居住支援協議会を設置し、住まいの確保の相談に乗り、支援することとされている。

**ハウジングファースト**
まず、住まいを確保し安定させてから、個々の人びとに対応した支援を行う手法。現在、ホームレス支援は、施設などに入所して生活訓練や就労訓練を行うことが先決とされている。

注
　　ネット検索によるデータの取得日は、いずれも2022年1月31日.
(1)　生活福祉資金貸付制度研究会『令和3年度版　生活福祉資金の手引』全国社会福

祉協議会，2021.
(2) 日本司法支援センター　法テラス　公式ホームページ．
(3) 沖野充彦「ホームレス自立支援法の10年とこれからの課題」『ホームレスと社会』編集委員会編『ホームレスと社会』Vol.5，明石書店，2012，p.53.
(4) 川原恵子「ホームレス問題と居住福祉─居住福祉の観点から捉えるホームレス問題」山本美香編『臨床に必要な居住福祉』福祉臨床シリーズ17，弘文堂，2008，p.51.

## ▌理解を深めるための参考文献

● 渡辺拓也『飯場へ─暮らしと仕事を記録する』洛北出版，2017.
「飯場」は、「はんば」と読む。広辞苑をひくと、「鉱山や土木・建築工事の現場近くに仮設された、作業員の合宿所」と説明されている。筆者は、「実際には、『飯場制度』とでも言うべき、労務手配・労務供給の仕組み」と説く（本文 p.18）。日雇い労働者の労働形態であるが、「搾取」システムの意味合いも残る。この「飯場」に若き筆者は入り込み、労働者と寝食を共にしながら、労働の実態、仕事の内容、労働者の声を聴き取って詳細に記録した。各所にある「コラム」には、学術的な視点が論述され、現実が理論にどう位置づけられるかを理解することができる。500ページを越える渾身の書である。

● 丸山里美『女性ホームレスとして生きる─貧困と排除の社会学（増補新装版）』世界思想社，2021.
女性ホームレスの数は男性に比べて圧倒的に少ない。ホームレス研究においても、女性ホームレスに関するものはほとんどない。筆者は、そのことも排除の結果と見る。本書は、エスノグラフィーの手法を用いて、女性ホームレスの実態と彼女たちが生み出されるメカニズムを明らかにしている。

**コラム**　　生活福祉資金貸付の償還と自立支援

　「生活福祉資金貸付制度要綱」では、「低所得者、障害者又は高齢者に対し、資金の貸付けと必要な相談支援を行うことにより、その経済的自立及び生活意欲の助長促進並びに在宅福祉及び社会参加の促進を図り、安定した生活を送れるようにする」ことがこの制度の目的とされている。制度の名称が示すように、この制度は「貸付」である。したがって、資金の利用者はこの資金の返済、すなわち「償還」を行うことが求められる。それでは、上記に示した制度の目的から見たとき、資金の償還はどのような位置づけになると考えればよいだろうか。

　たとえば、資金の利用により、それを必要とした生活上の課題等が解消され、計画通りの償還が可能であるだけの収入を得られるようになっており、大きな滞りなく元金（利子がある場合はその金額含め）の償還をすべて完了することができれば、それは「理想的な制度利用の形」かもしれない。しかし、「生活福祉資金貸付を通じた自立支援」（第8章2節C.）で示した通り、この資金の利用者・世帯は資金利用前だけではなく、資金の貸付期間中や償還期間中にもさまざまな生活上の課題や困難に直面し、償還が滞ってしまうことも少なくない。

　償還が困難な期間について、償還を一時的に猶予したり、1回あたりの償還金額を小さくするような償還計画の見直しをすることが有効な場合もあるが、定められた償還期限を過ぎれば延滞利子が発生してしまう。また、利用者・世帯の状況によっては、「償還を続けること」がむしろ自立を妨げる場合もある。したがって、社会福祉制度である生活福祉資金においては、「すべての元金及び利子の償還を完了すること」ではなく、「利用者・利用世帯が、その時々の状況に応じた償還をできること」が、自立支援、相談支援において重視されるべきである。つまり、「償還できないときには償還させないこと」も支援の1つの形である。そのためには、「償還免除」を自立支援、相談支援の中に明確に位置づけることが必要になる。

# 第7章 貧困に対する支援における関係機関と専門職の役割

　貧困に対応する代表的な機関として福祉事務所がある。福祉事務所は生活保護法を運用し、最低生活の保障と自立の助長を図る最重要機関である。他方、貧困に対応する機関は、福祉事務所のみではない。多様な貧困のあり方に応じて重層的に支援する各種機関が存在する。本章では、福祉事務所をはじめ貧困に対応する各種機関および専門職について学ぶ。

## 1

　貧困に対する支援における公私の役割関係を理解し、国、都道府県、市町村、民生委員の役割を整理する。

## 2

　貧困に対応する福祉事務所の組織を理解し、業務内容および役割を理解する。

## 3

　貧困に対応する自立相談支援機関の組織を理解し、業務内容および役割を理解する。

## 4

　その他の貧困に対する支援における関係機関の役割を学び、関連する専門職等の役割について理解を深める。

# 1. 貧困に対する支援における公私の役割

　社会福祉における公私関係とは、公は政府や行政、都道府県、市町村の自治体、私は政府以外の福祉サービスの担い手であり、その関係をいう。

　ここでは貧困に対する支援の公私関係として、行政の責務、公私の役割関係を見ていく。

## A. 行政の責務

　日本国憲法によって国は、社会保障、社会福祉等の増進に努める責務を担っている。そのため、生活保護法や生活困窮者自立支援法、その他の制度は、国が定める法令に基づき運用・実施されている。

　しかし古くから貧困に対する支援は、家族や地縁・血縁等による相互扶助、慈善・宗教による救済活動、民間の福祉活動が担ってきた。1874（明治7）年の**恤救規則**でも、貧困を人民相互の情誼によって解決することが公的責任に優先するとされた。1929（昭和4）年の**救護法**では、支援（救護）を国の責務としていたものの国家責任が明文化されていなかった[1]。

　そのような中、戦後、日本国憲法25条が規定され、社会福祉においても国家責任が明記された。そして同89条において公私分離が図られ、民間への公的責任の転嫁を排した。一方で、公共性の高い社会福祉法人等が公の支配に属することで国や地方公共団体から社会福祉事業の委託を受ける措置委託制度が認められた。その後、福祉サービスの多元化・分権化等から公私関係において変化が見られた。特に分権化により中央政府が担ってきた役割が地方政府に移譲され、地方政府による多元化が進んだ。そのため公私の関係において多元的な協働が求められた[2][3][4]。

　このような流れによって国は、福祉サービスを供給することから自助、共助、公助の役割分担をするようになっていった。このような中で行政は、福祉サービスの提供の体制確保や計画的な実施、適切な利用の促進に関する施策等が責務とされている（社会福祉法6条）。これらのことから私（民間）が福祉サービスを供給し、その民間を公（行政）が支援していくという役割構図となっていった[2]。

　生活保護では、1946（昭和21）年の**旧生活保護法**において国家責任が明記された。そして1950（昭和25）年の現行**生活保護法**においては、日

---

**恤救規則**
1874（明治7）年に制定され、前文と5ヵ条からなる。しかし「無告の窮民」（身寄りのない貧しい人）だけが対象とされる等、適用範囲や給付水準等は厳しく制限されていた。

**救護法**
1929（昭和4）年に制定されたが、財政難により施行は1932（昭和7）年であった。救護法では、恤救規則と比較しても公的救助義務の明示、対象範囲の拡大、救済方法の明確化等がなされた。

**旧生活保護法**
➡ p.201
キーワード集参照。

**生活保護法**
➡ p.66　第4章1節参照。

本国憲法 25 条の生存権に規定される国家責任として最低限度の生活保障と自立の助長を位置づけた。そのため現在においても、生活保護の決定・実施に関わる事務は国の責任において行う「**法定受託事務**」である。

## B. 公私の役割関係

　先述したように、公私の関係は、一体的な関係であった。しかし、1980年代以降の福祉サービスの多元化により、民間・非営利セクターが拡充した。その後、民間・営利企業が社会福祉に参入していき、私が福祉サービスの供給を担っていった。公は、福祉サービスの条件整備、財政、規制等の役割を担うこととなった(3)(4)。

　このような中で、国が責任をもって貧困に対する支援にあたる。しかしそれだけでは対応しきれない貧困問題等に対して、私の取組みも重要である。市民活動団体やボランティア団体、NPO、社会福祉法人、協同組合、コミュニティビジネス、ソーシャルビジネスなどが見られる。具体的にはホームレス支援や子どもの学習支援、子ども食堂、子どもの居場所づくり、フードバンク事業など多岐にわたる。

　以上のようなことから貧困に対する支援において公私の役割関係は、協働（パートナシップ）の関係にあるといえる(4)。

# 2. 国、都道府県、市町村の役割

　ここでは生活保護制度における組織および団体のそれぞれの役割、実際を見ていきたい。

　生活保護の実施責任は国にある。しかしその具体的な生活保護の決定・実施に関する事務は、都道府県知事、市長、福祉事務所を設置する町村の長に法定受託事務として委託される。そのため実際には、都道府県知事、市長、福祉事務所を設置する町村の長が保護の実施機関となり、さらに福祉事務所（福祉に関する事務所）の福祉事務所長に委任される形で実施されている（**図7-2-1**）。なお、1999（平成 11）年制定の**地方分権一括法**によって、最低生活保障に関する事務は法定受託事務となり、相談援助に関する事務は**自治事務**となった。

**法定受託事務**
地方自治体が行う事務のうち、国や他の自治体から委託されて実施する事務。法定受託事務は第1号と第2号に分かれ、第1号は本来国がすべき事務を自治体が受託するものである。第2号は市町村が都道府県から委託されて実施する事務である。

**地方分権一括法**
正式名称は「地方分権の推進を図るための関係法律の整備等に関する法律」。地方自治法と関連法を見直し、国と地方は対等な関係であることを示した。これによって機関委任事務、団体委任事務および固有事務の区分が廃止され、法定受託事務と自治事務に区分された。

**自治事務**
法定受託事務以外の事務。

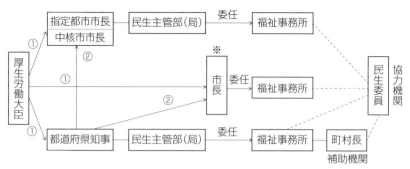

図 7-2-1　生活保護の実施体制

①法定受託事務の委託、監査指導、技術的助言・勧告、是正の指示等
②監査指導、技術的助言・勧告・是正の指示等
※福祉事務所を管理する町村長は市長と同一の扱いとなる。
出典）生活保護制度研究会編『生活保護のてびき　令和 3 年度版』第一法規,
　　　2021, p.35 を一部改変.

# A. 国の役割

　生活保護は、**国家責任の原理**により国の直接責任において実施される。国は生活保護行政運営全般のための企画、調査、事務監査（監査指導）や保護の基準を定める等の業務を遂行する責任を負っている。国は保護の決定・実施、その他保護に関する事務を法定受託事務として委託するほか、技術的助言・勧告、是正の指示を行っている。

　国は「国家行政組織法」（昭和 23 年法律第 120 号）3 条 2 項に基づき、厚生労働省を設置している。そのため生活保護法を所管する国の機関は厚生労働省である。**厚生労働省**は、「国民生活の保障及び向上を図り、並びに経済の発展に寄与するため、社会福祉、社会保障及び公衆衛生の向上及び増進並びに労働条件その他の労働者の働く環境の整備及び職業の確保を図ることを任務」とする行政機関である（厚生労働省設置法 3 条）。

　厚生労働省において生活保護に関する事務は、省の内部部局である社会・援護局に所掌され（厚生労働省組織令 11 条 4 号）、①**保護課**（生活困窮者その他保護を要する者に対する必要な保護に関する事務〔厚生労働省組織令 102 条 1 号〕）、②**保護課自立推進・指導監査室**（都道府県知事および市町村長が行う生活保護法の施行に関する事務についての監査およびこれに伴う指導に関する事務〔厚生労働省組織規則 59 条 2 項〕）に分掌されている。

　また生活困窮者自立支援対策として、**社会・援護局地域福祉課生活困窮者自立支援室**（以下、「生活困窮者自立支援室」）がある（厚生労働省組織規則 60 条）。生活困窮者自立支援室は、生活福祉資金の貸付事業、生計の

**技術的助言・勧告、是正の指示**
地方自治法に規定される国や都道府県が地方自治体に対して関与する形態のこと。技術的助言・勧告は、行政上の取扱いの統一性を持たせるために客観性、妥当性、または措置を実施するよう促す。是正の指示は、違法または著しく不適正と認められるときに具体的な措置を講ずることを求めること。

途がなく、一定の住居を持たない者で、野外において生活している者の保護および更生、保護課や他局の所掌に属するものを除いた生活困窮者の自立支援に関する企画・立案・調整を行う。

## B. 都道府県の役割

　都道府県（指定都市、中核市）は、知事（市長）の権限に属する事務を分掌させるための部局を条例で設置している。その部局に属する分課において生活保護を主管する課では以下のような事務を行っている。

　①市長ならびに福祉事務所を設置する町村の長に対する事務監査（生活保護法23条）、②社会福祉法人、日本赤十字社が設置する保護施設の認可（同41条2項）、③保護施設に対する運営指導・立入検査・改善（同43条～45条）、④医療扶助を担当する医療機関の指定および取消し（同49条・51条）、⑤指定医療機関に対する被保護者の医療についての指導（同50条2項）、⑥指定医療機関の診療内容の審査および診療報酬額の決定（同53条1項・3項）、⑦指定医療機関の診療内容等についての報告、立入検査（同54条）、⑧介護扶助を担当する介護機関の指定等（同54条の2）、⑨保護の決定・実施に関する処分、就労自立給付金、進学準備給付金の支給に関する処分についての不服申立て（審査請求）に対する裁決（同65条）、⑩生活保護関係予算の編成と執行、⑪医療扶助審議会の運営に関する事項等である。

　また指定都市、中核市は、生活保護法84条の2（**大都市等の特例**）によって都道府県が処理することとされている事務のうち政令で定めるものを処理することとなっている。

## C. 市町村と民生委員の役割

### [1]　市（特別区）

　市長・区長は保護の決定・実施に関する事務を法定受託事務として実施する。実際には福祉事務所長に委任される。そして国や都道府県から生活保護の事務監査（監査指導）、技術的助言・勧告、是正の指示を受ける。なお福祉事務所を設置している町村の長は市長と同じ扱いとなる。

### [2]　福祉事務所を設置しない町村

　福祉事務所を設置していない町村長は、生活保護の実施機関とはならない。その役割は都道府県知事が担うこととなる。しかしながら福祉事務所

**指定都市**
人口50万人以上を要件に政令で指定された市のこと。地方自治法252条の19第1項に規定される。

**中核市**
人口20万人以上を要件に政令で指定され、原則的に政令指定都市に移譲される事務を処理する。なお福祉に関する事務には、指定都市と同様の特例が設けられている。地方自治法252条の22第1項に規定される。

**特別区**
東京都23区を指す、基礎的な地方自治体である（地方自治法281条）。

を設置していない町村長は、保護の実施機関（または福祉事務所）が行う保護事務の適正ならしめるため以下のことを行うものとされている。

　①急迫保護における応急処置を行う。町村区域内で特に急迫した事由により放置できない状況にある要保護者に対して、応急処置として必要な保護を実施する（生活保護法19条6項）。②要保護者の発見・通報等を行う。要保護者を発見、被保護者の生計その他の状況の変動を発見した場合、速やかに保護の実施機関または福祉事務所長に通報する（同19条7項1号）。③保護の開始・変更の経由であり、保護の開始または変更の申請を受け取った場合、これを保護の実施機関に送付する（同19条7項2号、また保護の開始または変更申請は、同24条10項により、福祉事務所を設置していない町村の長を経由してもできる）。④保護の実施機関または福祉事務所長から求められた場合、被保護者等に対して保護金品を交付する（同19条7項3号）。⑤保護の実施機関または福祉事務所長から求められた場合、要保護者に関する調査を行うこと（同19条7項4号）となっている。

### ［3］協力機関としての民生委員の役割

　民生委員法（昭和23年法律198号）で定められる**民生委員**は生活保護法22条において「市町村長、福祉事務所長又は社会福祉主事の事務の執行に協力するもの」とされている。

# 3. 福祉事務所の役割

## A. 福祉事務所の組織

　**福祉事務所**の組織は、①所長、②指導監督を行う所員（以下、「査察指導員」）、③現業を行う所員（以下、「現業員」）、④事務を行う所員（以下、「事務員」）を置かなければならないとされている（社会福祉法15条1項）。査察指導員と現業員は、社会福祉主事でなければならない（同条6項）。なお、職務遂行に支障がない場合、所長が査察指導員を兼務することが可能である（同条1項ただし書）が、この場合も社会福祉主事であることが求められる。ただし、現状は、査察指導員および現業員のすべてが社会福祉主事有資格者ではない。

　査察指導員、現業員および事務員は所長の指揮監督を、所長は都道府県

知事または市町村長の指揮監督をそれぞれ受けることとされており（同条2項～5項）、行政の組織的な決定により実施するという考え方を採っていることがわかる。

　なお、上記に規定されるほか、制度発足以降のニーズの拡大多様化、これに伴う法制度などの整備に対応していくため、①身体障害者福祉司、②知的障害者福祉司、③老人福祉指導主事、④家庭児童福祉主事が置かれるようになってきた。また、次項に述べる所員定数は、社会福祉法上は被保護世帯数を基数としているところであるが、同様の理由から、「福祉事務所の現業を行なう所員の増員について」（昭和43年3月2日社庶第82号）などにより、生活保護法以外のいわゆる福祉五法担当現業員も位置づけられるようになっている。

　こうした結果、「福祉事務所における福祉五法の実施体制の整備について」（昭和45年4月9日社庶第74号）に示された福祉事務所標準組織図（人口10万人の場合）とその説明は、図7-3-1の通りとなっている。ただし、前記の通り、あくまで設置する自治体が条例で定めるものであるため、現実には多様な名称と設置形態が見受けられ、どこにあるのかわからない、などの指摘を受けることもしばしばである。

## B. 福祉事務所の業務

　福祉事務所が対応する業務は、何か。それは社会福祉法に書かれている。市町村および特別区の福祉事務所（以下、「市部福祉事務所」）が所掌する事務は、いわゆる福祉六法に規定される援護、育成または更生の措置に関する事務（現業の事務）である（社会福祉法14条6項）。これに対し、都道府県の福祉事務所（以下、「郡部福祉事務所」）は、生活保護法、児童福祉法、母子及び父子並びに寡婦福祉法に定める援護または育成の措置に関する事務とされている（同条5項）。市部福祉事務所が福祉六法事務所であるのに対し、郡部福祉事務所は、福祉三法事務所の性格をもっている。

　なお、福祉事務所においては、「福祉地区及び福祉事務所設置条例（準則）について」（昭和26年社乙発第104号）の別紙において、所務として、当時の福祉三法のほかに、社会福祉事業法の施行に関すること、民生委員法の施行に関すること、その他社会福祉に関する事務のうち、知事が必要と認めること、が例示されていることなどから、実際的には、このほかに、民生委員、社会福祉協議会、各種手当制度など、上記法令以外で福祉事務所業務と関連する事業を所掌しているのが一般的である。そのため、生活保護関係と同時に社会福祉の専門的な知識を幅広く理解しなければならな

**図 7-3-1　福祉事務所標準組織図（管内人口 10 万の場合）と説明**

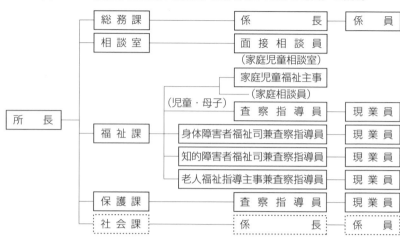

| 区　　　分 | 業　務　内　容　等 |
|---|---|
| 組　織　及　び　機　構 | 福祉事務所の標準組織は、原則として総務課、相談室、福祉課及び保護課の3課1室をもって組織するものとする。<br>社会課は、福祉六法以外の社会福祉業務を扱う課とする。 |
| 1　総　　　務　　　課 | 総務課は、庶務一般、経理及び統計事務を所掌するほか、地域福祉計画の策定及び社会調査業務を行うものとする。 |
| 2　相　　　談　　　室 | 相談室は、来所者等に対する面接相談業務を行うものとする。<br>職員の構成は、面接員のほか母子相談員及び婦人相談員とする。<br>なお、面接員は広く社会福祉全般の相談・助言に応じ得る者を配置し、格付けは査察指導員と同格とする。 |
| 3　福　　　祉　　　課 | 福祉課は、児童福祉法、身体障害者福祉法、知的障害者福祉法、老人福祉法及び母子及び父子並びに寡婦福祉法の福祉五法に関する業務を行うものとする。<br>注）生活保護との重複ケースについては、保護台帳とは別に福祉課においてもそれぞれ所定の台帳を整備するものとする。 |
| (1)　家庭児童相談室 | 家庭児童相談室は、福祉課に所属し、家庭児童福祉主事及び家庭相談員は、福祉課長の指導監督を受けるものとする。 |
| (2)　児童・母子担当 | 児童・母子担当の現業員は、家庭児童相談室で扱う以外の家庭児童福祉に関する一般的現業業務ならびに保育、母子保護、助産の実施に関する事務を行うものとする。<br>査察指導員は、福祉課長または家庭児童福祉主事が兼務しても差し支えないものとする。 |
| (3)　身体障害者福祉司 | 身体障害者福祉司は、現業員に対し指導監督を行うことができるよう査察指導員に補職するものとする。 |
| (4)　知的障害者福祉司 | 知的障害者福祉司は、現業員に対し指導監督を行うことができるよう査察指導員に補職するものとする。 |
| (5)　老人福祉指導主事 | 老人福祉指導主事は、現業員に対し指導監督を行うことができるよう査察指導員に補職するものとする。 |
| 4　保　　　護　　　課 | 保護課は、生活保護法を担当する課とする。 |

出典）阿部實「生活保護の運営実施体制と予算・財源」，福祉士養成講座編集委員会編『公的扶助論（第4版）』新版社会福祉士養成講座6，中央法規出版，2006，p.118を一部修正.

い。

社会福祉主事の職務は、前記福祉事務所の所掌事務に連動し、市部福祉事務所（町村の福祉事務所を含む）の社会福祉主事は福祉六法、郡部福祉事務所の社会福祉主事は、福祉三法（生活保護法、児童福祉法および母子及び父子並びに寡婦福祉法）の援護または育成の措置に関する事務を行うことを職務とする（社会福祉法18条3項・4項）。

なお、福祉事務所を設置しない町村にも社会福祉主事の設置が可能（同条2項）で、その職務は、老人福祉法、身体障害者福祉法、知的障害者福祉法に定める援護または更生の措置に関する事務を行うことである（同条5項）。

# 4. 自立相談支援機関の役割

## A. 自立相談支援機関の組織

自立相談支援機関とは、生活困窮者自立支援制度に基づいて事業を実施する相談援助機関のことをいう。

生活困窮者自立支援制度については、**第5章2節**に詳細を記載したので、そちらを参照されたい。

自立相談支援機関は、「生活困窮者支援の理念を適切に理解し、地域の様々な社会資源を熟知している支援員を配置することが必要である。支援員は、主に相談支援業務のマネジメントや地域の社会資源の開発等を行う『主任相談支援員』、相談支援全般にあたる『相談支援員』、就労支援に関するノウハウを有する『就労支援員』の3職種を配置すること」が基本であるとされている[5]。

生活困窮者自立支援制度にある事業は、すべてを行政機関が担うのではなく、「支援決定など実施自治体が行う事項を除き、事業の全部または一部を民間団体等へ委託することができる」とされている[6]。

必須事業である「自立相談支援事業」では、行政が直営で行っているほか、社会福祉協議会、社会福祉法人、NPO法人、生活協同組合、公益社団法人、株式会社、その他の団体などが委託を受けて行っている。自治体によっては、直営と委託と両方で実施している場合もある。東京都など都市部では、運営主体が多様であるが、地方都市では、社会福祉協議会のみ

が行っている場合が多い。

　**図 7-4-1** は、2020（令和 2）年に実施された調査によるものであるが、ここからは、基礎自治体の「直営」が 34.1％、「委託」が 58.0％、「直営・委託」が 10.3％であることがわかる。都道府県ではさらに委託率が高い。

　委託先の主体は、**図 7-4-2** の通りで、基礎自治体では、社会福祉協議会への委託が 71.2％と最も多い。そのほか、NPO 法人が 14.5％、社会福祉法人が 9.3％と他の団体は少数にとどまっている。

### 図 7-4-1　自立相談支援事業の運営方法

（複数回答）

| | 基礎自治体 | | 都道府県 | |
|---|---|---|---|---|
| | 件数 | ％ | 件数 | ％ |
| 直営 | 173 | 34.1％ | 10 | 27.0％ |
| 委託 | 294 | 58.0％ | 28 | 75.7％ |
| 直営＋委託 | 52 | 10.3％ | 1 | 2.7％ |
| 全体 | 507 | | 37 | |

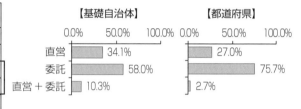

出典）一般社団法人 北海道総合研究調査会ウェブサイト「生活困窮者自立支援制度の実施状況の把握・分析等に関する調査研究事業報告書（令和 3〔2021〕年 3 月）」p.16 の図表Ⅲ-1-1.

### 図 7-4-2　自立相談支援事業の委託先

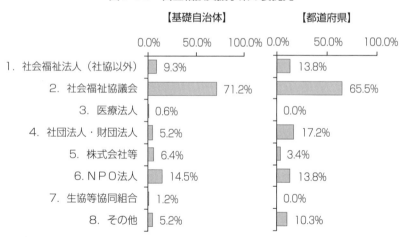

出典）一般社団法人 北海道総合研究調査会ウェブサイト「生活困窮者自立支援制度の実施状況の把握・分析等に関する調査研究事業報告書（令和 3〔2021〕年 3 月）」p.16 の図表Ⅲ-1-2 よりグラフ部分を抜粋.

## B. 自立相談支援機関の業務

表7-4-1は、2015（平成27）年度から2019（令和元）年までの支援状況の変化を表したものである。

表7-4-1　支援状況調査集計結果の推移

| 年度 | 新規相談受付件数 | 人口10万人あたり | プラン作成件数 | 人口10万人あたり | 就労支援対象者数（①） | 人口10万人あたり | 就労者数 | うち就労支援対象プラン作成者分（②） | 増収者数 | うち就労支援対象プラン作成者分（③） | 就労・増収率 =(②+③)/① |
|---|---|---|---|---|---|---|---|---|---|---|---|
| H27 | 226,411 | 14.7 | 55,570 | 3.6 | 28,207 | 1.8 | 21,465 | ― | 6,946 | ― | ― |
| H28 | 222,426 | 14.5 | 66,892 | 4.3 | 31,970 | 2.1 | 25,588 | 17,836 | 7,199 | 4,878 | 71.0% |
| H29 | 229,685 | 14.9 | 71,293 | 4.6 | 31,912 | 2.1 | 25,332 | 17,958 | 6,390 | 4,414 | 70.1% |
| H30 | 237,665 | 15.5 | 77,265 | 5.0 | 33,969 | 2.2 | 25,001 | 16,333 | 9,031 | 5,079 | 63.0% |
| R1 | 248,398 | 16.2 | 79,429 | 5.2 | 35,431 | 2.3 | 25,212 | 16,717 | 8,650 | 4,890 | 61.0% |

（出典）厚生労働省WEBサイト「支援状況調査の集計結果」各年度
出典）　一般社団法人　北海道総合研究調査会ウェブサイト「生活困窮者自立支援制度の実施状況の把握・分析等に関する調査研究事業報告書（令和3〔2021〕年3月）」p.6.

制度施行後から「新規相談受付件数」「プラン作成件数」「就労支援対象者数」は増加している。一方で、「就労者数」や「増収者数」は直近では減少傾向にある。しかし、この調査結果は、2019年度までの数値であり、2020（令和2）年度以降は、新型コロナウイルスの影響を受け、相談件数は、約39.2万件と大幅に増加している[7]。

住居確保給付金事業も同様に、2019年度は、約4,000件であったが、2020年には約11万件と激増した。これは従来の給付条件がかなり緩和されたことが大きい[8]。

任意事業では、都道府県の実施率はおおむね高いものの、基礎自治体では実施率が下がっている。「就労支援準備事業」が64.1%、「家計改善支援事業」が63.3%、「子どもの学習支援・生活支援事業」は61.9%と6割台になっているが、「被保護者就労準備支援事業」は46.5%、「一時生活支援事業」は31.4%と半数に届いていない。「被保護者家計改善支援事業」は13.4%と未実施のところが大部分となっている（**図7-4-3**）。

上記の事業のほか、2018（平成30）年の改正によって新たな業務が発

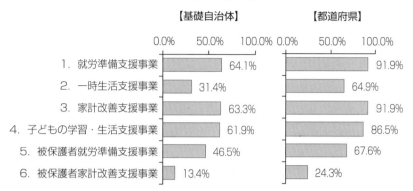

**図 7-4-3 任意事業の実施状況**

【基礎自治体】 【都道府県】

| | 基礎自治体 | 都道府県 |
|---|---|---|
| 1．就労準備支援事業 | 64.1% | 91.9% |
| 2．一時生活支援事業 | 31.4% | 64.9% |
| 3．家計改善支援事業 | 63.3% | 91.9% |
| 4．子どもの学習・生活支援事業 | 61.9% | 86.5% |
| 5．被保護者就労準備支援事業 | 46.5% | 67.6% |
| 6．被保護者家計改善支援事業 | 13.4% | 24.3% |

出典）一般社団法人 北海道総合研究調査会ウェブサイト「生活困窮者自立支援制度の実施状況の把握・分析等に関する調査研究事業報告書（令和3〔2021〕年3月）」p.17の図表Ⅲ-1-3よりグラフ部分を抜粋．

生している。以下の実施率については、すべて一般社団法人北海道総合研究調査会「生活困窮者自立支援制度の実施状況の把握・分析等に関する調査研究事業報告書（令和3〔2021〕年）」からの引用である。

「法に基づく支援（制度）の周知・広報活動」や「生活困窮者を早期に把握し、包括的な支援を提供するための関係機関との連携強化に向けた取組」は、基礎自治体・都道府県ともに6割以上の自治体が取り組んでいる（法改正前からの取組みも含む）。一方で、「対象者像を把握するための各種調査・統計の整理や、潜在的なニーズ把握調査」については、法改正前後で取組みに大きな変化が見られない結果となった。

このほか、「自立相談支援事業等の『利用勧奨』の努力義務の創設に係る対応」は努力義務となったが、法改正後も「特に実施していない」が基礎自治体においては22.3％ある。「関係機関間の情報共有を行う会議体（支援会議）の設置」では、基礎自治体では「あり」が25.4％、「検討中」が14.8％、「なし」が57.6％と、一時生活支援事業を拡充して創設された「地域居住支援事業」はまだ9割以上の基礎自治体が実施しておらず今後の課題となっている。

# 5. その他の貧困に対する支援における関係機関の役割

## A. 社会福祉協議会

**社会福祉協議会**は、社会福祉法に基づき設置されている。地域福祉の推進を図ることを目的とする団体である。民間機関ではあるが、営利は追求していない。社会福祉協議会は、地域福祉の推進のため福祉事務所、社会福祉法人、民生委員、児童委員、保健所、医療機関、教育機関等数々の機関と連携している。その中で貧困に対する支援を担っている。

貧困に対する支援では、都道府県社会福祉協議会が「**生活福祉資金貸付制度**」と「**日常生活自立支援事業**」を運用している。両方の制度ともに申請先は、市町村社会福祉協議会である。

市町村社会福祉協議会では、「生活困窮者自立支援法」に基づき、「**自立相談支援機関**」として委託され、生活困窮者自立支援法の必須事業である「**自立相談支援事業**」および「**住居確保給付金**」を運用しているケースが多い。

## B. ハローワーク（公共職業安定所）

ハローワークの名称で知られる**公共職業安定所**は、厚生労働省設置法23条に基づき設置されている。「国民に安定した雇用機会を確保すること」を目的とする国の行政機関である。1906（明治39）年、当時の東京市にあったキリスト教団体である救世軍の本部に設置された「無料職業紹介所」が最初とされている。その後、1911（明治44）年、東京市に公共機関としての「職業紹介所」が設置され全国に普及していった。1940（昭和15）年には、市町村から国に事業が移管され、現在に至っている。

貧困に対する支援では、第2のセーフティネットの1つである「**求職者支援制度**」を2011（平成23）年10月から運用している点が特徴である。雇用保険を受給できない者への職業訓練を民間教育訓練機関と連携して実施し、訓練受講中に一定の要件を満たす場合に「**職業訓練受講給付金**」を支給し生活費のサポートもあわせて行いながら就職支援を行う。

もう1つの特徴としては、これも第2のセーフティネットである「生活困窮者自立支援法」の必須事業「自立相談支援事業」を担う「自立相談支

**社会福祉協議会**
1951（昭和26）年より事業開始。社会福祉協議会は、大きく分けて「全国社会福祉協議会」「都道府県・指定都市社会福祉協議会」「市町村社会福祉協議会」の3つに分かれている。2019（平成31）年4月1日現在の設置数は全国社会福祉協議会が1ヵ所、都道府県・指定都市社会福祉協議会が47ヵ所、市町村社会福祉協議会が1,839ヵ所である。

**日常生活自立支援事業**
認知症高齢者、知的障害者、精神障害者等のうち判断能力が不十分な方が地域において自立した生活が送れるよう、利用者との契約に基づき、福祉サービスの利用援助等を行う事業。

**自立相談支援機関**
生活困窮者自立支援法の必須事業「自立相談支援事業」を委託され運用する実施機関は「自立相談支援機関」となる。2019（令和元）年度に自治体から委託され本事業を運用した自立相談支援機関の割合は、社会福祉協議会が77.2％、NPO法人が11.7％、社団法人・財団法人が10.8％、社福法人（社協以外）が8.7％となっている[9]。

**第2のセーフティネット**
第1のセーフティネットは安定的な雇用を土台とした「労働保険（雇用保険）制度」と「社会保険制度」を、第3のセーフティネットは「生活保護」を指し、その中間を補完する各種支援制度。

**職業訓練受講給付金の内訳**
職業訓練受講給付金の内訳は「月額10万円＋交通費＋寄宿する際の費用」で計算することが可能である。

援機関」と連携して「**生活保護受給者等就労自立促進事業**」を実施している。本事業は生活保護受給者や申請者、児童扶養手当受給者等を対象としている。自治体にハローワーク常設窓口を設置し、ワンストップ型の支援体制の整備を進めている。

## C. 地域若者サポートステーション

　地域若者サポートステーションは、通称「サポステ」と呼ばれる。働くことに悩みを抱える 15 歳から 49 歳までの人に対し、キャリアコンサルタントなどによる専門的な相談、コミュニケーション訓練などによるステップアップ、協力企業への就労体験などにより、就労に向けた支援を行っている。2006（平成 18）年度より開始された。2020（令和 2）年度現在、全国すべての都道府県に設置され 177 ヵ所で運用中である。2006 年度から2020 年度までで総利用数は約 600 万件を超えた。2020 年度の総利用数は43 万 5,468 件となり、9,758 人が就職や職業訓練に進んでいる。登録から1 年未満で就職等に結びつく人は 85.6％となり、短期間で集中的な支援を行った結果が出ている。ウェブサイトでも「利用しないのはもったいない」と実績をアピールしながら利用を呼びかけている[(10)]。

　他方、1 年以上で就職等に結びついた人は 14.4％と低率となっており、長期化した人への支援が今後の課題といえる。

## D. 民間支援団体

　貧困に対する支援で活躍する民間支援団体は近年その勢いを増している。「**子ども食堂**」を運営する NPO 法人や町内会、「**生活保護問題対策全国会議**」を運営する弁護士や司法書士等の専門家、「**反貧困ネットワーク**」を形成する各種団体等である。ここでは、その中でも 2 つの団体を取り上げる。

### ［1］全国生活と健康を守る会連合会

　全生連と略される任意団体である。民間支援団体としては特に歴史が古く、1954（昭和 29）年 11 月 20 日より活動を開始した。「**朝日訴訟**」や「**加藤訴訟**」「**柳園訴訟**」「**中嶋訴訟**」等では一貫して当事者支援を行ってきた。近年でも生活扶助基準引き下げは違法であるとし裁判で係争する当事者を支援する団体「いのちのとりで裁判全国アクション」の共同代表として参画する等、古くから生活保護を少しでもよくする活動を続けている。

　下部組織に位置する「**生活と健康を守る会**」（生健会）は、2019（令和元）年7月19日現在、全国34都道府県で活動するほか、生健会がない県では、全生連に加盟する組織が16団体活躍している。

### ［2］全国生活保護裁判連絡会

　**全国生活保護裁判連絡会**は、1995（平成7）年10月8日に設立された。生活保護受給者や申請者が何らかの理由で裁判に訴えようとした場合、被告となる国がもつ圧倒的な専門知識の差や裁判のノウハウで四苦八苦することが多々あった。この団体は、弁護士等が当事者の裁判を全面的にバックアップする活動を行っている。結果としては、高校就学費を生業扶助から支給するきっかけとなった「中嶋訴訟」を勝訴に導き、最近では先述した生活扶助基準引き下げに関連する裁判をバックアップしている。

# 6. 関連する専門職等の役割

## A. 精神保健福祉士・医師・保健師・看護師・理学療法士・作業療法士

　**精神保健福祉士**は、精神保健福祉士法2条にて「精神保健福祉士の名称を用いて、精神障害者の保健及び福祉に関する専門的知識及び技術をもって、精神科病院その他の医療施設において精神障害の医療を受け、又は精神障害者の社会復帰の促進を図ることを目的とする施設を利用している者の地域相談支援（中略）の利用に関する相談その他の社会復帰に関する相談に応じ、助言、指導、日常生活への適応のために必要な訓練その他の援助を行うこと（中略）を業とする者をいう」と規定されている**名称独占**の国家資格である。国家資格化は1998（平成10）年であるが、それ以前は、「**精神科ソーシャルワーカー**」と呼ばれており、実践上の歴史は、社会福祉士よりもはるかに長い。1980年代半ば、社会福祉士より前に「医療福祉士」の名称で国家資格化が目指されていたが、諸事情により介護福祉士および社会福祉士が先に国家資格化されたという経緯がある。

　精神保健福祉士は、精神疾患を抱える人びとの生活を支援する。主に精神科病院、公的機関、社会福祉施設等で活躍している。貧困で苦しむ人の中には統合失調症や気分障害、依存症等の精神疾患および精神障害を発症している場合もある。その場合、精神保健福祉士と連携し、医療機関、公

**名称独占と業務独占の違い**
名称独占はその資格を取得していることを名乗り、業務に従事することができる。資格を取得していなくとも当該業務を従事することができる場合がある。一方、**業務独占**の場合はその資格を取得していなければ、当該業務に従事することはできない。

**精神科ソーシャルワーカー**
1948（昭和23）年、国立国府台病院に「社会事業婦」が配置されたことが始まりである。これは、1950（昭和25）年に社会福祉主事が誕生するよりも早い。

的機関、社会福祉施設等と連携しながら対応することになる。

医師は、医師法1条にて「医療及び保健指導を掌ることによつて公衆衛生の向上及び増進に寄与し、もつて国民の健康な生活を確保するもの」と規定されている業務独占の国家資格である。医療機関やクリニックに所属し、地域の医療に力を注いでいる。企業の保険医や学校医として活躍する者もある。

医師は、クライエントを診断し、病名を定め、病気の治療を行うことができる唯一の存在である。病気の完治もしくは寛解を図る。医師は、病気の治療に関する説明をクライエントに行うが、治療中、治療後の生活支援に関しては専門外である。そこで、社会福祉士や精神保健福祉士等ソーシャルワーカーが、生活支援のプロフェッショナルとして必須となる。ソーシャルワーカーとは、医学的見地からクライエントの退院支援の妥当性や、治療の経過確認、緩和ケアの推進に伴う具体的な方法への助言等数々の場面で連携することとなる。医師の判断は時に大きく作用し、クライエントの支援内容の練り直しが求められることもしばしば生じる。ソーシャルワーカーは、他の専門職と同様、支援に必要な情報を医師に伝え、協同関係を構築していく姿勢が求められる。

保健師は保助看法2条にて「保健師の名称を用いて、保健指導に従事することを業とする者」と規定されている名称独占の国家資格である。2007（平成19）年4月1日以降、保健師は後述する看護師資格も必須とされているため、その日以降に保健師資格を得た人は看護師資格も取得していることとなる。保健師は、保健所や保健センター等の公的機関、医療機関、企業、学校等幅広い分野で活躍している。

保健所や保健センター等での保健師の役割は、乳幼児健診や母親学級等の母子保健活動、健康づくり事業を企画・実施し、生活習慣病の予防や健康管理に関する指導を行う。高齢者などの自宅療養者の家庭を訪問し、療養に関する相談・指導も行う。また、保健所は、地域の精神保健福祉活動の拠点とされていることから、精神保健に関する生活相談の受付や、精神障害者の措置入院の通報、申請の受理や入院の決定、医療保護入院等の精神科病院からの届け出の受理等も行う。

企業に所属する保健師の役割は、社員の健康管理、健康指導、快適な労働環境づくりを行う。

学校に所属する保健師の役割は、看護教諭として生徒や教職員の健康管理、健康指導、生活習慣づくりを行う。

保健師は、古くより上記の任にあたっていたため、特定分野に限らずさまざまな情報を掴んでいる。たとえば、乳幼児健診の際の発育不良の乳児

---

**寛解**
病状が安定していることを指す。完治の難しい病気の場合、服薬等で症状の安定をいかに長くするかが治療の中心となることがある。その場合、用いられる用語である。

**保助看法**
正式名称は「保健師助産師看護師法」。

**助産師に関する注意事項**
制度変更により、助産師資格を得るためには、保健師と同様に看護師資格の取得が必須とされている（2007年4月1日以降）。

や家族の情報、健康診断時の数値異常のデータの蓄積、精神障害者との面談記録、不登校児の情報等である。クライエントの支援の際、保健師との連携によりこれらの情報を共有すれば、支援の幅を広げることができる機会が多くなるだろう。

**看護師**は、保助看法5条にて「傷病者若しくはじよく婦に対する療養上の世話又は診療の補助を行うことを業とする者」と規定されている業務独占の国家資格である。病気やケガで療養している者が、安心して療養し、健康を回復し、日常生活に戻れるよう支援する。医師からの指示の下、クライエントに対し、必要な看護を行う。看護師は、主に医療機関、介護施設、訪問看護ステーション、看護サービス提供事務所、企業等で活躍している。

社会福祉士および精神保健福祉士が誕生する以前、看護師は生活支援に関する業務も同時に担ってきた。ソーシャルワークに関する知識を仕入れながら、クライエントに接してきたのである。約30年の時間経過により、看護師と社会福祉士、精神保健福祉士の役割が細分化された。今後は、それぞれの専門性を理解しながら、クライエントへの支援を協同することが求められる。

**理学療法士**は、理学療法士及び作業療法士法2条1項に「身体に障害のある者に対し、主としてその基本的動作能力の回復を図るため、治療体操その他の運動を行なわせ、及び電気刺激、マッサージ、温熱その他の物理的手段を加えること」と定められる名称独占の国家資格である。身体に障害のある人や障害の発生が予測される人に、基本動作能力（座る、立つ、歩くなど）の回復や維持、および障害の悪化の予防を目的に、運動療法や物理療法（温熱、電気等の物理的手段を治療目的に利用するもの）などを用いて、自立した日常生活が送れるよう支援する医学的リハビリテーションを行う。主に病院、介護保険関連施設等で活躍している。

**作業療法士**は、理学療法士及び作業療法士法2条2項に「身体又は精神に障害のある者に対し、主としてその応用的動作能力又は社会的適応能力の回復を図るため、手芸、工作その他の作業を行なわせること」と定められる名称独占の国家資格である。人の日常生活に関わる活動すべてを「作業」と捉え、この作業が病気やケガ等で難しくなっている人へ日常動作の改善等を図っている。主に病院、介護保険関連施設、公的機関等で活躍している。

## B. 介護支援専門員・サービス管理責任者

**介護支援専門員**は「ケアマネジャー」と呼ばれる。介護保険法7条5項に「要介護者又は要支援者（中略）からの相談に応じ、及び要介護者等がその心身の状況等に応じ適切な居宅サービス、地域密着型サービス、施設サービス、介護予防サービス若しくは地域密着型介護予防サービス又は特定介護予防・日常生活支援総合事業（中略）を利用できるよう市町村、居宅サービス事業を行う者、地域密着型サービス事業を行う者、介護保険施設、介護予防サービス事業を行う者、地域密着型介護予防サービス事業を行う者、特定介護予防・日常生活支援総合事業を行う者等との連絡調整等を行う者であって、要介護者等が自立した日常生活を営むのに必要な援助に関する専門的知識及び技術を有するものとして第六十九条の七第一項の介護支援専門員証の交付を受けたもの」と規定されている。介護支援専門員でなければ、介護支援計画いわゆる「ケアプラン」の作成はできない。要介護、要支援と認定された後、どのようなサービスを利用するかは、ケアプランの作成が必要となる。介護支援専門員はケアプランが円滑にまわるように関係機関との連絡調整を図ることとなる。高齢の要保護者や受給者の場合、連携を図る可能性の高い専門家となる。

**サービス管理責任者**は、障害者総合支援法において提供される障害者福祉サービスを提供する施設に設置が義務づけられている。サービス管理責任者でなければ、障害者福祉サービスを利用するために必要となる「個別支援計画」の作成ができない。クライエントや家族に必要なアセスメントを行い、モニタリング等を実施する。従業員への指導や助言、関係機関との連絡、調整等も担う。

## C. ハローワーク就職支援ナビゲーター（早期再就職専任支援員）

**ハローワーク就職支援ナビゲーター**は、2003（平成15）年度からハローワークに配置された。早期再就職の緊要度が高い求職者に対し、求人開拓から就職に至る一貫した就職支援を個々人ごとにきめ細かく実施する専任の支援員である。職業相談・職業紹介、模擬面接、履歴書・職務経歴書の作成指導、求人情報提供、来所勧奨などの個別支援、求職者ニーズ、能力等に応じた個別求人開拓等が主な業務である。求職者ごとに担当者を決めて総合的な就職支援を行っている。人事労務業務の経験者やキャリアコンサルタント、産業カウンセラーの有資格者などが、ハローワークの非常勤職員となって任にあたることが多い。近年では「わかものハローワー

**わかものハローワーク**
新卒者から34歳までの方を対象に非正規雇用労働者から正規労働者への転換を図るための集中的な支援策。2019（令和元）年現在全国で28ヵ所のハローワークに設置されている。

ク」に携わるナビゲーターも増えつつある。

## D. 教諭・スクールソーシャルワーカー

　教諭は、就学前教育、初等教育、中等教育に配置され、児童生徒の教育
または幼児の保育に従事する。また、校務に必要な事務作業もあわせて行
う。児童生徒間の対人関係の問題や保護者からの相談を一手に引き受けて
おり、教育以外の数々の業務で日々忙しい。必要に応じスクールソーシャ
ルワーカーと連携しながら数々の理由で苦しむ児童の支援にあたっている。
　スクールソーシャルワーカー（SSW）は、児童が抱える数々の問題に
対応するために支援する専門家である。関係機関との連携調整、児童を取
り巻く環境の改善を主な業務としている。子どもが何らかの状況で苦しむ
場合、スクールカウンセラーの場合は、心理面での支えを主とするが、ス
クールソーシャルワーカーは、環境の改善による問題解決まで図ろうとす
る点が大きな違いである。近年、役割は増しているものの、専属で配置さ
れているケースは少なく、1～2週間かけて複数の担当校を回りながら支
援を行っている点が課題となっている。

## E. 弁護士・保護観察官・保護司

　弁護士は、依頼を受けて法律事務を処理する職務とする業務独占の国家
資格である。刑事訴訟では、弁護人の無罪を主張もしくは適切な量刑が得
られるように検察官と争う。民事訴訟では、原告もしくは被告の訴訟代理
人として主張や立証活動を行う。そのかたわら法律事務を行い、必要な法
律相談を行う。貧困に対する支援では、審査請求後、裁判に訴えようとし
た場合に受給者や申請者に適切な法律相談を実施し、裁判では主張や立証
活動を行う。
　保護観察官は、犯罪をした人や非行のある少年に対して、通常の社会生
活を送らせながら、その円滑な社会復帰のために指導・監督を行う専門家
である。保護観察を中心とした更生保護の責任者となり、社会復帰を支援
すると同時に必要に応じて身柄を拘束し、矯正施設へ送る。保護司は、保
護司法に基づき、法務大臣から委嘱を受けた非常勤の国家公務員（実質的
に民間のボランティア）である。保護観察官と協力して「保護観察」「生
活環境調整」「犯罪予防活動」を行っている。

## F. 民生委員・児童委員・主任児童委員

**民生委員**は、民生委員法に基づき厚生労働大臣から委嘱された非常勤の地方公務員である。給与の支給はなく、ボランティアとして活動する。民生委員は、児童福祉法に基づき**児童委員**も兼ねる。民生委員は、担当する区域において、住民の生活上のさまざまな相談に応じ、行政をはじめ適切な支援やサービスへの「つなぎ役」としての役割を果たすとともに、高齢者や障害者世帯の見守りや安否確認などの役割も担う。生活福祉資金貸付制度の申請には民生委員を介すること等が定められているほか、生活保護申請時の助言等も行う。

児童委員のうち、厚生労働大臣から指定された者が**主任児童委員**を担う。児童福祉関係機関と区域を担当する児童委員との連絡・調整のほか、児童および児童を取り巻く家庭環境・社会環境についての情報収集、地域における児童健全育成活動や母子保健活動の推進など児童および妊産婦等に対して必要な援助・協力を行っている。

## G. 家族・地域住民・ボランティア

**家族**、**地域住民**、そして**ボランティア**は直接的な専門家ではない。しかし、クライエントにとって、家族や地域住民、ボランティアは社会資源としての役割を担うことがある。家族は、クライエントについて最も身近に理解している存在であり、時に最もクライエントと対立している存在でもある。クライエントを支え、時にはストレスを抱えた家族を地域住民は間接的に把握している。行政機関に状況を伝え、対応を促す役割を担うこともある（例：虐待が疑われる児童がいた場合）。ボランティアは、活動の中でクライエントと接する機会が生ずる時がある（例：炊き出しに現れた路上生活中のクライエント）。これらの人びとからのメッセージをどのように捉え、救い上げるかが関係機関に課された課題である。これらの人びとが声を出しやすいようにする仕組みづくりが一層求められている。

注）
ネット検索によるデータの取得日は、いずれも 2021 年 10 月 31 日および 2022 年 1 月 21 日.
(1) 百瀬孝『日本福祉制度史—古代から現代まで』ミネルヴァ書房，1997.
(2) 清野一郎「社会福祉運営の課題」仲村優一ほか監修／岡本民夫ほか編『エンサイクロペディア社会福祉学』中央法規出版，2007，pp.16-19.
(3) 長谷川万由美「社会福祉と公私・政府間関係」仲村優一ほか監修／岡本民夫ほか編『エンサイクロペディア社会福祉学』中央法規出版，2007，pp.324-327.

(4) 村田文世「社会福祉の多様な供給主体と新しい公私関係」岩田正美編『社会福祉への招待』放送大学教育振興会，2016.

(5) 厚生労働省ウェブサイト「自立相談支援事業の手引き」.

(6) 一般社団法人　北海道総合研究調査会ウェブサイト「生活困窮者自立支援機関の設置・運営の手引き（平成26年3月）」.

(7) 厚生労働省ウェブサイト「生活困窮者自立支援における新型コロナウイルス感染症の影響と対応について（令和2年12月17日）」.

(8) 2020（令和2）年より対象が，「離職から2年以内で，常用就職の意思があり可能な方」に加え，「給与等を得る機会が当該個人の責に帰すべき理由・当該個人の都合によらないで減少し，離職や廃業と同程度の状況にある者」へと拡大された。

(9) 厚生労働省ウェブサイト「生活困窮者自立支援法等に基づく各事業の事業実績調査（令和元年度）の結果について」.

(10) サポステ［地域若者サポートステーション］ウェブサイト.

## 参考文献

●厚生労働統計協会編『国民の福祉と介護の動向 2021/2022』第68巻第10号，厚生労働協会，2021.

●ミネルヴァ書房編集部編『社会福祉小六法 2021（令和3年版）』ミネルヴァ書房，2021.

## ▌理解を深めるための参考文献

●柴田純一『プロケースワーカー100の心得─福祉事務所・生活保護担当員の現場でしたたかに生き抜く法（増補版）』現代書館，2015.

福祉事務所に配属されるケースワーカー（現業員）の役割と具体的な支援方法をわかりやすく解説している。スーパービジョンの大切さを改めて理解できる1冊である。

●埋橋孝文・同志社大学社会福祉教育・研究支援センター編『貧困と生活困窮者支援─ソーシャルワークの新展開』法律文化社，2018.

本書は，タイトルが示すように貧困と生活困窮者への支援に，ソーシャルワークがどのように立ち向かうのかを実践現場の事例に基づいて考察したものである。生活困窮者への伴走型支援の意義，家計相談支援の実態と課題，子どもの貧困とそれに取り組むソーシャルワーカーの役割などが取り上げられており，きわめて現代的な課題を学ぶのに適切な本である。

**コラム** 迅速な支援態勢をどうつくるか

　2021（令和3）年の夏、生活困窮者を支援している民間団体のSさんと、あるセミナーで一緒になった。セミナー前、セミナーの間でさえも、Sさんは携帯電話のメールに寄せられるSOSに答え続けていた。「あと100円しかお金がないっていう人が連絡してきたんです。この後、この人と会う約束になってます」とSさんは話してくれた。

　2020（令和2）年初頭からのコロナ禍で、生活に困窮する人は一気に増えた。特に非正規労働者、シングルマザー、外国人、若者がこの影響を大きく受けた。住まいと仕事がセットになっていたために、仕事を失うと同時に住まいを失った人も多い。「まさか自分がホームレスになるとは思わなかった」とテレビのインタビューに答える若者の姿もあった。

　非正規雇用という労働形態の課題が言われて久しいが、企業の経営優先の論理が勝つ日本では、彼らの雇用は保障されていない。また、住まいを失いそうになった場合、または失った人に対する家賃補助や公的住宅の優先入居といった支援策も十分ではない。住まいさえ失わなければ、人はまた立ち上がっていけるが、生活の拠点を失ってしまうと自分だけの力で生活を立て直すのは非常に困難となる。

　仕事や住まいを確保する最低限のセーフティネットは、行政の責任としてあるのではないだろうか。自己責任論がはびこっているが、家族関係や心身の状態、経済状況などが交錯し、人生の中では支援を必要とする時がある。そうした際に、スティグマなく迅速な支援を提供できるようにすれば、人は早く立ち直ることが可能となろう。

　そうした態勢をいかにつくっていくか。社会福祉専門職として何ができるかを、私たち自身が考えていかなければならない。

　1日も早くSさんの携帯電話が鳴りやむことを切に願う。

# 第8章 貧困に対する支援の実際

貧困に対応するには、専門家である社会福祉士がますます求められている。社会福祉士は生活保護法や自立支援プログラム、生活困窮者自立支援制度等を活用しながら貧困に対する支援を求める多くの人びとと接する。本章では、事例を用いながらケースごとに行う支援の実際を通して留意点等の理解を深めることとする。

## 1

貧困に対する社会福祉士の役割および実践の上の留意点を学ぶ。特にスティグマの理解および克服の必要性を「ソーシャルワーカーの倫理綱領」を通じて理解する。

## 2

生活保護制度、生活困窮者自立支援制度における自立支援・就労支援・居住支援、生活福祉資金貸付制度等での事例を通じて、支援の考え方を習得し、留意点等の理解を深める。

## 3

自立相談支援機関での事例を通じて多機関および多職種、住民、企業等との連携による地域づくり、場づくりの重要性を理解する。

# 1. 社会福祉士の役割

## A. スティグマと社会福祉士

**貧困**は、特定の社会福祉分野に限らずありとあらゆる場面に表出し、人びとの生活に影を落とす。ある人は病気により、ある人は失業により、ある人は離婚により、ある人は虐待により、ある人は肉親との死別により、ある人は天変地異により、またある人は自身の家族の介護により生活基盤が壊れ、貧困に陥っていく。貧困は、全世代に共通した最も基本かつ最も重大で最も手強い生活上の事故である。**社会的要因**によって誰もが簡単に貧困に陥る可能性があることは、歴史上でも証明されている。

ところが、貧困で苦しむ人への理解は必ずしも十分とはいえない。いまだに貧困は**個人的要因**、つまり個人責任によって発生すると考える人は少なくない。自身の経験や報道、特定資料による一面的な理解により、貧困に対する**スティグマ**が自然とできあがっている。そしてそれは社会福祉士というプロフェッショナルになったからといって、解消されることは決してない。一人ひとりの社会福祉士の生い立ちは誰一人共通してはいないからである。したがって、貧困への認識や貧困者への眼差しも一人ひとり違う。同じ貧困者を見たとしても、ある人は同情し、ある人は無情に見ることもあろう。専門家として貧困を学んだとしても、自身の経験等により貧困は個人責任と捉え実践してしまうことも十分に考えられる。社会福祉士も人間である。実践の中で思わぬ対応をとってしまうこともある。

だが、スティグマによる行為がいかなる結果を生むであろうか。社会福祉士の対応によってスティグマを受けた貧困者は、困惑と怒りを抱き、士気阻喪（しきそそう）を起こす。そして、専門家の助けを拒むようになる。その行き着く先はいかなるものとなろうか。親類縁者の情けにすがる人もいれば、自死という形で人生を終わらせる人もいるだろう。罪を犯し刑務所へ服役することで衣食住を確保し延命を図る人もいる。助けを求める貧困者への対応の帰結が以上のものであれば、社会福祉士は何のために存在しているのか。その存在自体が疑われるものとならざるを得ない。

社会福祉士は、実践を通じて貧困者を支え、貧困そのものの撲滅のために社会改良を促す役割を担っている。これを可能にするには、貧困に対する理解を深めると同時に、自身の中に存在するスティグマを認識すること

**社会的要因**
不況や低賃金、長時間労働、不十分な教育、疾病、事故等によって貧困に陥ったと考える。

**個人的要因**
怠惰・素行不良・能力不足等本人に何らかの問題がある故に貧困に陥ったと考える。

**スティグマ**
差別、偏見、屈辱、恥辱、恥、暴力などと訳される。目にはまったく見えないが、確実に社会に悪影響をもたらす害悪である。スティグマは、自然と制度、専門家、クライエント、市民に影響し、結果としてクライエントの制度利用を遠ざける作用をもたらす。
➡ p.41
第3章2節 A. 参照。

が求められる。貧困や貧困者へスティグマを抱いたならば、なぜスティグマを抱いたのか。自身は何に対しスティグマを抱きやすいのか。社会福祉士として自身の傾向を正面から捉え、スティグマと対峙しスティグマを克服する努力は、プロフェッショナルとして一生ものの課題となる。西尾は「社会福祉発達の歴史は、『スティグマ克服の歴史』である」[1]と述べ「社会福祉を真に国民のものとするには、スティグマの問題は避けては通れない」[2]と断言しているが、**社会福祉士発達の歴史もスティグマ克服の歴史**と断言しても決して過言ではない。スティグマ克服が誰の利益となるか。社会福祉士本人であり、その社会福祉士と接したクライエントであり、その社会福祉士が実践を行う地域社会であり、周辺の都道府県であり、国や社会である。実践を通じて貧困者への理解を多職種に広げ、地域社会や国の改良に結びつける。この活動の中でスティグマの軽減策を編み出し、スティグマ根絶を図る。その一翼を担うのが、社会福祉士であることを念頭に置くこととしたい。

　では、一翼を担う社会福祉士がプロフェッショナルとして行動する時、拠り所とする考えは何であろうか。貧困に対する支援では、「**生活保護法**」や『**生活保護法の解釈と運用**』『**生活保護別冊問答集**』『**生活保護手帳**』をはじめ、**ICD-11** や **DSM-5** など専門的な知識のアップデートは欠かせない。**公的扶助職員を訓練するための古典書**に目を通すのも一興である。ここでは、社会福祉士がプロフェッショナルとして拠り所とする根本的なものである「ソーシャルワーカーの倫理綱領」を見ることとしよう。

## B. ソーシャルワーカーの倫理綱領

　日本で採用されている「ソーシャルワーカーの倫理綱領」は、2020（令和2）年に改訂されたものが最新である。2014年7月に国際ソーシャルワーカー連盟（IFSW）が改正した「ソーシャルワーク専門職のグローバル定義」を受け、日本でも改訂された。日本では2005（平成17）年以来の大幅な改訂であった。詳しくは、日本ソーシャルワーカー連盟のウェブサイトにある「ソーシャルワーカーの倫理綱領」や「改定『ソーシャルワーカーの倫理綱領』の見どころ─変更したポイントから」などを参照することを薦める。ここでは、この倫理綱領のうち、「原理」を確認する（**表8-1-1**）。

　**原理**は、最も根本的である。いかなることがあっても絶対に変えない考え方である。したがって、このⅠからⅥまでは、すべてのソーシャルワーカーが絶対に変えない根本的な考え方として認識しておくことが肝要であ

**ICD-11**
『疾病及び関連保健問題の国際統計分類』（通称国際疾病分類）の第11版。WHO（世界保健機関）が2018年に公表し、2022年1月1日より発効された疾病全般の分類の最新版。これまでのICD-10から約30年ぶりの改訂となり、新病名の追加や病名変更などが図られた。

**DSM-5**
『精神疾患の診断・統計マニュアル』の第5版。アメリカ精神医学会が2013年に発表し、精神疾患の分類・診断に世界中で活用されている。

**公的扶助職員を訓練するための古典書**
一例として下記の古典書を挙げる。
トール, シャルロット著／小松源助訳『コモン・ヒューマン・ニーズ─社会福祉援助の基礎』中央法規出版, 1990.

**原理と原則の留意点**
生活保護法には4つの原理および4つの原則が記載されている。原理は、左記に記されている通り、絶対に変えない考え方である。原則は、運用上の決まりを書いたものである。実際には個別の事情に応じて柔軟に運用してもよいものとなっている。原理と原則の考え方を今一度押さえよう。

**表 8-1-1　ソーシャルワーカーの倫理綱領（原理）**

| |
|---|
| Ⅰ（人間の尊厳）<br>　ソーシャルワーカーは、すべての人々を、出自、人種、民族、国籍、性別、性自認、性的指向、年齢、身体的精神的状況、宗教的文化的背景、社会的地位、経済状況などの違いにかかわらず、かけがえのない存在として尊重する。<br>Ⅱ（人権）<br>　ソーシャルワーカーは、すべての人々を生まれながらにして侵すことのできない権利を有する存在であることを認識し、いかなる理由によってもその権利の抑圧・侵害・略奪を容認しない。<br>Ⅲ（社会正義）<br>　ソーシャルワーカーは、差別、貧困、抑圧、排除、無関心、暴力、環境破壊などの無い、自由、平等、共生に基づく社会正義の実現をめざす。<br>Ⅳ（集団的責任）<br>　ソーシャルワーカーは、集団の有する力と責任を認識し、人と環境の双方に働きかけて、互恵的な社会の実現に貢献する。<br>Ⅴ（多様性の尊重）<br>　ソーシャルワーカーは、個人、家族、集団、地域社会に存在する多様性を認識し、それらを尊重する社会の実現をめざす。<br>Ⅵ（全人的存在）<br>　ソーシャルワーカーは、すべての人々を生物的、心理的、社会的、文化的、スピリチュアルな側面からなる全人的な存在として認識する。 |

出典）日本ソーシャルワーカー連盟（JFSW）ウェブサイト「倫理綱領」より一部抜粋.

る。

　特に「Ⅲ（社会正義）」にある差別や暴力はスティグマの日本語訳でもある。スティグマと直接記載はないものの、「スティグマのない……社会正義の実現を目指す」と読むことができる。社会福祉士のほか、その周辺の専門家である精神保健福祉士、介護福祉士、保健師等もスティグマを避けて通ることはできないものと認識する時が来たのである。

　スティグマを受けてきた貧困者をはじめ多くのクライエントは、支援によっていかに明るい未来が予想されるとしても、その変化を怖がり、抵抗を示すことがある。時にはまったく理解しがたい行動をすることもある。しかし、社会福祉士をはじめとする専門家は、これらはクライエントにとって自然であること、快の状態（いくら悪くても少しはましな状態）を維持するため、クライエントにとっては根拠ある行動であることを理解しておく必要がある。そのような時こそ、クライエントの背後から静かにしかし確実に支え、味方であると示し続けること。それがクライエントの自尊心を高め、回復を促し、自ら問題解決に向けて歩むことができるきっかけとなる。社会福祉士は、スティグマ根絶等の社会改良と同時に、クライエントの側で後方支援を行いながら解決を目指すという多様な役割を担うプロフェッショナルであることを改めて認識することとしたい。

# 2. 貧困に対する支援の実際

## A. 生活保護制度における自立支援プログラムを活用した支援の実際

　生活保護制度における支援で活用できるのが、**自立支援プログラム**である。自立支援プログラムは、生活保護制度における3つの自立ごとに、全国各地で多様かつ特色ある取組みが展開されている（**表8-2-1**）[3]。

表8-2-1　自立支援プログラムの実例

| ①経済的自立<br>（就労自立） | 「生活保護受給者等就労自立促進事業」活用プログラム、就労支援プログラム、高校進学支援プログラム、子どもの学習支援プログラムなど |
|---|---|
| ②経済生活自立 | 精神障害者退院支援プログラム、在宅要介護高齢者等支援プログラム、精神障害者在宅生活支援プログラム、多重債務解消支援プログラム、精神科等受診支援プログラム、住宅情報提供支援プログラムなど |
| ③社会生活自立 | 不登校児支援プログラム、ひきこもり改善支援プログラムなど |

　ここでは、生活保護制度における相談支援の実際について、自立支援プログラムの活用を中心に具体的事例を通して考えていきたい（※ここで提示する事例は教材用に作成したものである）。

## [1]【事例1】母子世帯への支援

### (1) 事例概要

　Aさん（40代・女性）は、2人の子ども（長男／長女）との母子世帯である。3年前に夫を自殺で亡くし、しばらくは遺族年金と介護施設のパート収入で生活していた。しかし、半年前に体調不良によって退職。今回、小学5年生の長女の給食費未納をきっかけに**スクールソーシャルワーカー**（以下、「SSW」）が関わるようになり、生活保護相談につながった。

　相談に訪れたAさんは常にうつむき加減で、言葉に覇気がなく食事もあまりとれていない様子がうかがえた。現在、Aさんは体が思うように動かず、ほぼ室内で過ごしているとのことだった。生活保護ケースワーカー（以下、「生活保護ワーカー」）は子どもの在宅時に自宅を訪問し、生活状況調査を行った。中学3年生の長男は母親の様子を心配しつつ、高校進

**スクールソーシャルワーカー**
学校領域における児童・生徒の生活課題を含む諸問題に対応するために、教育と福祉の両面に関して専門性をもち、関係機関との連携・調整や、児童・生徒が置かれた環境の問題への働きかけを中心に行う専門職。文部科学省によるスクールソーシャルワーカー活用事業が2008（平成20）年度より開始されている。

学の不安を口にした。長女は父親の死のショックにより情緒不安定な時期があり、学校で**スクールカウンセラー**（以下、「SC」）の定期面接を受けているとのことだった。

　生活保護の受給開始と同時に、生活保護ワーカーはAさん世帯に対する生活状況から自立支援プログラムの活用を視野に入れ、相談支援を開始した。Aさんは夫の死後、子どもたちのために懸命に働いていたが、ふとした瞬間に夫の死について考えることが多くなり、不眠や食欲不振が続き、体調を崩したとのこと。面接では「すぐにでも働きたい」と言うものの、精神的な不安定さが目立ち、それは面接に同席した長男も同様に感じていたようだった。長男自身は、世帯の経済状況を把握しているがゆえに、高校進学に伴う経済的負担を含めての悩みがあることがわかった。長女の状況については、SSWから情報収集を行った。長女は定期的なSCとの面接により精神的には落ち着いているものの、現在は勉強についていけないことに不安を覚えていた。

### (2) 相談支援の展開と自立支援プログラムの活用

　Aさん世帯の生活状況を把握する中で、生活保護ワーカーは世帯員それぞれの現在の課題について確認しながら、適切な自立支援プログラムの紹介と説明を行った。母親に対しては、まずは福祉事務所内の**精神保健福祉支援員**につなげることにした。そして、本人の同意と精神保健福祉支援員の同行の上で、精神科クリニックを受診し、現在は服薬しながら定期的に通院している。長男の進学問題に関しては、改めて長男の希望を確認し、進学にあたって利用できる貸付等を具体的に情報提供するとともに、その内容を長男とも共有することを約束した。長女に対してはSSWとの情報交換や同行面接を重ね、「**子どもの学習支援プログラム**」を紹介し、無理のない程度に参加するに至っている。

### (3) 支援のポイント

　この事例の支援のポイントは、世帯全体を捉えつつ、世帯員個々の生活課題について考えていく、家族支援にある。経済困窮に至る要因としては、Aさんの体調不良により勤労収入がなくなったことであるが、その背景には夫の突然の死があり、世帯の生活を維持しなければならないという状況があった。Aさんは、夫との死別の悲嘆に浸る間もなく働き続けたといえるだろう。2人の子どもは個々に悲しみを抱えつつ、生活に不安を覚えながらも、母親の頑張る姿を見ていたと思われる。

　生活保護ワーカーは、初回の面接で生活保護申請に至った直接の原因のみならず、各世帯員から語られるこれまでの背景にじっくりと耳を傾ける必要がある。この作業が自立支援プログラムの適切な選定につながること

---

**スクールカウンセラー**
学校領域における児童・生徒の不登校やいじめ、問題行動やストレスに対して、心理相談を中心に対応する心理専門職。1995（平成7）年、文部省（現・文部科学省）が「スクールカウンセラー活用調査研究委託事業」を立ち上げ開始。現在は「スクールカウンセラー等活用事業」となっている。

**精神保健福祉支援員**
精神保健医療福祉に関する専門支援員として、日常生活自立および社会生活自立を促進する目的で、福祉事務所内に独自に配置している自治体もある。

**子どもの学習支援プログラム**
小学生・中学生を対象に、大学生等のボランティアによる学習指導を行うプログラム。自立支援プログラムとして展開している自治体もある。

は言うまでもない。また、こうしたケースでは、精神保健福祉支援員や
SSW、SCなど活用できる人材や関係諸機関との連携を図りつつ、世帯状
況に応じたプログラムを組み合わせ、適切にマネジメントしながら展開し
ていく必要がある。自立支援プログラムの活用は1つとは限らず、状況に
よっては複数のプログラムが同時並行されることもある。

## [2]【事例2】単身世帯への支援

### (1) 事例概要

Bさん（30代前半・男性）は、専門学校卒業後、アルバイトを転々と
しながら生活を維持してきた。しかし、アルバイト先がなかなかみつから
ず、収入不足から光熱水費の滞納が続き、ついにはヤミ金融業者から借入
をしてしまった。結局、期限になっても返済できず、業者からの頻繁な督
促電話が続き、身を潜めていたアパートにも業者が押し掛けてきた。地域
の民生委員を務める大家は、その様子を見てBさんの部屋を訪問した。
すると、憔悴しきったBさんが窮状を打ち明けたため、生活保護相談に
つながった。

生活保護ワーカーの面接により、現在は貯金も底をついており、ハロー
ワークに通う交通費もなく、仕事もみつからないことがわかった。アルバ
イトはいずれも短期間しか続かず、仕事のストレスはゲームに没頭するこ
とで紛らわせていたという。そのゲームによる課金も多額となり、やりく
りがつかず、他の数ヵ所の業者からの借入も判明した。親族からの扶養も
難しく、ひとまず現段階での生活保護の受給が決定した。

### (2) 相談支援の展開と自立支援プログラムの活用

生活保護ワーカーはスーパーバイザーである**査察指導員**に、Bさんの今
後の支援方針について相談した。査察指導員からは、まずは早急に債務整
理を行い、本人の就労能力についてアセスメントすることが必要とのアド
バイスを得た。そこで、生活保護ワーカーはまずはBさんに本人が現在
持っている明細書や請求書、領収書等を持参するように伝え、ともに債務
一覧表を作成した。その上で、**法テラス**に同行訪問し、Bさんは弁護士と
ともに自己破産手続きを行う方向で話を進めることになった。

債務整理が軌道に乗ったところで、今後の生活についてBさんに話を
聴くと、就労意欲はあるものの仕事が継続できないことが長年の悩みであ
ることが判明した。そこで生活保護ワーカーは「**就労支援プログラム**」を
紹介し、就労支援員との面談につないだ。やがてBさんの就労マナーや
対人コミュニケーションに課題がみつかり、**地域若者サポートステーショ
ン**で行われている就職準備セミナーに参加することになった。本人の就労

**査察指導員**
福祉事務所内で現業員
（生活保護ワーカー）の
担う業務に対してスーパ
ーバイザーとして指導監
督の役割を担う所員。

**法テラス**
日本司法支援センターの
通称。刑事・民事を問わ
ず、誰もがどこでも法的
なトラブルの解決に必要
な情報やサービスの提供
を受けられるようにとい
う構想のもと設立され
た、法的トラブル解決の
ための法律相談機関。総
合法律支援法に基づく、
法務省管轄の公的な法
人。

**就労支援プログラム**
就労希望者で就労のため
の準備が必要な人を対象
に、就労支援員などを配
置し、その人の状況にあ
った社会参加も含めた就
労支援を行うプログラ
ム。

**地域若者サポートステー
ション**
15歳から49歳までの若
者を対象に、社会的自立
のために、職業的自立総
合相談と就労活動支援を
中心に行う地域機関。地
域の実情に応じてネット
ワークを構築し、個々の
若者の置かれた状況に応
じた支援を提供してい
る。

意欲は強いため、生活保護ワーカーは段階的に支援を行いながら、最終的には就労を目指し、「生活保護受給者等就労自立促進事業」活用プログラムへの移行を目指した自立支援計画を立てている。

### (3) 支援のポイント

Bさんの事例では、生活課題の緊急度を把握し、優先順位を考えながら段階的にプログラムを活用していくことが支援のポイントとなっている。福祉事務所内で各種の自立支援プログラムが策定されていることで、査察指導員からのアドバイスも得やすく、迅速な対応ができたと言えるだろう。

債務整理に関しては、専門家に委ねて手続きを済ませれば終わるわけではない。経緯について情報交換しつつ、継続的なフォローが必要となる。また、多重債務から見えてくる利用者の生活課題を把握することも重要であり、時に金銭管理能力の向上を目指した支援も考えていく必要がある。加えて、借金の要因に依存症が隠れていることも多いため、この面でも的確なアセスメントが求められる。就労支援に関しては、Bさんのように職を転々としている場合は、何らかの課題が本人の特性に隠されている可能性が高い。よって、就労支援員など専門家のアセスメントを重視し、支援計画に基づき、地域資源を活用しながら支援を進めていく必要がある。

## [3]【事例3】長期入院者への支援

### (1) 事例概要

Cさん（50代・男性）は統合失調症により、管内のD精神科病院に長期入院中である。本人が30代の頃に相次いで両親が亡くなり、入院中に生活保護受給が開始された。兄がいるものの昔から不仲で、退院先がなく15年以上の長期入院となっていた。担当生活保護ワーカーは年に1度の病院訪問で面談を行っていたが、Cさんはいつも「退院は諦めた」と語っていた。

やがてD精神科病院での地域連携会議を機に、生活保護ワーカーが病棟グループで患者に生活保護の説明をする企画を実施した。そこで改めて生活保護を受けながら地域生活ができると確認したCさんは、退院の意思を表明。病院の精神保健福祉士と情報交換を行ったところ、Cさんは病状的には安定しており、受け入れ先があれば退院可能であるということだった。

### (2) 相談支援の展開と自立支援プログラムの活用

退院の意思を示したCさんに対し、生活保護ワーカーは病院の精神保健福祉士とも相談し、「精神障害者退院支援プログラム」の活用を提案した。福祉事務所とD精神科病院は組織的な取組みを行っていたため、即

座にプログラム導入のための面接が行われ、自立支援計画を立てることになった。D精神科病院は**障害者総合支援法**の**地域移行支援**を行う一般相談支援事業所とも連携も行っていたため、Cさんに関してはそれらの事業をベースに、自立支援プログラムも併用することになった。

### （3）支援のポイント

精神障害者の社会的入院解消に向けての取組みは、生活保護の利用者に限らず、国の方向性として示されている。よって、障害者総合支援法等の諸事業と併用しての「精神障害者退院支援プログラム」の実施が考えられる。そこでは、退院に向けての地域移行支援チームに生活保護ワーカーも加わる形になるため、総合的なサポートの中で福祉事務所として提供できる支援を明確にし、チームの中での役割を担う姿勢が求められる。

さらに、福祉事務所と特定の医療機関で組織的に取組みを行う中で、プログラム活用の効果を上げている自治体もある。具体的には福祉事務所と当該病院で定期的な会議を設け、生活保護利用者の状況についての情報交換を行ったり、病棟グループや家族会で生活保護や自立支援プログラムに関する情報提供を行うことで、個別の自立支援プログラムの利用促進につながっている。このように、組織的な連携・協働による体制構築を個別の自立支援につなげていく視点も重要になってくる。

## B. 生活困窮者自立支援制度における自立支援・就労支援・居住支援

## ［1］【事例1】自立支援

### （1）事例概要

Aさん（32歳・女性）は既婚だが子どもはない。Aさんも夫も地方都市出身で、大都市部にある大学に入学したものの、大学を中途退学している。

Aさんは、食品工場でパートとして働いていたが、会社の経営状態が悪化し最近解雇された。

夫も派遣社員として働いていたが、数ヵ月前に失業した。夫は、複数回にわたる失業から精神のバランスを崩しており、自宅にひきこもることが多くなっている。

Aさんは、そうした状態の夫を支えながら「自分が頑張らなければ」というが、Aさん自身も心療内科に通院している。

Aさん世帯はそれほど多額ではないが借金があり、月々、借金を返済している。夫婦2人で収入があるときは、外食なども頻繁にしていた。またスマートフォンの利用料金が2人とも高く家計を圧迫している。しかし、

**障害者総合支援法**
正式名称は「障害者の日常生活及び社会生活を総合的に支援するための法律」。

**地域移行支援**
障害者総合支援法の地域相談支援の1つに位置づけられているサービス。精神科病院入院者等に対しての地域生活移行のための活動、相談を行う。

Aさんも夫も家計簿などはつけたことがなく、月々の生活が苦しくなると実家に頼るなどの生活を続けている。

### (2) 生活困窮者自立支援制度の活用

相談支援員は、Aさんの心の負担になっている家計の赤字問題と夫の健康状態改善に力を入れることとした。そのため、家計改善支援事業を利用した。家計の状況を「見える化」し、収入と支出のバランスが取れるような家計管理のあり方を伝えた。またスマートフォンの利用料金ができるだけ安くなるような使い方についても説明した。

夫の健康状態については、就労に問題ないと医師から判断された後に、就労準備支援事業を活用することとした。

さらにAさんも短時間なら問題なく就労できるとの診断から、ハローワークを利用することになった。

将来的には、Aさんとその夫とも、正規職員として働くために職業訓練などを行っていくように勧めることを中長期的目標としている。

### (3) 支援のポイント

相談支援員は、Aさんの話を丁寧に聴き、Aさんの心理的負担が何にあるかを明らかにすることを努めた。その結果、収入があるときにも家計が赤字になってしまうことや、夫が何度も失業し、そのことで自尊心をなくしてきていること、ひきこもりがちになっていることなどにあることがわかった。まずは、当事者本人が何に最も悩んでいるかをアセスメントして、その点に対応していくことが求められる。

特に夫の状態については、精神的な疾患があるのか、そうでないかを専門の医師に診断してもらい、可能であれば短時間就労ができるようにすることが、自己肯定感を回復させ、ひきこもり状態から抜けさせると判断している。

Aさんとその夫は、就労の意思は強いにも関わらず、仕事が長続きしないのは、非正規雇用労働であることが原因となっている。そのため、中長期的目標としては、職業訓練を受けてできるだけ正規雇用となれるように支援していくことである。

また、働いて2人とも収入がある場合には貯蓄をしたり、不要な支出をなるべく避けるような家計管理の手法を伝えて支援していくことが、今後、借金を返済し、世帯の経済状態を安定させていくためには重要となる。

## [2] 【事例2】 就労支援

### (1) 事例概要

Bさん（28歳・男性）は独身で母親（62歳）と同居している。Bさん

には軽度知的障害があるが、障害者手帳を取得していない。そのため、学生時代から学習面でもうまくいかず成績も悪かった。また友人もおらず孤立していることが多かったが、保健室登校でなんとか高校までは卒業することができた。学校時代には、心配した養護教員から、専門機関に相談してみてはどうかと勧められたが、子どもに障害があることを認められない母親が承知しなかったため、学校生活や職業生活がうまくいかない原因がわからないままで過ごしてきている。

高校卒業後は、正規職員になることができなかったため、飲食店や清掃会社でアルバイトとして働いていた。しかし、上司や同僚のいうことがしっかり理解できず失敗も多かったため、長続きせず、短期的に仕事を転々としていた。

母親は何とかBさんに就職してもらいたいと思っているが、何度就職活動を行っても面談で落とされるため、本人は就職活動自体を怖がるようになっている。

母親も病気がちで就労していないため、Bさん世帯は経済的にひっ迫しており、このままではアパートを退去せざるを得ない状態に追い込まれていた。

## (2) 生活困窮者自立支援制度の活用

就労支援員は、まずBさんの仕事が長続きしない要因について、どのように考えているかを聞いてみることにした。その結果、「上司や同僚のいうことが一度ではわからない」ということが判明し、仕事内容がBさんに合っていないことを理解してもらうようにした。

また、母親にも相談機関に来てもらい、Bさんに障害者制度が利用できることを伝え、障害者手帳を取得すれば、障害者福祉サービスを利用できるなどBさんにとっても利点が多いことを知らせた。

就労については、まずは対人関係の訓練からということで、就労訓練事業の非雇用型として高齢者施設での清掃作業を行うこととなった。これがうまく軌道に乗れば、雇用型へと切り替える予定になっている。

さらに住まいを喪失する可能性があったため、住居確保給付金を申請し、そのまま住み続けることができるようにした。

## (3) 支援のポイント

Bさんの支援のポイントは、Bさんが障害のため、生きづらく、働きにくかったことに原因があることを本人・母親に理解してもらうことにある。障害を認めることは本人・母親にとっても容易ではないものの、「働きたい」という意思の強いBさんが働くためには、Bさんに合った仕事をみつけることや、障害者福祉サービスを利用するほうがよりよい生活になる

ことを理解してもらうように支援員が努めた点も重要である。

　また、いきなり雇用型ではなく、対人関係に苦手意識があるＢさんが段階的に慣れていけるよう、まず非雇用型で職場の環境や人に慣れるように設定したこともポイントである。Ｂさんに働くことに自信をつけてもらい、そのことで雇用に結びつけていくようにした。本人の状況を見ながらステップを踏む支援のあり方も、仕事を継続的に行っていけるようにする点で重要である。

## ［3］【事例3】居住支援

### （1）事例概要

　Ｃさん（47歳・男性）は5年前から妻子とはバラバラに生活している。

　30代の頃から自分で会社を起こし、手広く事業を行っていたが、不況で事業全体がうまくいかなくなった。多額の負債が生じたことで、家族を守るためにあえて離婚し、妻子とは別々に暮らしている。借金を自分が作ってしまったという罪悪感から妻子とはあまり連絡を取っていない。

　地方都市から東京へ出てきて、ネットカフェやサウナでの暮らしを続けていたが、何とかアパートを借りようと思い不動産会社に行ったものの、礼金・敷金などの初期費用がなく諦めた経緯がある。

　昔から飲酒癖があり、時々意識がなくなるまで飲むことがある。一度、サウナで倒れて救急車で運ばれたことがあった。

　体の調子が悪かったため病院に行くと、医師からこのままでは肝硬変やがんになる可能性があるので至急、生活改善をするようにと告げられた。

### （2）生活困窮者自立支援制度の活用

　相談支援員は、まずＣさんの体調を整えるため、ネットカフェなどの不定住居住ではなく、民間賃貸住宅で安定した暮らしができるよう住まいの確保を支援した。Ｃさんの希望を聞きながら、懇意にしている不動産会社に物件紹介をしてもらった。物件の内覧には、相談支援員も同行訪問し、Ｃさんの希望を不動産会社に伝えるなどした。

　その後、借金の返済方法については、連携している弁護士と相談し債務整理を行った。

　飲酒癖については、医師の診断ではアルコール依存に近い状態であることがわかり、地域にある **AA** を紹介して通うように勧めた。

　Ｃさんは40代で比較的若く、もともと起業家として活躍していたこともあり、仕事をいくつか紹介したところ、飲食店での仕事が気に入って週に数回、パートとして働くことになった。

　相談支援員は、家族関係を少しでも取り戻してもらうため、Ｃさんに家

**AA**
Alcoholics Anonymous
アルコール依存症者のための自助グループ。日本では「アルコール依存症患者の会」などと訳される。

族に手紙を書いてみてはどうかと勧めている。

### (3) 支援のポイント

この事例では、まず居住の安定が第1に図られた。Cさんは、能力的にも高い人であるが、突然家族とバラバラにならざるを得なかったことや、別の都市から全く知り合いのいない東京に出てきたことで、どのように生活を再建していけばよいかそのきっかけがなく日々を暮らしていた。居住の安定ができると、人は次の手立てを考えることが可能となる。借金の返済方法についても弁護士からの助言を得て、返済の目途を立てることができるようになった。借金を抱えている場合には、そのことで精神的に追い込まれることが多いため、まずはいつ返済が可能となるかの目途をつけることが第1に重要となる。アルコール依存については中長期的な継続支援が必要となる。その点から、AAの会を勧め、仲間とともに治療に向き合うようにした。ただし、自分の依存症についてはまだ十分な認識がないので、繰り返し治療に専念することを助言していく必要はある。

就労に関しては、Cさんがもともと飲食業界で仕事をしていたこともあり、同様の職種で決めることができた。また、家族関係が希薄となっていることが飲酒に結びついていると考えられるため、次の段階としては家族との関係を再構築することが重要と考えている。

## C. 生活福祉資金貸付を通じた自立支援

制度の沿革（**第6章1節**）でも述べた通り、生活福祉資金は民生委員の活動の中から生まれたものであり、相談支援活動とは切り離せないものであった。しかし、貸付の前提としてあったはずの相談支援は、債権管理のための「償還指導」に縮小していった。

近年になって、改めて雇用の問題や多重債務問題が社会問題として認識されるようになり、低所得者対策の充実とともに、そうした世帯や個人に対する相談支援活動の強化が求められるようになった。2009（平成16）年の資金種類の再編と総合支援資金の創設は、こうした社会的要請のもとに行われたものである。

さらに2015（平成27）年の生活困窮者自立支援法の施行に伴い、総合支援資金と緊急小口資金において、自立相談支援事業等の利用が貸付の要件とされた。これは、生活福祉資金と生活困窮者自立支援制度が連携して対応することにより、相談者の自立の促進を図ることを目指したものである。これら2つの制度の連携については、2015年に「生活福祉資金貸付制度と生活困窮者自立支援制度の連携マニュアル」が示されている（2020

〔令和 2〕年に改訂。社援地発 0331 第 2 号）。

## ［1］自立相談支援事業の利用を要件とする貸付

　生活福祉資金貸付制度における貸付のうち、総合支援資金、緊急小口資金および長期訓練生計費は自立相談支援事業等の利用が要件となっている。

　また、生活福祉資金貸付制度とは別の制度であるが、やはり社会福祉協議会（以下、「社協」）が貸付の実施機関である臨時特例つなぎ資金（以下、「つなぎ資金」）も、自立相談支援事業等の利用が要件とされている。このつなぎ資金は、離職者を支援するための公的給付制度または公的貸付制度を申請している住居のない離職者に対して、申請中の給付金や貸付金が交付されるまでの当面の生活費を迅速に貸し付けることにより、その自立を支援することを目的とした制度である。

## ［2］借入相談者・利用者が抱える困難や課題

　その前身が離職者支援資金であることからもわかるように、総合支援資金は失業者の利用を想定している（ただし、失業していることはこの資金の要件ではない）。また、つなぎ資金は離職者を対象としているし、長期訓練生計費は国家資格等を取得しようとする（主に就職氷河期世代の）人を対象としている。したがって、これらの資金の対象となり得る人は、あわせて就労支援を要することが多いと考えられる。

　総合支援資金の中の一時生活再建費や緊急小口資金は、公共料金などのライフラインの滞納の解消のためにも利用可能である。このような形で資金を必要とする相談者は、支払いや借入の滞納を複数抱えていたり、利用できるはずの給付や減免制度を利用できていないことがあるなど、家計管理に関する支援を要することが少なくない。

　このほかにも住居がない、当面の食料がないなど、迅速な支援を要する人も生活福祉資金の借入の相談に訪れる。職を求めて地域を移動したものの職を失うなどで、社会的に孤立している相談者もいる。さらに、ここに挙げたような困難や課題を複数、複合的な形で抱えていることもある。また、貸付を必要とすることは、預貯金などのまとまったお金が乏しいということであり、そのことが上記のような困難への対応を難しくし、あるいは困難を増大させたり、新たな困難を生じさせることもある。

　借入相談時だけでなく、資金の貸付や償還の期間において新たな困難や課題が発生することもある。教育支援資金を利用して進学した学校を中退せざるを得なくなる、傷病等により仕事を続けられなくなるといったことがあれば、借入時に計画していた形での償還ができずに滞納が発生してし

まう。両親の離別によって、教育支援資金の借受人である子と連帯借受人である離別した親との間で、償還に関する相談ができなくなってしまうこともある。滞納が発生している場合、「返さなくてはならないけれど、返すことができない、返済の見通しが持てない」ことがプレッシャーとなり、それが利用者の心身の状態に悪影響を及ぼすこともある。

## [3] 生活福祉資金の実施機関と自立相談支援機関との連携

　自立相談支援事業等の利用を要件とする貸付を希望する人については、生活福祉資金の実施機関である社協から自立相談支援事業につなぐことになる。自立相談支援機関等が貸付の利用が必要と判断した人を社協に紹介する（家計改善支援機関においては貸付あっせん書を作成し、社協への貸付あっせんを行う）場合もある。社協、自立支援相談機関は相談者から聞き取った情報を共有する。相談者が同じ内容を社協と自立支援相談機関のそれぞれに説明しなくてはならないといった負担が軽減されることが重要である。情報の共有については、事前に相談者から同意を得る必要がある。自立支援相談機関はアセスメントの結果に基づき、相談者と共同してプラン（案）を作成する。このプラン（案）は支援調整会議において協議される。都道府県社協は市町村社協を経由して申請された貸付の審査を行う。貸付の決定はプランが確定される時点には決定されていることが望ましいとされる。

　なお、緊急的に資金の貸付が必要な人に対しては、支援調整会議を待たずに、担当者間で緊急小口資金の貸付の可能性について相談し、必要に応じて貸付を行う。緊急的な支援と並行して、自立相談支援機関はアセスメントの結果に基づき、相談者と共同してプラン（案）を作成し、支援調整会議においてプラン（案）を協議する。基本的にプランの策定は貸付後になるため、プランの支援内容によっては借入申込時の償還計画を見直すことも必要となる。

　生活困窮者自立支援制度においては、自立相談支援機関が相談者の状態や支援の提供等を確認していくこととなる。社協を含めた各支援機関との支援内容の調整や定期的な情報共有を図る中心となるのも自立相談支援機関である。就労支援の状況をはじめとする事情の変化・変更や他の債務が判明した場合など、担当者間で逐次情報共有を行うことで支援の円滑化を図ることが重要であるが、そのためには機関間で個人情報を適切に共有できる体制を構築することが必要とされる。

## ［4］生活福祉資金貸付制度における支援の課題

　生活福祉資金貸付を通じた自立支援における課題には、他機関等との連携に関するもの、そして、貸付制度の運用に関するものがある。

　生活福祉資金の実施機関（社協）・相談員は、相談者や利用者が抱える困難や課題とその背景を理解した上で、必要に応じて他の制度や機関等につなげることが必要になる。また、利用要件を満たさない等により貸付の対象とならない場合は相談者の困りごとはそのまま継続するため、そこで相談を終了するのではなく、自立相談支援機関などの他機関等につなげることが重要になる。

　一方で、他制度や他機関の相談者や利用者が、生活福祉資金の利用を検討することもある。また、それらの利用者が過去に生活福祉資金の借入をしていることもある。たとえば、生活保護を受給する前の時期に資金を利用し、償還期間中に生活保護を受給するようになった場合、償還の猶予や免除を検討する必要もあるが、福祉事務所によって適切な対応が取られないこともある。また、滞納が発生しているなど、償還に困難を抱えていても、そのことをケースワーカーに打ち明けられない人もいる。

　生活福祉資金の実施機関・相談員は、自立支援事業等をはじめとする他機関や他制度について理解するとともに、具体的な連携体制を構築していくことが重要になる。一方で、他機関の相談員等にとって、生活福祉資金貸付制度は必ずしもなじみのあるものではない。貸付の内容や要件だけではなく、償還が困難になった時の対応（償還計画の見直し、償還の猶予や免除）とその手続き等についての理解の促進も、連携体制の構築の中に位置づけられる必要がある。

　生活福祉資金貸付制度そのものにも、その運用における課題がある。1つは借入の相談・申請から貸付が行われるまでの期間の短縮である。総合支援資金や緊急小口資金を必要とする人は金銭的にひっ迫していることが多い。生活福祉資金は低所得世帯が高利の消費者金融等を利用せざるを得ない状況を防ぐことがその意義の1つであるが、相談から貸付（入金）までの時間がかかると、その期間をしのぐことができずに消費者金融を利用してしまうことが生じる。こうした課題に対応するために、借入に必要な書類等の簡素化、合理化が図られつつある。

　この貸付の実施主体は都道府県社協であるが、貸付を利用した人は、進学や就職、転勤、結婚などに伴い、貸付期間中や償還期間中に転居をする可能性がある。県をまたいだ地域移動をした場合などは特に、支援が継続されないおそれがある。他の社協との連携体制の構築も図られる必要がある。

また、教育支援資金など、貸付および償還の期間が10年以上にわたるものもある。その期間中に利用者は転居や就職、結婚、出産など複数のライフイベントを経験し得るし、失業や転職、疾病をはじめとした困難や課題に直面する可能性もある。借入について相談した時に属していた世帯とは異なる世帯を形成し、もとの世帯で生じていたのとは別の困難を抱える場合もある。長期間の継続的な支援によりこうした困難や課題をその都度把握することができれば理想的だが、限界があるし実際的ともいえない。償還が計画通りになされないとき、滞納が発生したときに、単に督促を行うのではなく、「滞納が把握された時点で支援を再開する」という視点が重要になる。償還に困難が生じたときやそのおそれがあるときに利用者がためらいなく相談できること、償還計画の柔軟な見直しや償還猶予・免除の仕組みの活用（**第6章コラム**参照）、利用者とその世帯の状況に応じて他の制度や機関につなげることが、ここでの支援において必要である。あわせて、償還が困難になった時にこうした形での支援が行われることを、借入相談者や利用者に周知することも重要である。

## D. 多機関および多職種、住民、企業等との連携による地域づくりや参加の場づくり

### [1] 個と地域による支援

ここでは貧困に対する支援の実際として、多機関・多職種、住民、企業等との連携による地域づくりや参加の場づくりを見ていく。生活に困窮する人びとを実際に支援するためには、個々人の生活への支援と共に個人の生活を取り巻く地域や環境に対する地域づくりや一体的な支援が必要となる。

生活困窮は、経済的な困窮のみならず心身の健康や意欲喪失、社会的孤立へと人びとを追い込んでいく。そのために専門職は、生活に困窮する人びとと信頼関係の形成、**アウトリーチ**等で「つながり」、地域の資源等に「つなげる」、さらに継続的な支援や見守り、地域との関わりにおいて「もどし・つなぎなおす」支援を行っていく（**伴走型支援**）[4]。これらの支援の過程において、多機関・多職種、地域住民、企業等、さまざまなアクターの参画と協働によって支援を紡いでいく。そのために地域づくりや参加の場のというステージを必要とし、これらを多機関・多職種、地域住民、企業、行政等が協働することで創出していく。

そこで本項では、自立相談支援機関に持ち込まれた事例を通じて、これらの理解を深めていきたい。

アウトリーチ
outreach

## ［2］事例の概要

　Aさん（20代・女性）は、子ども（Bちゃん・女児）のひとり親家庭である。Aさんは18歳のときに、妊娠し結婚したものの、出産後、夫との仲がうまくいかず、離婚に至った。その後、パート等をかけもちし生活していたものの体調を崩し、無業状態となった。現在の収入は、児童手当と児童扶養手当に頼っており、貯蓄はほぼない。公共料金や家賃の支払いに滞りがあったが、Aさんは、遅れながらも支払ってきた。そこでAさんは、急ぎ仕事を探すため自立相談支援機関を来所した。なお、ハローワークは、Aさんの自宅から遠方にあり、交通費がかかるため行くことができなかった。

　初回面談でAさんは、「日払いや週払いでもよい、なんでもよいので仕事がほしい。お金がもうなくて大変なんです」と訴えた。相談員は、大変な生活やそこでの苦労や困難について、Aさんの感情面に配慮しながら面談を進めた。面談が進んでいく中でAさんからは、ハローワークへの交通費も捻出できないことや所持金は現在3千円程度しかないこと、スマートフォン（携帯電話）は、所持しているものの料金滞納で不通となっていること等が語られた。

　そして、Aさんには、家賃や公共料金を支払うために少額ではあったが借金があった。日常生活では、AさんとBちゃんは友人、知人はおらず、いつも2人で過ごしているという。食事は、2人とも満足に食べておらず、特にAさんについては、1日1食で過ごすことが多いという。そのため自立相談支援機関では、Aさんに食料支援として缶詰やフリーズドライ食品を手渡した。自立相談支援機関では、食品を扱う企業等から支援をいただき、食糧支援を行っていた。

　また、面談中に相談員は、生活保護制度の紹介・説明をした。しかしAさんは、過去に生活保護の申請を考えたこともあったが、申請が煩雑なことと、窓口対応によい印象がなかったため、申請したくないという意向であった。さらにAさんは生活保護を利用することで世間体が悪くなるのではないかと気にしていた。

　初回面接の翌日には、Aさんと生活費が乏しいことを確認し、自治体独自の生活を支援する小口の貸付制度に申請を行い、貸付を受けた。そして、Aさん本人の希望でもあった求人情報をいくつか提供し、その後、ハローワークへの同行支援も行った。Aさんの求人活動では、いくつか不採用があったものの、初回面接から3週間で採用が決まった。

　一方、債務については、督促も届いており、Aさんの了解のもと法律事務所の弁護士へのもとへ同行し相談した。それによって債務の返済につ

いての道筋をつけることができた。

　この間、AさんとBちゃんは、近所や地域とのつながりはなく、Aさんの家族や親族との交流もまったくなかった。そのため地域から孤立している状況であった。Bちゃんについては、小学生中学年であるが、すでに学習に遅れが見られ、友達も少ない。そこで相談員は、AさんとBちゃんに対して主に休日に活動している地域活動や子どもの学習支援、子ども食堂、子どもの居場所の活動を紹介し、参加を促した。

　その後、AさんとBちゃんは、休日には子ども食堂や町内会の活動にも参加した。特にBちゃんは、平日にも子どもの学習支援や居場所にも参加し、友達との交流や勉強を教えてくれる大人とのつながりも築けている様子であった。

## [3] 支援のポイント

　AさんとBちゃんの事例では、相談員がAさんの来所時の主訴である「なんでもよいので仕事がほしい」を丁寧に受け止めつつ、Aさんの生活不安や困難等について感情面に配慮した関わりをしていた。相談員は、Aさんとの信頼関係の形成のために「つながり」を築くようにしていたといえる。その結果、ハローワークへの交通費が捻出できないことや、所持金が少ないこと、家賃や公共料金の支払いに滞りがあること、債務があること、食事が満足にとれていないこと等が明らかになった。またAさんは、相談員に対して生活保護についての好ましくない気持ちを吐露しており、そのような気持ちも相談に話せる関係を築いていた。

　初回面談から相談員は、「つながる」と「つなげる」を意識しながら取り組んでいた。たとえば、食糧支援や自治体独自の生活を支援する貸付制度等の活用である。ちなみに近年、食糧支援やフードバンクが活発になっている。企業や農家等からフードバンクを通じて生活困窮する世帯や子ども食堂等へ食品が届けられる取組みである。フードバンクを通じて自治体や企業、福祉団体等が連携して取り組む例も見られ、地域づくりの仕掛けの1つになっているともいえる。また農林水産省は、**食品受入能力向上緊急支援事業（フードバンク事業）**として、新型コロナウィルスに伴う緊急事態宣言の影響に対して食品の受入れや提供体制整備に必要な経費等を支援している[5]。

　「つなげる」支援として本事例では、子どもの学習支援、子ども食堂、子どもの居場所を運営する団体や地域の町内会活動、法律事務所の弁護士との債務相談等で協働していた。個を支えるための地域づくりは、関係機関・団体との日頃のつながりが重要である。自立支援機関では、支援調整

会議やネットワーク会議を通じて関係を形成してきたといえる。また、相談員は、Aさんに対して関係機関・団体を紹介するだけでなく、同行支援する等の配慮した支援が見られた。

このような支援の過程においては、相談員による「もどし・つなぎなおす」支援も行われていた。Aさんの就労やBちゃんに対する緩やかな継続的な支援や声かけ、見守り等も見られた。仮に支援が進む中でAさんの仕事で何らかの問題が生じた場合や、Bちゃんの学校や学習、友達等とのつながりが芳しくない場合には、適切に発見、支援できるように関わっていた。これらの相談員の関わりは、「もどし・つなぎなおす」支援であり、AさんやBちゃんが問題を抱えたり、再び社会的な孤立に陥らないようにしていたといえる。

## ［4］ 個と地域を紡ぐ

本事例で見たひとり親家庭は、仕事がなく経済的に困窮しており、他者や地域からつながりがなく、社会的に孤立した状況であった。相談員は、AさんやBちゃんに対して伴走的に支援していた。そして、このような支援を可能にしたのが、地域におけるネットワークや参加の場であったといえる。

地域づくりと参加の場の1つの例として、北海道釧路市で取り組まれた**生活保護自立支援プログラム**のモデル事業の「高齢者世帯へのご機嫌伺い事業」を取り上げたい。「高齢者世帯へのご機嫌伺い事業」とは、生活保護利用者がホームヘルプを利用する高齢者宅をホームヘルパーに同行し、お話し交流するという事業であった。

この事業について櫛部武俊氏は、次のように述べている。「…なにより衝撃的だったのは、参加した母親が『利用者さんに来てくれてありがとう、愉しかったと言われた。私は今まで褒められたことが無い』という発言だった…」という[6]。生活保護利用者は、少なからずケースワーカーとのつながりがある。しかしケースワーカーとの関係が事務的であった場合、やはり利用者の自尊心や疎外感から回復することはないであろう。利用者は、相談員や地域活動を通じて、自らの関係を紡いでいく実感を得ていかなければならない。それが利用者の自尊心や自己肯定感の高まりにつながっていくといえる。

そのような意味において、「高齢者世帯へのご機嫌伺い事業」は、その母親にとって他者との関係を紡ぐ実感を得ることができる機会と場であり、自尊心の高まりにつながっていたといえる。このような実感を得ることができる支援と、それを可能とする地域づくりや参加の場の創出が大切であ

る。

　生活保護や生活困窮者自立支援等の貧困に対する支援における地域づくりや参加の場づくりは、全国的に見られる。たとえば、先述した北海道釧路市では、「釧路市生活保護自立支援プログラム」として 2006（平成 18）年からステップアップ型の支援構図を描き、そこでは多様な働き方として無報酬から稼働収入までの「**中間的就労**」という仕組みと場を築き、取り組んでいる(6)。

　また近年、農福連携の取組みが見られ、地域経済や地域交流が衰退する地方や後継者不足の農業分野において、地域資源を活かした生活困窮者等の雇用や交流の場となっている(7)。

## ［5］地域づくりと参加の場をつくるために

　これまで見てきたように、貧困に対する支援の実際として、多機関および多職種、住民、企業等との連携による地域づくりと参加の場を築くことは生活困窮する人びとのよりよい支援へとつながる。

　そのため日頃から**社会資源**の把握、関係づくり、必要な場合には開拓、開発をしなければならない。貧困に対する支援において社会資源は、既存の社会資源を活かしつつ、必要であればネットワークとしてつなぎ直す、新たにつなぐことも重要である。そして福祉機関・団体のみならず本事例にも見られたように地域をはじめとして雇用、学校（教育）、金融、住宅、産業、行政等のさまざまな分野との関係を築きあげることが大切である。これらの関係には、地域の既存のサロンやコミュニティカフェ、ピアサークル活動、ボランティア団体等も含まれ、これらの活動を通じて、地域における社会参加の場や見守り等につながっていく(7)。

　このように地域にはさまざまな人びとがおり、地域特有の慣習や文化、つながりがある。地域にはお互いを支え合っていく力がある。しかし、その地域には、地域特有の慣習や文化等があり、ときに地域から異質なものを排除しようすることもあり、そこでは差別や偏見も見られる。支援する側は、このような面も地域にあることを理解する必要がある。その上で貧困に対する支援や地域づくり、参加の場を形成するときは、差別や偏見、排除されないような関係づくり、つながりを築いていかなければならない。本事例でも見たように、福祉制度を利用する場合、世間体や世間の目を気にすることがある(8)。

　このことからも地域や関係機関・団体との日頃からの関係づくりが必要となるのである。

**注)**

ネット検索によるデータの取得日は，いずれも 2021 年 11 月 15 日．

(1) スピッカー，P. 著／西尾祐吾訳『スティグマと社会福祉』誠信書房，1986，p.244.

(2) 前掲書 (1)，p.246.

(3) 詳細は本書の第 4 章 4 節 B.「自立支援・就労支援の考え方と自立支援プログラム」を参照。

(4) 奥田知志・原田正樹編『伴走型支援──新しい支援と社会のカタチ』有斐閣，2021.

(5) 農林水産省ウェブサイト「令和 3 年度補正予算　フードバンク支援緊急対策事業」.

(6) 櫛部武俊「生活保護革命の途上にて──"かけがえのない私"の獲得と生きる場を求めて」法政大学大原社会問題研究所編『大原社会問題研究所雑誌』717 号，法政大学大原社会問題研究所，2018，pp.14-28.

(7) 一般社団法人北海道総合研究調査会ウェブサイト「生活困窮者自立相談支援機関の設置・運営の手引き（平成 26 年 3 月）」.

(8) 自立相談支援事業従事者養成研修テキスト編集委員会編『生活困窮者自立支援法自立相談支援事業従事者養成研修テキスト』中央法規出版，2014.

**参考文献**

● 公益社団法人　全国賃貸住宅経営者協会連合会ウェブサイト「生活困窮者自立支援制度を利用して生活を立て直した事例の紹介（2017 年 7 月版）」.

● みずほリサーチ＆テクノロジーズウェブサイト「平成 27 年度社会福祉推進事業　生活困窮者自立支援制度の自立相談支援機関における帳票類の標準化等に関する調査研究事業報告書　事例から学ぶ自立相談支援の基本（平成 28 年 3 月）」.

● 厚生労働省ウェブサイト「生活困窮者自立支援制度を利用して生活を立て直したケース」制度紹介リーフレット，p3.

**┃理解を深めるための参考文献**

● 岡部卓・長友祐三・池谷秀登編『生活保護ソーシャルワークはいま──より良い実践を目指して』ミネルヴァ書房，2017.

各自治体による具体的な実践展開が紹介されている「第Ⅱ部」「第Ⅲ部」は必読。困難事例といわれる人たちへの生活保護ワーカーおよび福祉事務所としての日々の実践が紹介されている。

● 池谷秀登編『生活保護と就労支援──福祉事務所における自立支援の実践』山吹書店，2013.

各章で 7 つの自治体の実践報告が掲載されており、生活保護ワーカーと利用者が支援プロセスをともに歩んでいる実践が紹介されている。具体的な事例を通して、相談支援の原則が浮かび上がっている。

● 岡部卓『新版福祉事務所ソーシャルワーカー必携──生活保護における社会福祉実践』全国社会福祉協議会，2014.

生活保護における社会福祉実践について、「制度編」「理論編」「実践編」により簡潔に記載されておりハンドブックとして最適な書。特に「実践編」では、さまざまな要配慮世帯の事例について、理解の視点や問題の共有、留意点などが記されている。

**コラム** 映画に見る「現代の貧困」

　貧困は現代の社会問題の1つとして、メディアなどでも取り上げられることが多くなってきた。ここでは現代の貧困について、社会状況や人間関係などを含め、さまざまな角度から多くのことを感じ、考えることのできる映画3本を紹介したい。

①『東京難民』（2014年／佐々部清監督／ファントム・フィルム）

　大学生活を送っていた若者が、貧困状態に陥っていくプロセスをリアルに描き出した作品。大学生の主人公は、親からの仕送りが滞り、学費の未納で大学を除籍。さらに家賃滞納によりアパートも追い出されてしまう。ネットカフェで寝起きしながら日雇いのバイトを探すものの、寮付きや住み込みの仕事も長くは続かず、最後はホームレスになってしまう。ネットカフェ難民の状況や、ファストフード店で一夜を明かす人、貧困ビジネス、多額の借金返済など、現代社会の貧困問題が凝縮されている。

②『ホームレス中学生』（2008年／古厩智之監督／東宝）

　同名自叙伝小説の映画化。中学2年生の主人公の前で、父親が突然、一家の解散を宣言する。失職により借金が膨らみ、家も売却しなければならないのだという。父子家庭でともに育った兄姉とも離れ、公園での生活が始まる。近所の人びとや友人、その親たちの助けと生活保護受給により、1人の少年がホームレス状態から抜け出していく姿が描かれている。民生委員を含め地域でのつながり、セーフティネットの重要性について考えさせられる。

③『誰も知らない』（2004年／是枝裕和監督／シネカノン）

　1988（昭和63）年に東京都豊島区西巣鴨で起きた「子ども4人置き去り事件」をモチーフに、現代社会の様相とすぐそばにある貧困の現実について描かれている映画。父親の違う4人の子どもを残して、新しい恋人のもとへ行ってしまった母親。子どもたちは出生届も出されず、学校にも通えないまま、母親から送られてくる現金書留を頼りに細々と生活を続ける。誰かがどこかで手を差し伸べられるのではないかと思われる場面も多く、大人の生活状況が子どもに与える影響について深く考えさせられる。

# キーワード集

## 朝日訴訟
人間裁判とも称され、1957（昭和32）年に結核患者であった朝日茂氏によって提起された訴訟。当時の長期入院患者の保護基準が憲法25条の「健康で文化的な」最低生活を保障するものではないとして厚生大臣を相手に起こした裁判。

## アメリカ社会保障調査団報告
調査団長の名をとって「ワンデル報告」とも呼ばれる。占領下の1949（昭和24）年8月、GHQにより日本の社会保障制度を調査するために招聘され、同年12月に提出された報告書。この報告書により社会保障制度審議会が成立した。

## 一時扶助
出産、入学、入退院時や保護開始時において最低生活の基盤となる物資の持ち合わせがない場合に行う緊急やむを得ない臨時的支給をいう。被服、布団、家具什器、入学準備金などがある。

## 一般扶助主義／制限扶助主義
公的扶助の適用にあたって要保護者の生活困窮という事実のみに着目して行う考え方を一般扶助主義といい、労働能力の有無、困窮の原因によって扶助から排除するあり方を制限扶助主義という。

## 医療扶助
生活保護法による8種類の扶助の1つ。疾病や負傷の治療に必要な入院または通院による医療の給付をはじめ、治療材料なども対象として認められている。医療券方式による現物給付を原則とし指定医療機関を通じて行われる。

## 医療保護施設
生活保護法による5種類の保護施設の1つ。医療を必要とする要保護者に対して医療の給付を行うことを目的とする施設。指定医療機関の増加などによりその数が減少傾向にある。

## ウェッブ夫妻
〔Webb, Sidney1859-1947: Webb, Beatrice1858-1943〕
ともにイギリスの研究者、社会民主主義者。夫妻は労働運動史や労働組合論において先駆的な研究をしているが、『産業民主制論』（1897）においてナショナル・ミニマムを提唱した。

## 江口英一
〔1918-2008〕
わが国の代表的貧困研究者。労働市場と社会階層の分析を行い、働いている生活困窮者（working poor）を含めた「低所得＝不安定就業階層」の問題を通して、現代の低所得層における貧困を捉えた。それは『現代の「低所得層」―「貧困」研究の方法（上・中・下）』（1979〜80）として集大成されている。

## エリザベス救貧法
イギリス絶対王制期のエリザベスⅠ世の統治の下において1601年に成立。貧困者を労働能力の有無を基準に、①有能貧民、②無能力貧民、③児童、の3種類に分類し、就労の強制や浮浪者の整理が行われた。1834年に改正。そのため改正された救貧法（新救貧法）に対し旧救貧法といわれている。

## エンゲル方式

生活扶助基準の算定方法の1つで1961（昭和36）年から1964（昭和39）年まで採用された。国民の標準的栄養所要量を満たせる飲食物費を理論的に計算し、これと同程度の費用を現実に支出している低所得世帯を家計調査から抽出し、そのエンゲル係数で逆算して総生活費を求める方式をいう。

## 介護扶助

生活保護法による8種類の扶助の1つ。介護保険法の制定に伴い新設されたもので、居宅介護、福祉用具、住宅改修、施設介護、介護予防などの範囲内において給付されるが、介護保険料については該当しない。医療扶助と同様に現物給付を原則とする。

## 格差縮小方式

生活扶助基準の算定方法の1つで1965（昭和40）年から1983（昭和58）年までに採用された方式。一般世帯と被保護世帯の生活水準（消費支出）の格差を縮小させるという観点から生活扶助基準の改訂率を決定する方式をいう。

## 籠山京

〔1910−1990〕

わが国の代表的貧困研究者。生活構造論の視点から貧困研究を行い、労働者の生活時間の配分や、「低所得層」や「被保護層」の生活水準について論じた。その主要著書として『国民生活の構造』（1943）、『戦後日本における貧困層の創出過程』（1973）などがある。

## 加算

生活扶助基準を構成するもの。一般的共通的な生活費としての基準生活費において配慮されていない個別的需要を補填することを目的として設定された制度。障害者、母子、妊産婦、介護施設入所者などの加算がある。

## 加藤訴訟

1990（平成2）年、加藤鉄男氏によって提訴された訴訟。将来の介護費用のために保護費を切り詰めて蓄えた預貯金の一部を収入認定し、保護費を減額し

た保護変更処分と残額の使途を限定した指導指示処分に対してその取消しを求めて起こした裁判。1993（平成5）年に原告勝訴となり一審で確定した。

## 基準及び程度の原則

生活保護法による実施上の4原則の1つ。保護は厚生労働大臣が定める基準によって最低生活費を測定し、要保護者の収入と対比して不足分を補う程度において行うものとされる。また、保護基準は要保護者の年齢、世帯、所在地等を考慮した最低生活水準を満たすに十分なものであり、かつ、これを超えないものとされている。

## 基準生活費

生活扶助を構成する基本的費目。居宅の場合、個人別経費として消費する飲食物費や被服費、その他の日用品費の維持購入に必要な経費を、年齢別・居住地別に設定した第1類費と、光熱水費や家具什器費など世帯単位で必要な経費を世帯人員別に設定した第2類費からなる。

## 救護施設

生活保護法による5種類の保護施設の1つ。身体上または精神上著しい障害があるために日常生活を営むことが困難な要保護者を入所させて生活扶助を行うことを目的とする施設。

## 救護法

第1次世界大戦末期には、物価高騰による生活苦を背景に米騒動や労働運動が勃発し、これらの社会不安を受けて政府は社会事業対策を打ち出していく。そして、1874（明治7）年に制定された恤救規則ではますます深刻化する国民の救貧対策に対応できなくなり、それに代わるものとして救護法が1929（昭和4）年に制定されたが、財源難から3年遅れて実施された。対象者は、65歳以上の老人、13歳以下の幼者、妊産婦、病人であり、労働能力のある者はその対象とされなかった。

## 旧生活保護法

1946（昭和21）年にGHQの指令（SCAPIN775）を受け入れて成立したわが国最初の近代的公的扶助法。国家責任による無差別平等の原則が一応確立し

たが、保護請求権、欠格条項などの問題点が残され、1950（昭和25）年全面改正して現行法が誕生した。

## 級地

生活保護基準はそれぞれの地域における消費者物価や地価等の生活水準を踏まえて、要保護者の所在地域により格差を設けているが、その区分を級地という。生活扶助、住宅扶助、葬祭扶助の3つはこの級地制を採っている。

## 急迫保護

当該生活困窮者が社会通念上、放置できないと認められる状況にあるときには、資産・能力の活用や他法扶助などを差し置いても、保護を行わねばならないことをいう。

## 救貧院

貧民の収容施設。ヨーロッパ中世の慈善施設にその系譜をもち、イギリスでは18世紀にワークハウステスト法により救援抑制を意図した施設として、また19世紀救貧法では貧民のワークハウス収容を原則とした。

## 救貧税

救貧法の救済費用をまかなうために教区住民に課された税金。中世ヨーロッパのキリスト教会による十分の一税とは異なり、救貧法では国家的強制課税としてこの救貧税制度が導入された。

## 救貧法に関する王立委員会報告

イギリスにおいて1905年に任命され、救貧法制度のあり方について検討を行った委員会。1909年に多数派・少数派の2つの報告書を提出した。前者は救貧法制度の存続・拡張・強化を目指したのに対し、後者は救貧法制度を解体してより普遍的な方策が必要であると主張した。

## 窮民救助法案

1890（明治23）年第1回帝国議会に政府から提出された救貧法案。市町村に救助義務を負わせるという公的救助義務主義に立つが、貧困の個人責任論などを理由に不成立に終わっている。

## 教育扶助

生活保護法による8種類の扶助の1つ。義務教育に伴って必要な教科書その他の学用品、通学用品、学校給食などの費用を対象として給付される。義務教育外の幼稚園、高校、大学などの教育費用は対象とならない。なお、旧生活保護法においては、この扶助は生活扶助に含まれていた。

## 教示義務

不服申立ての一般法である行政不服審査法では、この制度を完備しても国民がこの制度を十分に活用できないのでは意義が失われるため、不服申立てができる旨を教示しなければならないこととされている。

## 行政事件訴訟

行政上の法規に関する訴訟で、司法裁判所が行政事件について行う裁判。生活保護法や介護保険法等では前置主義が採られ、審査請求に対する裁決を経た後でなければ訴訟を提起することができないとされている。

## 行政不服審査法

不服申立ての一般法。簡易迅速な手続きにより国民の権利利益の救済を図るとともに行政の適正な運営を確保することを目的とする法律。生活保護法や介護保険法等では特則が置かれている。

## 居住地法

〔Settlement Removal Act〕

定住法ともいう。イギリスにおいて1662年に制定された浮浪貧民の移動や居住権獲得を規制した一連の法律。救貧法が教区ごとに運営されているため救貧費の減少を図る必要に基づくものであった。

## 居住地保護／現在地保護

実施機関（福祉事務所）の管轄区域内に居住地を有する要保護者に対する保護を居住地保護という。現在地保護とは居住地がないか、明らかでない要保護者に対して、保護を必要とする状態が発生した場、すなわち現在地において行う保護をいう。

## 軍事扶助法
（ぐんじふじょほう）

1917（大正6）年制定の軍事救護法を1937（昭和12）年に改正した公的救済法規。兵士の入営、傷病、死亡により生活困難な遺家族を対象に扶助を適用した。戦前の軍人優先思想を背景に救護事業や社会事業とは別に軍事政策の一環として捉えられた。

## 経済保護事業
（けいざいほごじぎょう）

1918（大正7）年の米騒動の前後から実施された、生活困窮者や低所得者に対する種々の援助や支援策を含む事業をいう。具体的には公設市場、公益質屋、公営浴場などの施設が設置され、職業紹介などの失業保護事業も展開された。

## 欠格条項
（けっかくじょうこう）

戦前の救護法や戦後の旧生活保護法に掲げられている受給資格の除外規定。旧法では要保護者に対し国家責任、無差別平等原則を初めて明示したが、素行不良者、能力があるにもかかわらず勤労の意思のない者などを除外し例外規定を残すことになった。

## 現業員
（げんぎょういん）

福祉事務所において業務を直接担当している職員。一般に地区担当員またはケースワーカーと呼ばれる。要保護者の相談援助等に応じる専門職であり、社会福祉主事の資格が必要とされている。

## 公営住宅
（こうえいじゅうたく）

住宅に困窮する低所得者に低廉な家賃で住宅を提供する制度。公営住宅の建設は、住宅に困窮する一般世帯だけでなく高齢、障害などの社会的ハンディキャップを抱えている人を対象に特定目的住宅も供給している。

## 更生施設
（こうせいしせつ）

生活保護法による5種類の保護施設の1つ。身体上または精神上の理由により養護および生活指導を必要とする要保護者を入所させて生活扶助を行うことを目的とする施設。

## 公的扶助
（こうてきふじょ）

社会保障を構成する制度の1つ。特に所得保障に関連しており、社会保障体系上、最後の安全網として位置づけられている。一般的には公的責任に基づき貧困者に対し権利として行われる最低生活を保障するための制度である。

## 国家責任の原理
（こっかせきにんのげんり）

生活保護法の最も根幹となる4原理の1つ。生活保護法は憲法25条の生存権保障を具体化したものであり、その1条に、国が生活に困窮するすべての国民に対して、その最低限度の生活を保障することが掲げられている。

## 子どもの貧困対策法
（こどものひんこんたいさくほう）

2013（平成25）年6月に成立した「子どもの貧困対策の推進に関する法律」の略称。親から子への「貧困の連鎖」を防ぐため、生まれ育った環境によって子どもの将来が左右されることがないよう、子どもへの教育支援や生活支援、親の就労支援のほか、こうした対策についての調査や研究の実施などが盛り込まれている。「貧困」という言葉を冠する初めての法律でもある。

## 災害救助法
（さいがいきゅうじょほう）

災害時における被災者の救助を目的として1947（昭和22）年に制定された法律。国が自治体、日本赤十字社その他の団体および国民の協力の下に、応急的に必要な救助を行い、被災した者の保護と社会の秩序の保全を図ることを目的としている。

## 再審査請求
（さいしんさせいきゅう）

行政庁の処分・不作為への審査請求に対する裁決に不服のある者が、さらに不服申立てをすること。訴訟における控訴にあたる。請求期間は審査庁の裁決を知った翌日から30日以内である。

## 済世顧問制度
（さいせいこもんせいど）

1917（大正6）年、岡山県の笠井信一知事によって創設された貧民救済制度。方面委員制度の前段階的位置にあり、今日の民生委員制度の源流である。救貧よりも防貧に重きを置き、貧困者の調査、相談、就職斡旋などにあたった。

## 最低生活の原理

生活保護法の最も根幹となる4原理の1つ。イギリスの19世紀新救貧法にいう劣等処遇の考え方とは全く対照的に、ここでいう「最低」とは人間の尊厳が保てる「健康で文化的」な生活水準をいう。

## 査察指導員

福祉事務所において所長の指揮監督を受けて、現業員の指導監督を行う職員。スーパーバイザーの訳語。いわば「ケースワーカーのケースワーカー」として管理、教育、支持の3つの機能が求められる。

## GHQ

General Headquarters の略で、第2次世界大戦後、連合国軍が設置した総司令部のこと。戦後のわが国は1951（昭和26）年まで占領下にあり、GHQの対日占領政策の一環で社会福祉の基礎構造が形成されたといえる。

## 失業扶助法

1934年にイギリスにおいて制定された法律。第1部でこれまでの失業保険制度を集成・再建し、第2部で新たに失業扶助を制度化した。中央の失業扶助庁の下に300を超える地方事務所を置き、全国各地に不服申立機関を設置した。

## 指定医療機関

医療扶助の医療を担当させるために指定された病院、診療所などの医療機関。医療扶助は現物給付であるため医療の給付を指定医療機関に委託し、実施機関がその費用を支払う仕組みとなっている。

## 児童扶養手当

「児童扶養手当法」（1961〔昭和36〕年制定）に規定。母子家庭や父子家庭の生活の安定と自立の促進を通して児童の福祉の増進を図ることを目的とする。手当の支給は、所得による支給制限がある。なお、「児童」とは18歳に達する日以降、最初の3月31日までをいい、心身におおむね中程度以上の障害（特別児童扶養手当2級と同じ程度以上の障害）がある場合は、20歳まで手当が受けられる。

## 「社会的な援護を要する人々に対する社会福祉のあり方に関する検討会」報告書

約半世紀を経過した生活保護制度に対して社会的排除からの脱却を提起した報告書。社会的排除という形で把握された今日の貧困問題に対して「つながりの再構築」を果たす取組みを行うことの意義が提唱されている。

## 社会的排除

〔social exclusion〕
貧困という用語に代わって現代的な貧困を認識する概念。経済的な意味での貧困だけでなく貧困をもたらす要因となる生活環境や状態、そのプロセスをも含むニーズ把握のための概念として理解されている。

## 社会福祉主事

年齢が20歳以上の地方公共団体の事務吏員または技術吏員であって、人格が高潔で、思慮が円熟し、社会福祉の増進に熱意があり、かつ、次のいずれかに該当するものとされる資格である（社会福祉法19条）。具体的には、①学校教育法に基づく大学、短期大学等において、厚生労働大臣の指定する社会福祉に関する科目を修めて卒業した者、②厚生労働大臣の指定する養成機関または講習会の課程を修了した者、③社会福祉士、④厚生労働大臣の指定する社会福祉事業従事者試験に合格した者、⑤前各号に掲げる者と同等以上の能力を有すると認められる者として厚生労働省令で定めるもの。大学等において資格を有した社会福祉主事を俗に3科目主事という。

## 社会生活自立支援

「生活保護制度の在り方に関する専門委員会報告書」（2004〔平成16〕年）において生活保護の自立支援を、社会福祉法の基本理念を踏まえて①日常生活自立支援、②社会生活自立支援、③就労自立支援の3つに整理したものの1つ。利用者が家族や地域などとのつながりを回復維持し、地域社会の中で主体的な生活が送れるように支援することをいう。

## 社会保障制度審議会

アメリカ社会保障調査団報告により1948（昭和

23）年に設置された総理大臣の諮問機関。旧生活保護法の不備を改善するよう求めた 1949（昭和 24）年の勧告が契機となって現行生活保護法が成立した。

### 住宅扶助
じゅうたくふじょ

生活保護法による 8 種類の扶助の 1 つ。「住居」（家賃、間代、地代等）と住宅の補修と維持に必要な費用が給付される。一般基準の額で充足できない場合は特別基準の設定が認められている。金銭給付が原則である。なお、この扶助は、旧生活保護法において生活扶助に含まれていた。

### 宿所提供施設
しゅくしょていきょうしせつ

生活保護法による 5 種類の保護施設の 1 つ。住居のない要保護者に対して、住宅扶助を行うことを目的とする施設。保護施設の中でその数は最も少ないが昨今の路上生活者の保護を行う上で重要な役割が期待される。

### 授産施設［生活保護法］
じゅさんしせつ　せいかつほごほう

生活保護法による 5 種類の保護施設の 1 つ。身体上もしくは精神上の理由または世帯の事情により就業能力の限られている要保護者に対し、就労または技能の修得のために必要な機会を与え、その自立を助長することを目的とする施設。

### 恤救規則
じゅっきゅうきそく

1874（明治 7）年に一般的救貧対策として公布された、わが国最初の国家的救貧事業である。しかしながら「無告の窮民」に限る、「人民相互の情誼」といったことが象徴しているように内容的には非常に貧相なものであった。

### 出産扶助
しゅっさんふじょ

生活保護法による 8 種類の扶助の 1 つ。分娩の介助、分娩前後の処置、脱脂綿・ガーゼその他の衛生材料の範囲内で給付される。基準額は施設と居宅では異なる。金銭給付を原則としている。

### 職権保護
しょっけんほご

生活保護法による申請保護の原則の例外措置。生活保護の利用は要保護者の申請行為を前提としてその

権利の実現を図ることになる。ただし、要保護者が急迫した状況にあるときは、実施機関は申請がなくても必要な保護を行うことができる。これを職権保護という。

### 自立支援プログラム
じりつしえん

2004（平成 16）年 12 月の「生活保護制度の在り方に関する委員会報告書」で提案された被保護者への自立支援事業。被保護者の自立阻害要因について類型化を図り、類型ごとに自立支援の具体的内容、実施手順を定め、これに基づき個別に必要な支援を組織的に実施するもの。

### 自立助長
じりつじょちょう

生活保護法における 2 つの目的の 1 つ。ケースワーカーは金銭給付を中心とする最低生活保障（社会保障的側面）と並んで、指導援助の対人サービス（社会福祉的側面）を通して保護利用者の生活全体を支援しなければならない。

### 資力調査（ミーンズ・テスト）
しりょくちょうさ

〔means test〕

保護申請者の受給資格を確認するための調査。生活保護法における補足性の原理に基づき、資産や所得をはじめ、親族扶養の有無、労働能力等を調査することをいう。

### 新救貧法（改正救貧法）
しんきゅうひんほう　かいせいきゅうひんほう

イギリスのエリザベス救貧法を旧救貧法というのに対して、新救貧法ともいう。改正された法内容の特徴を全国的統一、劣等処遇、ワークハウス収容の 3 原則に見ることができる。

### 審査請求
しんさせいきゅう

不服申立ての一種。行政庁の違法または不当な行為に対して、処分庁の直近の上級庁（都道府県知事）に審査を求めることをいい、処分庁に対して行う異議申立てと異なる。生活保護法では裁決すべき期間を 50 日以内と定めたり、介護保険法等では口頭での審査請求を認めるなど特別規定を設けている。

### 審査請求前置主義
しんさせいきゅうぜんちしゅぎ

保護の決定および実施に関する行政処分について不

服がある場合、まず不服申立て（審査請求）を行い、行政（都道府県知事）の判断（裁決）を経た後に、裁判所に対して訴訟を提起できることをいう。

## 申請保護の原則

生活保護法による実施上の4原則の1つ。保護は、要保護者、その扶養義務者またはその他の同居の親族の申請に基づいて開始するものとされている。ただし、要保護者が急迫した状況にある場合は申請がなくとも保護を行うことができる。

## 水準均衡方式

生活扶助基準の算定方法の1つで1984（昭和59）年から現在まで採用されている。政府経済見通しにおける当該年度の民間最終消費支出の伸び率を基礎として、前年度までの消費水準との調整を行い改訂率を決定する方式。

## SCAPIN775

1946（昭和21）年2月にGHQの発した公的扶助に関する覚書。国家責任、無差別平等、公私分離などの原則が示され、これに基づいて旧生活保護法が生まれた。なお、SCAPは連合国軍最高司令官、INはInstructionの略で指令の意。

## スティグマ

〔stigma〕

もともとの意味は奴隷や犯罪者の体に刻まれた徴である。多数派集団において正統とされる文化や規範を欠く少数派集団に対しては、その属性から否定的なレッテルが貼られ、その集団に属する者は正常から逸脱した者とみなされ、他人の軽視と不信を買う。それは被差別的な地位のシンボルという意味で汚点（スティグマ）となり社会的な差別を発生させるとされる。

## スピーナムランド制度

〔Speenhamland System〕

1795年にイギリスのスピーナムランドのペリカン・インで決定した賃金補助制度。パンの価格と家族の人数により最低生活費を算定し、労働賃金との差額を救貧税から手当として支給された。

## 生活困窮者緊急生活援護要綱

終戦直後の1945（昭和20）年12月に閣議決定された臨時応急的な困窮者援護制度。援護対象には失業者も含まれていたが、戦前の軍事扶助法の基準を踏襲したり、方面委員を活用するなど、あくまで慈恵色が強かった。

## 生活困窮者自立支援法

2013（平成25）年12月に改正生活保護法とともに制定された法律。生活保護に至る前からの自立支援策の強化を図るため、自立支援相談事業、住居確保給付金の支給その他の事業を行う。2018（平成30）年6月に改正され、これまで任意事業だった就労準備支援事業と家計改善支援事業（家計相談支援事業）の実施を自治体の努力義務とする条文を盛り込むなど、生活困窮者への支援強化が図られた。

## 生活福祉資金貸付制度

低所得対策の主要制度の1つ。低所得者、障害者、高齢者、失業者に対し、経済的自立や安定した生活を確保するため、社会福祉協議会による資金の貸付と民生委員による必要な援助指導を行う。2009（平成21）年10月から、それまでの10種類の資金種類が「総合支援資金」「福祉資金」「教育支援資金」「不動産担保型生活資金」の4種類に整理・統合された。

## 生活扶助

生活保護法による8種類の扶助の1つ。最も基本的な扶助で、衣食その他日常生活の需要を満たすために必要なものが移送の範囲内において支給される。具体的には基準生活費、各種加算、一時扶助等から構成されている。

## 生活保護制度の在り方に関する専門委員会報告書

2004（平成16）年に社会保障審議会福祉部会から提出された生活保護制度改革に関する報告書。「利用しやすく自立しやすい制度」への転換が今後の方向性として示されている。

## 生活保護制度の改善強化に関する勧告

1949（昭和24）年に社会保障制度委員会が行った

旧生活保護法改正に関する勧告。保護請求権の確立、不服申立制度の法定化、専門吏員の設置、欠格条項の明確化などが取り上げられた。

### 生活保護法
生活保護について規定した法律。太平洋戦争終結後、GHQ（連合国軍総司令部）は日本政府に対し、救済についての①無差別平等の原則、②国家責任の原則、③公私分離の原則、④救済費非制限の原則の4原則を示した。政府はこの4原則に基づき従来の救護法を廃止し、1946（昭和21）年に（旧）生活保護法を制定した。しかし、その後に制定された日本国憲法の下では生存権や国の社会保障義務が不十分な点が指摘され、1950（昭和25）年に全面改正され現行法となる。この法律は①無差別平等、②最低生活、③補足性という3つの原理と、①申請保護、②基準および程度、③必要即応、④世帯単位という4つの原則からなる。

### 生業扶助
生活保護法による8種類の扶助の1つ。要保護者の稼働能力を引き出し、それを助長することによって、その自立を図ることを目的としている。最低限度の生活を維持できない者のみならず、そのおそれのある者をも対象とし、生業資金、技能の習得（高校就学費を含む）などのために必要な範囲で給付される。

### 生存権
国民に健康で文化的な最低限度の生活を保障し、国に社会福祉、社会保障、公衆衛生の向上・増進を図る義務を課す社会権の中核となる権利（憲25条）。生存権は、当初はプログラム規定（国の政治的指針）説が有力だったが（食糧管理法違反事件：最大判昭23・9・29）、朝日訴訟以降、具体的な権利とまではされなかったものの裁判基準となっている。

### 世帯単位の原則
生活保護法による実施上の4つの原則の1つ。保護は同一の住居に居住し、生計を一にしている集まりである世帯を単位としてその要否および程度を定める。そこでは親族以外の者を含む場合であっても1つの世帯として捉える。ただし、個人を単位として

要否等を定めることもできる。

### 世帯分離
世帯単位の原則の例外措置。個人単位ともいう。長期入院患者のように事実上別居している場合、間近い結婚、就職が決まっていたり、大学等に修学している場合などに採る措置を世帯分離という。

### 絶対的水準論
最低生活水準の考え方の1つ。最低生活水準は健康の保持その他の需要（衣服、住居等）から国民生活の水準とは無関係に決まる動かしがたい固定的、絶対的な水準であるとされる考え方。

### セーフティネット
〔safety net〕
安全網の意。サーカスで落下防止のために張られた網をもとに、国民生活が危機に陥っても安全を保障する社会的な制度や対策を指すものとしてこの語が使用されるようになった。公的扶助は最後のセーフティネットである。

### セン
〔Sen, Amartya 1933- 〕
インド出身の経済学者。経済の分配・公正と貧困・飢餓の研究により1998年度ノーベル賞を受賞した。貧困・不平等の問題を捉える上で、人間の多様性を認め、これまでの財貨の量や効用のみではなく、それらによって達成可能となる機能に着目する「潜在能力」概念を提唱し、今日の貧困研究に大きな影響を与えている。センのこの潜在能力アプローチを発展させたものが国の豊かさを示す国連の人間開発指標である。

### 総合支援資金
低所得対策としての生活福祉資金貸付制度の一種。失業や減収等による生活困窮者に対して、生活の建て直しのために継続的な相談支援（就労支援、家計指導等）とあわせて、生活費および生活建て直しのための一時的な資金の貸付を行う。

### 葬祭扶助
生活保護法による8種類の扶助の1つ。被保護者が

死亡した場合において、その者の葬祭を行う扶養義務者がないときなどに、検案、死体の運搬、火葬または埋葬、納骨などのために必要な範囲内で給付される。金銭給付を原則としている。

## 相対的水準論

最低生活水準の考え方の1つ。最低生活水準は、一般的制約はあるにしても、全体としての国民生活水準、社会的意識等によって相対的に決まる水準とされる考え方。今日ではこの相対的水準論の立場が広く一般的に容認されている。

## 第1類

生活扶助基準は、第1類、第2類の基準生活費と各種加算を中心に構成されている。第1類は、食費、被服費などの個人単位で消費する生活費について定められた基準をいう。また第1類は、年齢別・所在地域別に設定されている。

## 第2類

生活扶助基準は、第1類、第2類の基準生活費と各種加算を中心に構成されている。第2類は、電気代、ガス代、水道代など光熱水費や家具什器などの世帯共通的な経費をいう。また第2類には、これに地区別の冬季加算も加わる。

## タウンゼント

〔Townsend, Peter 1928-2009〕
現代の貧困や不平等の理論に関するイギリスの代表的研究者。ラウントリー（Rowntree, B. S.）に代表される固定的な絶対的貧困概念に代わる相対的剥奪概念を提示し、その後の貧困研究に多大な影響を与えた。

## 高訴訟

心身障害者扶養共済制度条例に基づく年金を収入として認定し保護費を減額した処分に対して重度障害者の高眞司氏が提訴した訴訟。他人介護費の低さが争点となったが、2003（平成15）年最高裁において勝訴した。

## 惰民養成論

貧困者への公的救済に見られる考え方の1つ。貧困に陥るのは貧民自らの行いの結果であるから、公費によって貧民を救助すればますます怠惰な貧民を増やしてしまうとする考え。新救貧法に理論的支柱を与えたマルサス（Malthus, T. M.）の見解と共通する。

## 単給／併給

生活保護法には8種類の扶助があるが、1種類だけの扶助が行われる場合を単給という。これに対し、2種類以上の扶助が行われる場合を併給という。たとえば生活扶助と医療扶助を同時に受給する場合などである。

## 低所得対策

所得が低い状態にある世帯や人びとを対象に貧困を防止し、生活の維持・向上のために提供される制度とそれに基づく援助的関わりの総称。生活福祉資金貸付制度や公営住宅制度などがある。

## 冬季加算

最低生活を保障する観点から、生活扶助基準第2類（世帯共通経費）には夏季と冬季における日常生活需要の差を考慮して11月から3月までの5ヵ月間設定されているものである。都道府県を単位として全国をＩ区からⅥ区まで6区分し、世帯人員別に加算額が設定されている。

## 特別児童扶養手当

この手当は、精神または身体に障害を有する児童について手当を支給することにより、これらの児童の福祉の増進を図ることを目的として、20歳未満で精神または身体に中程度以上の障害を有する児童を家庭で監護、養育している父母またはその他の者を対象とする。

## 中嶋訴訟

保護費および収入を原資とする学資保険の満期返戻金を収入認定し、保護費を減額した処分に対して1991（平成3）年に中嶋豊治氏によって提訴された訴訟。2004（平成16）年最高裁において勝訴し、2005（平成17）年度から生業扶助の中に「高校就学費」制度が新設された。

## ナショナル・ミニマム

〔national minimum〕

国家によって国民全員に保障されるべき最低限の公共サービスの水準のこと。イギリスのウェッブ夫妻（Webb, S. J. & Webb, B.）が『産業民主制論』（1897）の中で提唱した。1942 年のイギリスのベヴァリッジ報告では「最低生活保障の原則」が示された。

## 日常生活自立支援

「生活保護制度の在り方に関する専門委員会報告書」（2004〔平成 16〕年）において生活保護の自立支援を、社会福祉法の基本理念を踏まえて①日常生活自立支援、②社会生活自立支援、③就労自立支援の 3 つに整理したものの 1 つ。身体や精神の健康を回復・維持し、自分で自分の健康・生活管理ができるように支援することをいう。

## 入院患者日用品費

生活保護法における生活扶助の一種で、病院または診療所に入院している被保護者の一般生活費をいう。朝日訴訟で争われた「生活保護基準」はこの日用品費の支給額が問題とされたものであった。

## 林訴訟

失業し野宿を余儀なくされたホームレスの林勝義氏によって 1994（平成 6）年に提訴された訴訟。生活保護法 4 条 1 項に規定する「利用しうる能力を活用する」との補足性の原理をめぐり争われた。

## 必要即応の原則

生活保護法による実施上の 4 原則の 1 つ。保護は、要保護者の年齢別、性別、健康状態別などその個人または世帯の実際の必要の相違を考慮して、有効かつ適切に行うものとされる。法を機械的に運用することなく個別的な必要性を重視している。

## 標準世帯

統計調査の 1 つのモデルで理論的に標準化された世帯。生活保護制度においては生活扶助基準額の算定と最低生活保障水準を決める際にこの標準世帯を設定して行う。2021（令和 3）年度現在では 3 人標準世帯（33 歳男、29 歳女、4 歳子）をモデルとして採用している。

## 貧困

一般的には生活を支える基礎的ニーズの不足あるいは欠乏であるといわれるが、時代や社会によってそのあらわれ方は異なる。これまでの貧困論の流れを踏まえれば、絶対的貧困から相対的貧困へ変化し、近年では社会的排除という用語が使用されている。

## 貧困線

貧困か否かを区別する客観的な基準を表した概念。古くはブース（Booth, C.）やラウントリー（Rowntree, B. S.）の調査によって用いられた。わが国の場合、生活保護基準が政策的次元における公的貧困線といえる。

## 貧困戦争

〔war on poverty〕

アメリカの第 36 代大統領ジョンソン（Johnson, L. B.）による貧困克服のための政策をいう。1960 年代以降、「豊富の中の貧困」問題についての関心が高まる中で採られた一連の政策の展開を貧困戦争と呼んでいる。

## 貧困調査

貧困者の生活実態を実証的に明らかにした調査。その代表的なものが 19 世紀末のイギリスにおいて行われたブース（Booth, C.）のロンドン調査とラウントリー（Rowntree, B. S.）のヨーク調査である。貧困は社会的原因によって引き起こされる問題であることを明らかにした。

## 貧困の再発見

〔rediscovery of poverty〕

「豊かな」社会を迎えた 1960 年代に英米両国ではほぼ時期を同じくして貧困者の増大傾向を指摘する警告がなされ、それが契機となって、その後の貧困対策や貧困概念に大きな影響を与えた。これを貧困の再発見と呼んでいる。その警告書とは、エーベル－スミス（Abel-Smith, B.）とタウンゼント（Townsend, P.）の『貧困層と極貧層』（1965）とハリントン（Harrington, M.）の『もう一つのアメ

リカ―合衆国の貧困』（1962）である。

## 貧困の発見
19世紀末に行われたブース（Booth, C.）とラウントリー（Rowntree, B. S.）の貧困調査はその実態を明らかにし、貧困が個人の責任によるものでなく社会経済的な理由によって生み出されることを客観的に証明した。これらは貧困の社会性を指摘し、旧来の貧困観を大きく転換する契機になった。これを貧困の発見と呼んでいる。

## 貧困文化
〔culture of poverty〕
文化人類学者のルイス（Lewis, O.）が1960年代に提唱した概念。貧困者には、生活態度、価値観、規範など共通した特有の生活様式が見られるとした。しかしこの見解には批判や反論も多い。

## 貧民監督官
イギリスのエリザベス救貧法下の救貧行政吏員。治安判事の指揮監督下に置かれ、教区ごとに有力な世帯から選任された。救貧税の徴収と救貧事務を行う無給の官吏で、その任期は1年とされた。

## 福祉資金
生活福祉資金貸付制度の資金の種類の1つで、福祉費と緊急小口資金からなる。前者の福祉費には、生業を営むために必要な経費をはじめ、福祉用具等の購入や障害者用の自動車の購入に必要な経費も対象となっている。

## 福祉事務所
住民に直結した福祉サービスの行政機関である。業務は福祉六法に定める援護、育成、更生の措置に関する事務を行う。都道府県福祉事務所は生活保護法、児童福祉法、母子及び父子並びに寡婦福祉法の三法に関する事務をつかさどり、市町村福祉事務所は三法に加えて老人福祉法、身体障害者福祉法、知的障害者福祉法のすべての事務を行う。

## ブース，C.
〔Booth, Charles James 1840–1916〕
イギリスの研究者、実業家。17年にわたって実施

したロンドン調査はその報告書『ロンドンの民衆の生活と労働』（全17巻）にまとめられ、人口の3割が貧困線以下にあり、その原因が低賃金等の雇用上の問題に起因することを明らかにした。

## 不服申立て
行政行為に対する行政上の救済制度。行政庁の処分その他公権力の行使に当たる行為について、これを違法または不当であると主張する者が、その是正を求めることをいう。通常の訴訟と異なり、行政庁が審査を行う。異議申立て・審査請求・再審査請求の3種類がある。

## 法外援護
生活保護法に基づく公的扶助以外に要・被保護世帯を対象として福祉事務所や社会福祉協議会が独自に行っている援護施策。具体的にはパン券、入浴券、見舞金などの支給や臨時施設による対応などがある。

## 訪問調査
生活保護法における訪問調査は「世帯訪問調査」と「関係先調査」の2つに大別されるが、その目的は要保護者の生活状況等を把握し、処遇に反映させることや、これに基づく自立を助長するための指導を行うことにある。

## 保護施設
生活保護法で規定している5種類の施設を指す。すなわち救護施設、更生施設、医療保護施設、授産施設、宿所提供施設である。居宅において生活を営むことが困難な者を入所させ、これらを利用させるものであり、その目的により上記施設が対応する。

## 保護の実施機関
法規定上の保護の実施機関とは要保護者に対し法の定める保護を決定実施する責任と権限をもつ都道府県知事、市長、福祉事務所を設置する町村長をいう。実際には委任規定により福祉事務所長に委任されている。

## 保護の停止・廃止
保護の停止は臨時収入などにより保護を要しない状

態が一時的である場合に行われるのに対して、保護の廃止は保護の打ち切りを意味し、保護を必要としない状態が確実かつ安定的である場合に行われる。なお、「令和2年度被保護者調査」（厚生労働省）によると、保護の廃止理由で最も多かったのは死亡であり、廃止理由全体の45.5%を占めている。

### 保護の費用の返還
急迫の場合等において資力があるにもかかわらず保護を受けたときは、受けた保護金品に相当する金額の範囲内において保護の実施機関の定める額を返還しなければならない。

### 保護率
人口1,000人に対する生活保護受給者の割合。わが国ではこの比率を‰（パーミル）で表記している。保護率は景気の動向や他制度の充実等により変動するが地域差も大きく、法の運用による行政的要因も見逃せない。

### 補足性の原理
生活保護法の最も根幹となる4原理の1つ。保護は生活に困窮する者が、その利用しうる資産、能力その他あらゆるものを活用し、かつ扶養義務者による扶養や他法による扶助によってもなお最低限度の生活が維持できないときに行われる。

### 捕捉率
〔take up rate〕
生活保護基準以下で生活する者のうち、実際に保護が適用されている者の割合をいう。要件を満たしているにもかかわらず保護されていない漏給者を把握する上で極めて重要な数値である。わが国では捕捉率の低さが問題点として指摘されている。

### ホームレス自立支援法
2002（平成14）年に10年間の時限立法として成立した法律で正式名称は「ホームレスの自立の支援等に関する特別措置法」。国、自治体等の果たすべき責務を明らかにするとともに、ホームレスの人権に配慮し必要な施策を講ずることにより問題の解決に資することを目的としている。なお、2012（平成24）年に、法の期限が2017（平成29）年8月6日まで5年間の延長が決定し、引き続き2017（平成29）年にさらに10年間延長されている。

### ホームレスの自立の支援等に関する基本方針
ホームレス自立支援法に基づき、2003（平成15）年に具体的なホームレス対策の推進方策を提示したもの。2008（平成20）年には前回の基本方針を前提としつつ2007（平成19）年に実施したホームレス全国調査をもとに、よりきめ細かな対策が必要であるとして、たとえば女性のホームレスに対して性差に配慮したきめ細かな自立支援を行うとともに、必要に応じて婦人相談所や婦人保護施設等と連携することなどが示された。その後、2017（平成29）年のホームレス自立支援法の法期限の延長を受けて2018（平成30）年に新たな基本方針が策定された。

### マーケット・バスケット方式
生活扶助基準の算定方法の1つ。最低生活を営むために必要な飲食物や衣類、入浴料等の個々の品目を積み上げて最低生活費を算出する方法。旧生活保護法施行時の1948（昭和23）年に導入された。また、ラウントリー（Rowntree, B. S.）が貧困調査で用いた方式でもある。

### 無差別平等の原理
生活保護法の最も根幹となる4原理の1つ。すべて国民はこの法律の定める要件を満たす限り保護請求権が差別なく保障されている。したがって、貧困原因、人種、社会的身分などを問わないとされる。

### 無料低額宿泊所
社会福祉法に基づく第2種社会福祉事業の1つ。「無料又は低額な料金」でホームレス等の生活困窮者に宿泊場所等を提供する。入所者のほとんどが生活保護受給者となっており、その保護費を不当に徴収する「貧困ビジネス」対策として2018（平成30）年6月の法改正により、事前届け出制の導入や施設最低基準の整備等、規制強化が図られた。

### 養老院／養老施設
老人の保護施設。養老院は救護法による救護施設の1つであり、わが国で初めて法的に位置づけられた。養老施設は戦後の生活保護法に依拠した保護施

設の1つだが、1963（昭和38）年に老人福祉法に移行した。

## ラウントリー

〔Rowntree, Benjamin Seebohm 1871-1954〕
イギリスの研究者、実業家。業績の中でも1899年実施のヨーク調査は『貧困―都市生活の一研究』（1901）としてまとめられ、貧困の科学的研究として極めて著名である。ブース（Booth, C.）の調査研究の成果とともに「貧困の発見」と呼ばれている。

## 濫給

保護の必要がない者に対して保護を行うことをいう。保護申請にあたり虚偽の申告をし、不正な手段により保護を受けたり、実施機関が十分に調査を行わなかったりした場合に生じることが多い。

## 劣等処遇の原則

救済を受ける貧民は、最低層の自立労働者以下の水準で処遇すべきであるとの原則。1834年、イギリスの「新救貧法」において制定された。

## 漏給

保護の受給要件を満たしているにもかかわらず保護が適用されていないことをいう。制度に対する無知・誤解、受給にまつわる屈辱感等により権利行使しない要保護者サイドのあり方に加え、実施機関の漏給に対する消極的な姿勢も問題とされる。

## ワーキングプア

〔working poor〕
働く貧困層。労働によって得られる賃金が生活保護基準以下の労働者をいう。わが国ではこの問題が近年の非正規雇用者の急激な増大によりクローズアップされてきている。

## ワークハウス

〔workhouse〕
貧民の収容施設で一般には労役場と訳される。無能力者の保護施設で貧民を働かせるようになったことから労役場が発生したとされる。18世紀は救援抑制の場として、また19世紀の新救貧法では劣等処遇を行う場として位置づけられた。

## ワークハウステスト法

1722年、イギリスで成立。教区に労役場を作り、救済を求める者を労役場において収容管理し、労働能力のある者に作業をさせた。労役場への収容を拒否する者には、救済を受ける権利をなくすことを規定した。

## 資料編

## 1. 恤救規則

〈明治 7 年 12 月 8 日太政官達第 162 号〉

済貧恤救ハ人民相互ノ情誼ニ因テ其方法ヲ設クヘキ筈ニ候得共目下難差置無告ノ窮民ハ自今各地ノ遠近ニヨリ 50 日以内ノ分左ノ規則ニ照シ取計置委曲内務省ヘ可伺出此旨相達候事

1　極貧ノ者独身ニテ廃疾ニ罹リ産業ヲ営ム能ハサル者ニハ 1 ケ年米 1 石 8 斗ノ積ヲ以テ給与スヘシ

但独身ニ非スト雖モ余ノ家人 70 年以上 15 年以下ニテ其身廃疾ニ罹リ窮迫ノ者ハ本文ニ準シ給与スヘシ

1　同独身ニテ 70 年以上ノ者重病或ハ老衰シテ産業ヲ営ム能ハサル者ニハ 1 ケ年米 1 石 8 斗ノ積ヲ以テ給与スヘシ

但独身ニ非スト雖モ余ノ家人 70 年以上 15 年以

下ニテ其身重病或ハ老衰シテ窮迫ノ者ハ本文ニ準シ給与スヘシ

1　同独身ニシテ疾病ニ罹リ産業ヲ営ム能ハサル者ニハ 1 日米男ハ 3 合女ハ 2 合ノ割ヲ以テ給与スヘシ

但独身ニ非スト雖モ余ノ家人 70 年以上 15 年以下ニテ其身病ニ罹リ窮迫ノ者ハ本文ニ準シ給与スヘシ

1　同独身ニテ 13 年以下ノ者ニハ 1 ケ年米 7 斗ノ積ヲ以テ給与スヘシ

但独身ニ非スト雖モ余ノ家人 70 年以上 15 年以下ニテ其身窮迫ノ者ハ本文ニ準シ給与スヘシ

1　救助米ハ該地前月ノ下米相場ヲ以テ石代下ケ渡スヘキ事

## 2. 救護法

〈昭和 4 年 4 月 2 日法律第 39 号〉

廃止　昭和 21 年 9 月 9 日法律第 17 号

**第 1 章　被救護者**

**第 1 条**　左ニ掲グル者貧困ノ為生活スルコト能ハザルトキハ本法ニ依リ之ヲ救護ス

1　65 歳以上ノ老衰者

2　13 歳以下ノ幼者

3　妊産婦

4　不具廃疾、疾病、傷病其ノ他精神又ハ身体ノ障碍ニ因リ労務ヲ行フニ故障アル者

②前項第 3 号ノ妊産婦ヲ救護スベキ期間並ニ同項第 4 号ニ掲グル事由ノ範囲及程度ハ勅令ヲ以テ之ヲ定ム

**第 2 条**　前条ノ規定ニ依リ救護ヲ受クベキ者ノ扶養義務者扶養ヲ為スコトヲ得ルトキハ之ヲ救護セズ但

シ急迫ノ事情アル場合ニ於テハ此ノ限ニ在ラズ

**第 2 章　救護機関**

**第 3 条**　救護ハ救護ヲ受クベキ者ノ居住地ノ市町村長、其ノ居住地ナキトキ又ハ居住地分明ナラザルトキハ其ノ現在地ノ市町村長之ヲ行フ

**第 4 条**　市町村ニ救護事務ノ為委員ヲ設置スルコトヲ得

②委員ハ名誉職トシ救護事務ニ関シ市町村長ヲ補助ス

**第 5 条**　委員ノ選任、解任、職務執行其ノ他委員ニ関シ必要ナル事項ハ命令ヲ以テ之ヲ定ム

**第 3 章　救護施設**

**第 6 条**　本法ニ於テ救護施設ト称スルハ養老院、孤児院、病院其ノ他ノ本法ニ依ル救護ヲ目的トスル施

設ヲ謂フ

**第7条** 市町村救護施設ヲ設置セントスルトキハ其ノ設備ニ付地方長官ノ認可ヲ受クベシ

②私人救護施設ヲ設置セントスルトキハ地方長官ノ認可ヲ受クベシ

**第8条** 前条第2項ノ規定ニ依リ設置シタル救護施設ハ市町村長ガ救護ノ為行フ委託ヲ拒ムコトヲ得ズ

**第9条** 本法ニ定ムルモノノ外救護施設ノ設置、管理、廃止其ノ他救護施設ニ関シ必要ナル事項ハ命令ヲ以テ之ヲ定ム

## 第4章　救護ノ種類及方法

**第10条** 救護ノ種類左ノ如シ

1　生活扶助
2　医療
3　助産
4　生業扶助

②前項各号ノ救護ノ範囲、程度及方法ハ勅令ヲ以テ之ヲ定ム

**第11条** 救護ハ救護ヲ受クル者ノ居宅ニ於テ之ヲ行フ

**第12条** 幼者居宅救護ヲ受クベキ場合ニ於テ市町村長其ノ哺育上必要アリト認ムルトキハ勅令ノ定ムル所ニ依リ幼者ト併セ其ノ母ヲ救護ヲ為スコトヲ得

**第13条** 市町村長居宅救護ヲ為スコト能ハズ又ハ之ヲ適当ナラズト認ムルトキハ救護ヲ受クル者ヲ救護施設ニ収容シ若ハ収容ヲ委託シ又ハ私人ノ家庭若ハ適当ナル施設ニ収容ヲ委託スルコトヲ得

**第14条** 市町村長ハ救護ヲ受クル者ノ親権者又ハ後見人ガ適当ニ其ノ権利ヲ行ハザル場合ニ於テハ其ノ異議アルトキ雖モ前条ノ処分ヲ為スコトヲ得

**第15条** 救護施設ノ長ハ命令ノ定ムル所ニ依リ其ノ施設ニ収容セラレタル者ニ対シ適当ナル作業ヲ課スルコトヲ得

**第16条** 第13条ノ規定ニ依リ収容セラレ又ハ収容ヲ委託セラレタル未成年者ニ付親権者及後見人ノ職務ヲ行フ者ナキトキハ市町村長又ハ其ノ指定シタル者勅令ノ定ムル所ニ依リ後見人ノ職務ヲ行フ

**第17条** 救護ヲ受クル者死亡シタル場合ニ於テハ勅令ノ定ムル所ニ依リ埋葬ヲ行フ者ニ対シ埋葬費ヲ給スルコトヲ得

②前項ノ場合ニ於テ埋葬ヲ行フ者ナキトキハ救護ヲ為シタル市町村長ニ於テ埋葬ヲ行フベシ

## 第5章　救護費

**第18条** 救護ヲ受クル者同一市町村ニ1年以上引続キ居住スル者ナキトキハ救護ニ要スル費用ハ其ノ居住地ノ市町村ノ負担トス

**第19条** 救護ヲ受クル者左ノ各号ノ1ニ該当スルモ

ノナキトキハ其ノ居住期間1年ニ満チザル場合ニ於テモ救護ニ要スル費用ハ其ノ居住地ノ市町村ノ負担トス

1　夫婦ノ一方居住1年以上ナルトキ同居ノ他ノ一方

2　父母其ノ他ノ直系尊属居住1年以上ナルトキ同居ノ子其ノ他ノ直系卑属

3　子其ノ他ノ直系卑属居住1年以上ナルトキ同居ノ父母其ノ他ノ直系尊属

**第20条** 前2条ニ規定スル期間ノ計算ニ付テハ勅令ノ定ムル所ニ依ル

**第21条** 救護ニ要スル費用ガ前3条ノ規定ニ依リ市町村ノ負担ニ属セザル場合ニ於テハ其ノ費用ハ救護ヲ受クル者ノ居住地ノ道府県、其ノ居住地ナキトキ又ハ居住地分明ナラザルトキハ其ノ現在地ノ道府県ノ負担トス

**第22条** 前17条ノ規定ニ依ル埋葬ニ要スル費用ノ負担ニ関シテハ前4条ノ規定ヲ準用ス

**第23条** 委員ニ関スル費用ハ市町村ノ負担トス

**第24条** 第21条及第22条ノ規定ニ依リ道府県ノ負担スル費用ハ救護ヲ為シタル地ノ市町村ニ於テ一時之ヲ繰替支弁スベシ

**第25条** 国庫ハ勅令ノ定ムル所ニ依リ左ノ諸費ニ対シ其ノ2分ノ1以内ヲ補助ス

1　第18条乃至第23条ノ規定ニ依リ市町村又ハ道府県ノ負担シタル費用

2　道府県ノ設置シタル救護施設及第7条第1項ノ規定ニ依リ市町村ノ設置シタル救護施設ノ費用

3　第7条第2項ノ規定ニ依リ私人ノ設置シタル救護施設ノ設備ニ要スル費用

②道府県ハ勅令ノ定ムル所ニ依リ下ノ諸費ニ対シ其ノ4分ノ1ヲ補助スベシ

1　第18条乃至第20条、第22条及第23条ノ規定ニ依リ市町村ノ負担シタル費用

2　第7条第1項ノ規定ニ依リ市町村ノ設置シタル救護施設ノ費用

3　第7条第2項ノ規定ニ依リ私人ノ設置シタル救護施設ノ設備ニ要スル費用

**第26条** 救護ヲ受クル者資力アルニ拘ラズ救護ヲ為シタルトキハ救護ニ要スル費用ヲ負担シタル市町村又ハ道府県ハ其ノ者ヨリ其ノ費用ノ全部又ハ一部ヲ徴収スルコトヲ得

**第27条** 救護ヲ受ケタル者救護ニ要シタル費用ノ弁償ヲ為スノ資力アルニ至リタルトキハ救護ノ費用ヲ負担シタル市町村又ハ道府県ハ救護ヲ廃止シタル日ヨリ5年以内ニ其ノ費用ノ全部又ハ一部ノ償還ヲ命ズルコトヲ得

**第28条**　救護ヲ受クル者死亡シタルトキハ市町村長ハ命令ノ定ムル所ニ依リ遺留ノ金銭ヲ以テ救護及埋葬ニ要スル費用ニ充当シ仍足ラザルトキハ遺留ノ物品ヲ売却シテ之ニ充当スルコトヲ得

**第6章　雑則**

**第29条**　救護ヲ受クル者左ニ掲グル事由ノ1ニ該当スルトキハ市町村長ハ救護ヲ為サザルコトヲ得

1　本法又ハ本法ニ基キテ発スル命令ニ依リ市町村長又ハ救護施設ノ長ノ為シタル処分ニ従ハザルトキ

2　故ナク救護ニ関スル検診又ハ調査ヲ拒ミタルトキ

3　性行著シク不良ナルトキ又ハ著シク怠惰ナルトキ

**第30条**　第7条第2項ノ規定ニ依リ設置シタル救護施設ガ本法若ハ本法ニ基キテ発スル命令又ハ之ニ基キテ為ス処分ニ違反シタルトキハ地方長官ハ同項ノ認可ヲ取消スコトヲ得

**第31条**　道府県、市町村其ノ他ノ公共団体ハ左ニ掲グル土地建物ニ対シテハ租税其ノ他ノ公課ヲ課スルコトヲ得ズ

但シ有料ニテ之ヲ使用セシムルモノニ対シテハ此ノ限リニ在ラズ

1　主トシテ救護施設ノ用ニ供スル建物

2　前号ニ掲グル建物ノ敷地其ノ他主トシテ救護施設ノ用ニ供スル土地

**第32条**　詐欺其ノ他ノ不正ノ手段ニ依リ救護ヲ受ケ又ハ受ケシメタル者ハ3月以下ノ懲役又ハ100円以下ノ罰金ニ処ス

**第33条**　本法中町村ニ関スル規定ハ町村制ヲ施行セザル地ニ於テハ町村ニ準ズベキモノニ、町村長ニ関スル規定ハ町村長ニ準ズベキ者ニ之ヲ適用ス

**附則**

①本法施行ノ期日ハ勅令ヲ以テ之ヲ定ム〔昭和6年勅令第210号で同7年1月1日から施行〕

②左ノ法令ハ之ヲ廃止ス

明治4年太政官達第300号

明治6年太政官布告第79号

明治6年太政官布告第138号

明治7年太政官達第162号恤救規則

# 3. 生活困窮者緊急生活援護要綱

〈昭和20年12月15日閣議決定〉

終戦後ノ国内現状ニ鑑ミ特ニ困窮セル者ニ対シ右記要綱ニ依リ緊急生活援護ノ方途ヲ講ジ以テ当面セル生活困窮ノ状態ヲ匡救セントス

(1)　生活援護ノ対象ト為スベキ者ハ一般国内生活困窮者及左ニ掲グル者ニシテ著シク生活ニ困窮セルモノトス

1　失業者

2　戦災者

3　海外引揚者

4　在外者留守家族

5　傷痍軍人及其家族並ニ軍人ノ遺族

(2)　生活援護ヲ要スル者ノ世帯ノ実情ニ応ジ左ノ方法ニ依ルモノトス

1　宿泊施設、給食施設及救護施設ノ拡充

2　衣料、寝具其ノ他ノ生活必需品ノ給与

3　食料品ノ補給

4　生業ノ指導斡旋

5　自家用消費物資、生産資材ノ給与又ハ貸与

(3)　生活援護ノ実施ハ都道府県ノ計画ニ基キ市区町村長ヲシテ当ラシメ町内会長、部落会長、方面委員、社会事業団体等ヲシテ之ニ協力セシムルモノトス

(4)　生活援護ニ要スル経費

既定経費ヲ本要綱ノ趣旨ニ即シ適用スルノ外尚必要経費ハ此ノ際特ニ別途考慮スルモノトス

**(備考)**

1　本要綱ノ実施ニ当リテハ取敢ヘズ都市特ニ六大都市並ニ引揚者ノ多数滞留地ニ重点ヲ置クモノトス

2　本要綱ノ実施ニ当リテハ其ノ徹底ヲ期スル為特ニ全国方面委員ヲ積極的ニ活動セシムルモノトス

# 4. 生活保護法〔旧法〕

〈昭和 21 年 9 月 9 日法律第 17 号〉

廃止　昭和 25 年 5 月 4 日法律第 144 号

## 第 1 章　総　則

**第 1 条**　この法律は、生活の保護を要する状態にある者の生活を、国が差別的又は優先的な取扱をなすことなく平等に保護して、社会の福祉を増進することを目的とする。

**第 2 条**　下の各号の 1 に該当する者には、この法律による保護は、これをなさない。

1　能力があるにもかかわらず、勤労の意思のない者、勤労を怠る者その他生計の維持に努めない者

2　素行不良な者

**第 3 条**　扶養義務者が扶養をなし得る者には、急迫した事情がある場合を除いては、この法律による保護は、これをなさない。

## 第 2 章　保護機関

**第 4 条**　保護は、保護を受ける者の居住地の市町村長（東京都の区のある区域においては東京都長官とする。以下同じ。）、居住地がないか、又は明かでないときは、現在地の市町村長がこれを行ふ。

**第 5 条**　民生委員法による民生委員は、命令の定めるところにより、保護事務に関して市町村長を補助する。

## 第 3 章　保護施設

**第 6 条**　この法律において保護施設とは、この法律による保護を目的とする施設又はこの法律による保護を受ける者のために必要な施設をいふ。

②前項の援護とは、宿所の提供その他この法律による保護を全うするため必要な事項で命令をもつて定めるものをいふ。

**第 7 条**　市町村が保護施設を設置しようとするときは、その設備について、地方長官の認可を受けなければならない。

②市町村以外の者（都道府県を除く。以下同じ。）が保護施設を設置しようとするときは、地方長官の認可を受けなければならない。

**第 8 条**　前条第 2 項の規定により設置した保護施設は、市町村長が保護又は援護のため行ふ委託を拒むことができない。

**第 9 条**　この法律で定めるものの外、保護施設の設置、管理、廃止その他保護施設に関して必要な事項は、命令でこれを定める。

## 第 4 章　保護の種類、程度及び方法

**第 10 条**　保護は、生活に必要な限度を超えることができない。

**第 11 条**　保護の種類は、左の通りである。

1　生活扶助

2　医療

3　助産

4　生業扶助

5　葬祭扶助

②前項各号の保護の程度及び方法は、勅令でこれを定める。

**第 12 条**　市町村長は、必要と認めるときは、保護を受ける者を保護施設に収容し、若しくは収容を委託し、又は私人の家庭若しくは適当な施設に収容を委託することができる。

**第 13 条**　市町村長は保護を受ける者の親権者又は後見人がその権利を適切に行はない場合は、その異議があつても、前条の規定による処分をなすことができる。

**第 14 条**　保護施設の長は、命令の定めるところにより、その施設に収容された者に対して、適当な作業を行はせることができる。

**第 15 条**　第 12 条の規定により収容され、又は収容を委託された未成年者について、親権者及び後見人の職務を行ふ者がないときは、市町村長又はその指定した者が、勅令の定めるところにより、後見人の職務を行ふ。

**第 16 条**　市町村長は、保護を受ける者に対して、勤労その他生計の維持に必要なことに関して指示をなすことができる。

**第 17 条**　保護を受ける者が死亡した場合は、勅令の定めるところにより、葬祭を行ふ者に対して、葬祭費を給することができる。保護を受ける者が死亡した場合に、葬祭を行ふ者がないときは、保護をなした市町村長が、葬祭を行はなければならない。

## 第 5 章　保護費

**第 18 条**　保護を受ける者が同一の市町村に 1 箇年以上引続いて居住する者であるときは、保護に要する費用は、その居住地の市町村がこれを支弁する。

②保護を受ける者が東京都の区のある区域に居住する者であるときは、その居住期間が 1 箇年に満たない場合においても、保護に要する費用は、東京都がこれを支弁する。

第19条　保護を受ける者が左の各号の1に該当する者であるときは、保護に要する費用は、その居住地の市町村がこれを支弁する。

1　夫婦の一方が居住1箇年以上であるとき、同居の他の一方

2　父母その他の直系尊属が居住1箇年以上であるとき、同居の子その他の直系卑属

3　子その他の直系卑属が居住1箇年以上であるとき、同居の父母その他の直系尊属

第20条　第18条第1項及び前条に規定する期間の計算については、勅令の定めるところによる。

第21条　保護に要する費用が第18条第1項及び第19条の規定により市町村が支弁しない場合は、その費用は、保護を受ける者の居住地の都道府県がこれを支弁する。

②保護を受ける者の居住地がないか、又は明らかでないときは、保護に要する費用は、その者の現在地の都道府県がこれを支弁する。

第22条　第17条第1項の葬祭費及び同条第2項の規定による葬祭に要する費用の支弁に関しては、第18条乃至前条の規定を準用する。

第23条　第5条の規定により民生委員が職務を行ふため必要な費用は、市町村（東京都の区のある区域に置かれる民生委員については東京都とする。）がこれを支弁する。

第24条　都道府県が設置した保護施設及び第7条の規定により市町村又は市町村以外の者が設置した保護施設の事務費は、勅令の定めるところにより、第18条、第19条及び第21条の規定によりその施設で保護又は援護を受ける者の保護に要する費用を支弁する市町村又は都道府県がこれを支弁する。

第25条　第21条及び第22条の規定により都道府県が支弁する費用は、保護を行つた地の市町村が、一時これを繰替支弁しなければならない。

第26条　都道府県は、勅令の定めるところにより、第7条第2項の規定により市町村以外の者が設置した保護施設の設備に要する費用に対して、その四分の三を支出しなければならない。

第27条　都道府県は、勅令の定めるところにより、下の費用に対して、その四分の一を負担しなければならない。

1　第23条の規定により市町村が支弁した費用

2　第7条第1項の規定により市町村が設置した保護施設の設備に要する費用

第28条　都道府県は、勅令の定めるところにより、第18条第1項、第19条、第22条及び第24条の規定により市町村が支弁した費用に対して、その十分の一を負担しなければならない。

第29条　国庫は、勅令の定めるところにより、第18条、第19条、第21条、第22条及び第24条の規定により市町村又は都道府県が支弁した費用に対して、その十分の八を負担する。

第30条　国庫は、勅令の定めるところにより、第26条の規定により都道府県が支出した費用に対して、その三分の二を負担する。

第31条　国庫は、勅令の定めるところにより、下の費用に対してその二分の一を負担する。

1　第23条の規定により市町村又は東京都が支弁した費用

2　都道府県が設置した保護施設及び第7条第1項の規定により市町村が支弁した保護施設の設置に要する費用

第32条　保護を受ける者に資力があるにもかかわらず保護をなしたときは、保護に要する費用を支弁した市町村又は都道府県は、その者から、その費用の全部又は一部を徴収することができる。

第33条　保護を受けが者が保護に要した費用を弁償する資力を有するようになつたときは、保護の費用を支弁した市町村又は都道府県は保護を廃止した日から5箇年以内に、その費用の全部又は一部の償還を命ずることができる。

第34条　保護を受ける者に対して民法により扶養の義務を履行しなければならない者があるときはその義務の範囲内において、保護に要する費用を支弁した市町村又は都道府県は、その費用の全部又は一部をその者から徴収することができる。

②前項の規定による費用の徴収に関して争があるときは、民事訴訟による。

第35条　保護を受ける者が死亡したときは、市町村長は、命令の定めるところにより、遺留の金銭を保護に要した費用、第27条第1項の葬祭費及び同条第2項の規定による葬祭に要した費用に充て、なお足りないときは、遺留した物品を売却して、これに充てることができる。

## 第6章　雑　則

第36条　保護を受ける者が左の各号の1に該当するときは、市町村長は、保護をなさないことができる。

1　この法律又はこの法律に基いて発する命令により市町村長又は保護施設の長が、なした処分又は指示に従はないとき。

2　正当な理由がなく保護に関する検診又は調査を拒んだとき。

第37条　第7条第2項の規定により設置した保護施

設が、この法律若しくはこの法律に基いて発する命令又はこれに基いてなす処分に違反したときは、地方長官は、同項の認可を取り消すことができる。

**第38条** この法律により給与を受けた保護金品を標準として、租税その他の公課を課することができない。

**第39条** この法律による保護金品は、既に給与を受けたものであるとないとにかかはらず、これを差押へることができない。

**第40条** 都道府県、市町村その他の公共団体は、下の建物及び土地に対しては、有料で使用させるものを除いては、租税その他の公課を課することができない。

1 主として保護施設のために使ふ建物

2 前項の建物の敷地その他の主として保護施設のために使ふ土地

**第41条** 詐欺その他不正の手段により保護を受け、又は受けさせた者は、6箇月以下の懲役又は500円以下の罰金に処する。

**第42条** その法律中町村に関する規定は、町村制を施行しない地において町村に準ずるものに、町村長に関する規定は、町村長に準ずる者にこれを適用する。

附 則 抄

**第43条** この法律施行の期日は、勅令でこれを定める。〔昭和21年勅令第437号で同年10月1日から施行〕

**第44条** 救護法、軍事扶助法、母子保護法、医療保護法及び戦時災害保護法は、これを廃止する。

**第45条** 救護法第7条若しくは母子保護法第9条第2項の規定により設置した施設又は医療保護法第6条の規定により経営する施設（都道府県の施設を除く。）で、この法律施行の際現に存するものは、この法律施行の日から2箇月を限り、第7条の規定による認可を受けなくても、同条の認可を受けた保護施設とみなす。

②前項の施設の設置者が同項の期間内に第7条の認可を申請した場合において、その申請に対する認可又は不認可の処分の日までも、また同項と同様である。

# 5. 生活保護法

〈昭和25年5月4日法律第144号〉

**第1章 総則**

（この法律の目的）

**第1条** この法律は、日本国憲法第25条に規定する理念に基き、国が生活に困窮するすべての国民に対し、その困窮の程度に応じ、必要な保護を行い、その最低限度の生活を保障するとともに、その自立を助長することを目的とする。

（無差別平等）

**第2条** すべて国民は、この法律の定める要件を満たす限り、この法律による保護（以下「保護」という。）を、無差別平等に受けることができる。

（最低生活）

**第3条** この法律により保障される最低限度の生活は、健康で文化的な生活水準を維持することができるものでなければならない。

（保護の補足性）

**第4条** 保護は、生活に困窮する者が、その利用し得る資産、能力その他あらゆるものを、その最低限度の生活の維持のために活用することを要件として行われる。

②民法（明治29年法律第89号）に定める扶養義務者の扶養及び他の法律に定める扶助は、すべてこの法律による保護に優先して行われるものとする。

③前二項の規定は、急迫した事由がある場合に、必要な保護を行うことを妨げるものではない。

（この法律の解釈及び運用）

**第5条** 前4条に規定するところは、この法律の基本原理であつて、この法律の解釈及び運用は、すべてこの原理に基いてされなければならない。

（用語の定義）

**第6条** この法律において「被保護者」とは、現に保護を受けている者をいう。

②この法律において「要保護者」とは、現に保護を受けているといないとにかかわらず、保護を必要とする状態にある者をいう。

③この法律において「保護金品」とは、保護として給与し、又は貸与される金銭及び物品をいう。

④この法律において「金銭給付」とは、金銭の給与又は貸与によつて、保護を行うことをいう。

⑤この法律において「現物給付」とは、物品の給与又は貸与、医療の給付、役務の提供その他金銭給付以外の方法で保護を行うことをいう。

## 第2章　保護の原則

### （申請保護の原則）

**第7条**　保護は、要保護者、その扶養義務者又はその他の同居の親族の申請に基いて開始するものとする。但し、要保護者が急迫した状況にあるときは、保護の申請がなくても、必要な保護を行うことができる。

### （基準及び程度の原則）

**第8条**　保護は、厚生労働大臣の定める基準により測定した要保護者の需要を基とし、そのうち、その者の金銭又は物品で満たすことのできない不足分を補う程度において行うものとする。

②前項の基準は、要保護者の年齢別、性別、世帯構成別、所在地域別その他保護の種類に応じて必要な事情を考慮した最低限度の生活の需要を満たすに十分なものであつて、且つ、これをこえないものでなければならない。

### （必要即応の原則）

**第9条**　保護は、要保護者の年齢別、性別、健康状態等その個人又は世帯の実際の必要の相違を考慮して、有効且つ適切に行うものとする。

### （世帯単位の原則）

**第10条**　保護は、世帯を単位としてその要否及び程度を定めるものとする。但し、これによりがたいときは、個人を単位として定めることができる。

## 第3章　保護の種類及び範囲

### （種類）

**第11条**　保護の種類は、次のとおりとする。

1　生活扶助
2　教育扶助
3　住宅扶助
4　医療扶助
5　介護扶助
6　出産扶助
7　生業扶助
8　葬祭扶助

②前項各号の扶助は、要保護者の必要に応じ、単給又は併給として行われる。

### （生活扶助）

**第12条**　生活扶助は、困窮のため最低限度の生活を維持することのできない者に対して、左に掲げる事項の範囲内において行われる。

1　衣食その他日常生活の需要を満たすために必要なもの
2　移送

### （教育扶助）

**第13条**　教育扶助は、困窮のため最低限度の生活を維持することのできない者に対して、左に掲げる事項の範囲内において行われる。

1　義務教育に伴つて必要な教科書その他の学用品
2　義務教育に伴つて必要な通学用品
3　学校給食その他義務教育に伴つて必要なもの

### （住宅扶助）

**第14条**　住宅扶助は、困窮のため最低限度の生活を維持することのできない者に対して、左に掲げる事項の範囲内において行われる。

1　住居
2　補修その他住宅の維持のために必要なもの

### （医療扶助）

**第15条**　医療扶助は、困窮のため最低限度の生活を維持することのできない者に対して、左に掲げる事項の範囲内において行われる。

1　診察
2　薬剤又は治療材料
3　医学的処置、手術及びその他の治療並びに施術
4　居宅における療養上の管理及びその療養に伴う世話その他の看護
5　病院又は診療所への入院及びその療養に伴う世話その他の看護
6　移送

### （介護扶助）

**第15条の2**　介護扶助は、困窮のため最低限度の生活を維持することのできない要介護者（介護保険法（平成9年法律第123号）第7条第3項に規定する要介護者をいう。第3項において同じ。）に対して、第1号から第4号まで及び第9号に掲げる事項の範囲内において行われ、困窮のため最低限度の生活を維持することのできない要支援者（同条第4項に規定する要支援者をいう。以下この項及び第6項において同じ。）に対して、第5号から第9号までに掲げる事項の範囲内において行われ、困窮のため最低限度の生活を維持することのできない居宅要支援被保険者等（同法第115条の45第1項第1号に規定する居宅要支援被保険者等をいう。）に相当する者（要支援者を除く。）に対して、第8号及び第9号に掲げる事項の範囲内において行われる。

1　居宅介護（居宅介護支援計画に基づき行うものに限る。）
2　福祉用具
3　住宅改修
4　施設介護
5　介護予防（介護予防支援計画に基づき行うものに限る。）
6　介護予防福祉用具

7　介護予防住宅改修

8　介護予防・日常生活支援（介護予防支援計画又は介護保険法第115条の45第1項第1号ニに規定する第1号介護予防支援事業による援助に相当する援助に基づき行うものに限る。）

9　移送

②前項第1号に規定する居宅介護とは、介護保険法第8条第2項に規定する訪問介護、同条第3項に規定する訪問入浴介護、同条第4項に規定する訪問看護、同条第5項に規定する訪問リハビリテーション、同条第6項に規定する居宅療養管理指導、同条第7項に規定する通所介護、同条第8項に規定する通所リハビリテーション、同条第9項に規定する短期入所生活介護、同条第10項に規定する短期入所療養介護、同条第11項に規定する特定施設入居者生活介護、同条第12項に規定する福祉用具貸与、同条第15項に規定する定期巡回・随時対応型訪問介護看護、同条第16項に規定する夜間対応型訪問介護、同条第17項に規定する地域密着型通所介護、同条第18項に規定する認知症対応型通所介護、同条第19項に規定する小規模多機能型居宅介護、同条第20項に規定する認知症対応型共同生活介護、同条第21項に規定する地域密着型特定施設入居者生活介護及び同条第23項に規定する複合型サービス並びにこれらに相当するサービスをいう。

③第1項第1号に規定する居宅介護支援計画とは、居宅において生活を営む要介護者が居宅介護その他居宅において日常生活を営むために必要な保健医療サービス及び福祉サービス（以下この項において「居宅介護等」という。）の適切な利用等をすることができるようにするための当該要介護者が利用する居宅介護等の種類、内容等を定める計画をいう。

④第1項第4号に規定する施設介護とは、介護保険法第8条第22項に規定する地域密着型介護老人福祉施設入所者生活介護、同条第27項に規定する介護福祉施設サービス、同条第28項に規定する介護保健施設サービス及び同条第29項に規定する介護医療院サービスをいう。

⑤第1項第5号に規定する介護予防とは、介護保険法第8条の2第2項に規定する介護予防訪問入浴介護、同条第3項に規定する介護予防訪問看護、同条第4項に規定する介護予防訪問リハビリテーション、同条第5項に規定する介護予防居宅療養管理指導、同条第6項に規定する介護予防通所リハビリテーション、同条第7項に規定する介護予防短期入所生活介護、同条第8項に規定する介護予防短期入所療養介護、同条第9項に規定する介護予防特定施設入居者生活介護、同条第10項に規定する介護予防福祉用具貸与、同条第13項に規定する介護予防認知症対応型通所介護、同条第14項に規定する介護予防小規模多機能型居宅介護及び同条第15項に規定する介護予防認知症対応型共同生活介護並びにこれらに相当するサービスをいう。

⑥第1項第5号及び第8号に規定する介護予防支援計画とは、居宅において生活を営む要支援者が介護予防その他身体上又は精神上の障害があるために入浴、排せつ、食事等の日常生活における基本的な動作の全部若しくは一部について常時介護を要し、又は日常生活を営むのに支障がある状態の軽減又は悪化の防止に資する保健医療サービス及び福祉サービス（以下この項において「介護予防等」という。）の適切な利用等をすることができるようにするための当該要支援者が利用する介護予防等の種類、内容等を定める計画であつて、介護保険法第115条の46第1項に規定する地域包括支援センターの職員のうち同法第8条の2第16項の厚生労働省令で定める者が作成したものをいう。

⑦第1項第8号に規定する介護予防・日常生活支援とは、介護保険法第115条の45第1項第1号イに規定する第1号訪問事業、同号ロに規定する第1号通所事業及び同号ハに規定する第1号生活支援事業による支援に相当する支援をいう。

**（出産扶助）**

**第16条**　出産扶助は、困窮のため最低限度の生活を維持することのできない者に対して、左に掲げる事項の範囲内において行われる。

1　分べんの介助

2　分べん前及び分べん後の処置

3　脱脂綿、ガーゼその他の衛生材料

**（生業扶助）**

**第17条**　生業扶助は、困窮のため最低限度の生活を維持することのできない者又はそのおそれのある者に対して、左に掲げる事項の範囲内において行われる。但し、これによつて、その者の収入を増加させ、又はその自立を助長することのできる見込のある場合に限る。

1　生業に必要な資金、器具又は資料

2　生業に必要な技能の修得

3　就労のために必要なもの

**（葬祭扶助）**

**第18条**　葬祭扶助は、困窮のため最低限度の生活を維持することのできない者に対して、左に掲げる事項の範囲内において行われる。

1　検案

2　死体の運搬

3　火葬又は埋葬

4　納骨その他葬祭のために必要なもの

②左に掲げる場合において、その葬祭を行う者がある
　ときは、その者に対して、前項各号の葬祭扶助を行
　うことができる。

1　被保護者が死亡した場合において、その者の葬
　　祭を行う扶養義務者がないとき。

2　死者に対しその葬祭を行う扶養義務者がない場
　　合において、その遺留した金品で、葬祭を行う
　　に必要な費用を満たすことのできないとき。

### 第4章　保護の機関及び実施

**（実施機関）**

**第19条**　都道府県知事、市長及び社会福祉法（昭和
　26年法律第45号）に規定する福祉に関する事務所
　（以下「福祉事務所」という。）を管理する町村長
　は、次に掲げる者に対して、この法律の定めるとこ
　ろにより、保護を決定し、かつ、実施しなければな
　らない。

1　その管理に属する福祉事務所の所管区域内に居
　　住地を有する要保護者

2　居住地がないか、又は明らかでない要保護者で
　　あつて、その管理に属する福祉事務所の所管区
　　域内に現在地を有するもの

②居住地が明らかである要保護者であつても、その者
　が急迫した状況にあるときは、その急迫した事由が
　止むまでは、その者に対する保護は、前項の規定に
　かかわらず、その者の現在地を所管する福祉事務所
　を管理する都道府県知事又は市町村長が行うものと
　する。

③第30条第1項ただし書の規定により被保護者を救
　護施設、更生施設若しくはその他の適当な施設に入
　所させ、若しくはこれらの施設に入所を委託し、若
　しくは私人の家庭に養護を委託した場合又は第34
　条の2第2項の規定により被保護者に対する次の各
　号に掲げる介護扶助を当該各号に定める者若しくは
　施設に委託して行う場合においては、当該入所又は
　委託の継続中、その者に対して保護を行うべき者
　は、その者に係る入所又は委託前の居住地又は現在
　地によつて定めるものとする。

1　居宅介護（第15条の2第2項に規定する居宅介
　　護をいう。以下同じ。）（特定施設入居者生活介
　　護（同項に規定する特定施設入居者生活介護を
　　いう。）に限る。）　居宅介護を行う者

2　施設介護（第15条の2第4項に規定する施設介
　　護をいう。以下同じ。）　介護老人福祉施設（介
　　護保険法第8条第27項に規定する介護老人福祉

施設をいう。以下同じ。）

3　介護予防（第15条の2第5項に規定する介護予
　　防をいう。以下同じ。）（介護予防特定施設入居
　　者生活介護（同項に規定する介護予防特定施設
　　入居者生活介護をいう。）に限る。）　介護予防を
　　行う者

④前3項の規定により保護を行うべき者（以下「保護
　の実施機関」という。）は、保護の決定及び実施に
　関する事務の全部又は一部を、その管理に属する行
　政庁に限り、委任することができる。

⑤保護の実施機関は、保護の決定及び実施に関する事
　務の一部を、政令の定めるところにより、他の保護
　の実施機関に委託して行うことを妨げない。

⑥福祉事務所を設置しない町村の長（以下「町村長」
　という。）は、その町村の区域内において特に急迫
　した事由により放置することができない状況にある
　要保護者に対して、応急的処置として、必要な保護
　を行うものとする。

⑦町村長は、保護の実施機関又は福祉事務所の長（以
　下「福祉事務所長」という。）が行う保護事務の執
　行を適切ならしめるため、次に掲げる事項を行うも
　のとする。

1　要保護者を発見し、又は被保護者の生計その他
　　の状況の変動を発見した場合において、速やか
　　に、保護の実施機関又は福祉事務所長にその旨
　　を通報すること。

2　第24条第10項の規定により保護の開始又は変
　　更の申請を受け取つた場合において、これを保
　　護の実施機関に送付すること。

3　保護の実施機関又は福祉事務所長から求められ
　　た場合において、被保護者等に対して、保護金
　　品を交付すること。

4　保護の実施機関又は福祉事務所長から求められ
　　た場合において、要保護者に関する調査を行う
　　こと。

**（職権の委任）**

**第20条**　都道府県知事は、この法律に定めるその職
　権の一部を、その管理に属する行政庁に委任するこ
　とができる。

**（補助機関）**

**第21条**　社会福祉法に定める社会福祉主事は、この
　法律の施行について、都道府県知事又は市町村長の
　事務の執行を補助するものとする。

**（民生委員の協力）**

**第22条**　民生委員法（昭和23年法律第198号）に定
　める民生委員は、この法律の施行について、市町村
　長、福祉事務所長又は社会福祉主事の事務の執行に

協力するものとする。

（事務監査）

**第23条** 厚生労働大臣は都道府県知事及び市町村長の行うこの法律の施行に関する事務について、都道府県知事は市町村長の行うこの法律の施行に関する事務について、その指定する職員に、その監査を行わせなければならない。

②前項の規定により指定された職員は、都道府県知事又は市町村長に対し、必要と認める資料の提出若しくは説明を求め、又は必要と認める指示をすることができる。

③第1項の規定により指定すべき職員の資格については、政令で定める。

（申請による保護の開始及び変更）

**第24条** 保護の開始を申請する者は、厚生労働省令で定めるところにより、次に掲げる事項を記載した申請書を保護の実施機関に提出しなければならない。ただし、当該申請書を作成することができない特別の事情があるときは、この限りでない。

1 要保護者の氏名及び住所又は居所

2 申請者が要保護者と異なるときは、申請者の氏名及び住所又は居所並びに要保護者との関係

3 保護を受けようとする理由

4 要保護者の資産及び収入の状況（生業若しくは就労又は求職活動の状況、扶養義務者の扶養の状況及び他の法律に定める扶助の状況を含む。以下同じ。）

5 その他要保護者の保護の要否、種類、程度及び方法を決定するために必要な事項として厚生労働省令で定める事項

②前項の申請書には、要保護者の保護の要否、種類、程度及び方法を決定するために必要な書類として厚生労働省令で定める書類を添付しなければならない。ただし、当該書類を添付することができない特別の事情があるときは、この限りでない。

③保護の実施機関は、保護の開始の申請があつたときは、保護の要否、種類、程度及び方法を決定し、申請者に対して書面をもつて、これを通知しなければならない。

④前項の書面には、決定の理由を付さなければならない。

⑤第3項の通知は、申請のあつた日から14日以内にしなければならない。ただし、扶養義務者の資産及び収入の状況の調査に日時を要する場合その他特別な理由がある場合には、これを30日まで延ばすことができる。

⑥保護の実施機関は、前項ただし書の規定により同項本文に規定する期間内に第3項の通知をしなかつたときは、同項の書面にその理由を明示しなければならない。

⑦保護の申請をしてから30日以内に第3項の通知がないときは、申請者は、保護の実施機関が申請を却下したものとみなすことができる。

⑧保護の実施機関は、知れたる扶養義務者が民法の規定による扶養義務を履行していないと認められる場合において、保護の開始の決定をしようとするときは、厚生労働省令で定めるところにより、あらかじめ、当該扶養義務者に対して書面をもつて厚生労働省令で定める事項を通知しなければならない。ただし、あらかじめ通知することが適当でない場合として厚生労働省令で定める場合は、この限りでない。

⑨第1項から第7項までの規定は、第7条に規定する者からの保護の変更の申請について準用する。

⑩保護の開始又は変更の申請は、町村長を経由してすることもできる。町村長は、申請を受け取つたときは、5日以内に、その申請に、要保護者に対する扶養義務者の有無、資産及び収入の状況その他保護に関する決定をするについて参考となるべき事項を記載した書面を添えて、これを保護の実施機関に送付しなければならない。

（職権による保護の開始及び変更）

**第25条** 保護の実施機関は、要保護者が急迫した状況にあるときは、すみやかに、職権をもつて保護の種類、程度及び方法を決定し、保護を開始しなければならない。

②保護の実施機関は、常に、被保護者の生活状態を調査し、保護の変更を必要とすると認めるときは、速やかに、職権をもつてその決定を行い、書面をもつて、これを被保護者に通知しなければならない。前条第4項の規定は、この場合に準用する。

③町村長は、要保護者が特に急迫した事由により放置することができない状況にあるときは、すみやかに、職権をもつて第19条第6項に規定する保護を行わなければならない。

（保護の停止及び廃止）

**第26条** 保護の実施機関は、被保護者が保護を必要としなくなつたときは、速やかに、保護の停止又は廃止を決定し、書面をもつて、これを被保護者に通知しなければならない。第28条第5項又は第62条第3項の規定により保護の停止又は廃止をするときも、同様とする。

（指導及び指示）

**第27条** 保護の実施機関は、被保護者に対して、生活の維持、向上その他保護の目的達成に必要な指導

又は指示をすることができる。

②前項の指導又は指示は、被保護者の自由を尊重し、必要の最少限度に止めなければならない。

③第1項の規定は、被保護者の意に反して、指導又は指示を強制し得るものと解釈してはならない。

**（相談及び助言）**

**第27条の2**　保護の実施機関は、第55条の7第1項に規定する被保護者就労支援事業及び第55条の8第1項に規定する被保護者健康管理支援事業を行うほか、要保護者から求めがあつたときは、要保護者の自立を助長するために、要保護者からの相談に応じ、必要な助言をすることができる。

**（報告、調査及び検診）**

**第28条**　保護の実施機関は、保護の決定若しくは実施又は第77条若しくは第78条（第3項を除く。次項及び次条第1項において同じ。）の規定の施行のため必要があると認めるときは、要保護者の資産及び収入の状況、健康状態その他の事項を調査するために、厚生労働省令で定めるところにより、当該要保護者に対して、報告を求め、若しくは当該職員に、当該要保護者の居住の場所に立ち入り、これらの事項を調査させ、又は当該要保護者に対して、保護の実施機関の指定する医師若しくは歯科医師の検診を受けるべき旨を命ずることができる。

②保護の実施機関は、保護の決定若しくは実施又は第77条若しくは第78条の規定の施行のため必要があると認めるときは、保護の開始又は変更の申請書及びその添付書類の内容を調査するために、厚生労働省令で定めるところにより、要保護者の扶養義務者若しくはその他の同居の親族又は保護の開始若しくは変更の申請の当時要保護者若しくはこれらの者であつた者に対して、報告を求めることができる。

③第1項の規定によつて立入調査を行う当該職員は、厚生労働省令の定めるところにより、その身分を示す証票を携帯し、かつ、関係人の請求があるときは、これを提示しなければならない。

④第1項の規定による立入調査の権限は、犯罪捜査のために認められたものと解してはならない。

⑤保護の実施機関は、要保護者が第1項の規定による報告をせず、若しくは虚偽の報告をし、若しくは立入調査を拒み、妨げ、若しくは忌避し、又は医師若しくは歯科医師の検診を受けるべき旨の命令に従わないときは、保護の開始若しくは変更の申請を却下し、又は保護の変更、停止若しくは廃止をすることができる。

**（資料2の提供等）**

**第29条**　保護の実施機関及び福祉事務所長は、保護

の決定若しくは実施又は第77条若しくは第78条の規定の施行のために必要があると認めるときは、次の各号に掲げる者の当該各号に定める事項につき、官公署、日本年金機構若しくは国民年金法（昭和34年法律第141号）第3条第2項に規定する共済組合等（次項において「共済組合等」という。）に対し、必要な書類の閲覧若しくは資料の提供を求め、又は銀行、信託会社、次の各号に掲げる者の雇主その他の関係人に、報告を求めることができる。

1　要保護者又は被保護者であつた者　氏名及び住所又は居所、資産及び収入の状況、健康状態、他の保護の実施機関における保護の決定及び実施の状況その他政令で定める事項（被保護者であつた者にあつては、氏名及び住所又は居所、健康状態並びに他の保護の実施機関における保護の決定及び実施の状況を除き、保護を受けていた期間における事項に限る。）

2　前号に掲げる者の扶養義務者　氏名及び住所又は居所、資産及び収入の状況その他政令で定める事項（被保護者であつた者の扶養義務者にあつては、氏名及び住所又は居所を除き、当該被保護者であつた者が保護を受けていた期間における事項に限る。）

②別表第1の上欄に掲げる官公署の長、日本年金機構又は共済組合等は、それぞれ同表の下欄に掲げる情報につき、保護の実施機関又は福祉事務所長から前項の規定による求めがあつたときは、速やかに、当該情報を記載し、若しくは記録した書類を閲覧させ、又は資料の提供を行うものとする。

**（行政手続法の適用除外）**

**第29条の2**　この章の規定による処分については、行政手続法（平成5年法律第88号）第3章（第12条及び第14条を除く。）の規定は、適用しない。

**第5章　保護の方法**

**（生活扶助の方法）**

**第30条**　生活扶助は、被保護者の居宅において行うものとする。ただし、これによることができないとき、これによつては保護の目的を達しがたいとき、又は被保護者が希望したときは、被保護者を救護施設、更生施設、日常生活支援住居施設（社会福祉法第2条第3項第8号に規定する事業の用に供する施設その他の施設であつて、被保護者に対する日常生活上の支援の実施に必要なものとして厚生労働省令で定める要件に該当すると都道府県知事が認めたものをいう。第62条第1項及び第70条第1号ハにおいて同じ。）若しくはその他の適当な施設に入所させ、若しくはこれらの施設に入所を委託し、又は私

人の家庭に養護を委託して行うことができる。

②前項ただし書の規定は、被保護者の意に反して、入所又は養護を強制することができるものと解釈してはならない。

③保護の実施機関は、被保護者の親権者又は後見人がその権利を適切に行わない場合においては、その異議があつても、家庭裁判所の許可を得て、第1項ただし書の措置をとることができる。

**第31条** 生活扶助は、金銭給付によつて行うものとする。但し、これによることができないとき、これによることが適当でないとき、その他保護の目的を達するために必要があるときは、現物給付によつて行うことができる。

②生活扶助のための保護金品は、1月分以内を限度として前渡するものとする。但し、これによりがたいときは、1月分をこえて前渡することができる。

③居宅において生活扶助を行う場合の保護金品は、世帯単位に計算し、世帯主又はこれに準ずる者に対して交付するものとする。但し、これによりがたいときは、被保護者に対して個々に交付することができる。

④地域密着型介護老人福祉施設（介護保険法第8条第22項に規定する地域密着型介護老人福祉施設をいう。以下同じ。）、介護老人福祉施設、介護老人保健施設（同条第28項に規定する介護老人保健施設をいう。以下同じ。）又は介護医療院（同条第29項に規定する介護医療院をいう。以下同じ。）であつて第56条の2第1項の規定により指定を受けたもの（同条第2項本文の規定により同条第1項の指定を受けたものとみなされたものを含む。）において施設介護を受ける被保護者に対して生活扶助を行う場合の保護金品を前項に規定する者に交付することが適当でないときその他保護の目的を達するために必要があるときは、同項の規定にかかわらず、当該地域密着型介護老人福祉施設若しくは介護老人福祉施設の長又は当該介護老人保健施設若しくは介護医療院の管理者に対して交付することができる。

⑤前条第1項ただし書の規定により生活扶助を行う場合の保護金品は、被保護者又は施設の長若しくは養護の委託を受けた者に対して交付するものとする。

**（教育扶助の方法）**

**第32条** 教育扶助は、金銭給付によつて行うものとする。但し、これによることができないとき、これによることが適当でないとき、その他保護の目的を達するために必要があるときは、現物給付によつて行うことができる。

②教育扶助のための保護金品は、被保護者、その親権者若しくは未成年後見人又は被保護者の通学する学校の長に対して交付するものとする。

**（住宅扶助の方法）**

**第33条** 住宅扶助は、金銭給付によつて行うものとする。但し、これによることができないとき、これによることが適当でないとき、その他保護の目的を達するために必要があるときは、現物給付によつて行うことができる。

②住宅扶助のうち、住居の現物給付は、宿所提供施設を利用させ、又は宿所提供施設にこれを委託して行うものとする。

③第30条第2項の規定は、前項の場合に準用する。

④住宅扶助のための保護金品は、世帯主又はこれに準ずる者に対して交付するものとする。

**（医療扶助の方法）**

**第34条** 医療扶助は、現物給付によつて行うものとする。但し、これによることができないとき、これによることが適当でないとき、その他保護の目的を達するために必要があるときは、金銭給付によつて行うことができる。

②前項に規定する現物給付のうち、医療の給付は、医療保護施設を利用させ、又は医療保護施設若しくは第49条の規定により指定を受けた医療機関にこれを委託して行うものとする。

③前項に規定する医療の給付のうち、医療を担当する医師又は歯科医師が医学的知見に基づき後発医薬品（医薬品、医療機器等の品質、有効性及び安全性の確保等に関する法律（昭和35年法律第145号）第14条又は第19条の2の規定による製造販売の承認を受けた医薬品のうち、同法第14条の4第1項各号に掲げる医薬品と有効成分、分量、用法、用量、効能及び効果が同一性を有すると認められたものであつて厚生労働省令で定めるものをいう。以下この項において同じ。）を使用することができると認めたものについては、原則として、後発医薬品によりその給付を行うものとする。

④第2項に規定する医療の給付のうち、あん摩マツサージ指圧師、はり師、きゆう師等に関する法律（昭和22年法律第217号）又は柔道整復師法（昭和45年法律第19号）の規定によりあん摩マツサージ指圧師、はり師、きゆう師又は柔道整復師（以下「施術者」という。）が行うことのできる範囲の施術については、第55条第1項の規定により指定を受けた施術者に委託してその給付を行うことを妨げない。

⑤急迫した事情その他やむを得ない事情がある場合においては、被保護者は、第2項及び前項の規定にかかわらず、指定を受けない医療機関について医療の

給付を受け、又は指定を受けない施術者について施術の給付を受けることができる。

⑥医療扶助のための保護金品は、被保護者に対して交付するものとする。

**（介護扶助の方法）**

**第34条の2** 介護扶助は、現物給付によつて行うものとする。ただし、これによることができないとき、これによることが適当でないとき、その他保護の目的を達するために必要があるときは、金銭給付によつて行うことができる。

②前項に規定する現物給付のうち、居宅介護、福祉用具の給付、施設介護、介護予防、介護予防福祉用具及び介護予防・日常生活支援（第15条の2第7項に規定する介護予防・日常生活支援をいう。第54条の2第1項において同じ。）の給付は、介護機関（その事業として居宅介護を行う者及びその事業として居宅介護支援計画（第15条の2第3項に規定する居宅介護支援計画をいう。第54条の2第1項及び別表第2において同じ。）を作成する者、その事業として介護保険法第8条第13項に規定する特定福祉用具販売を行う者（第54条の2第1項及び別表第2において「特定福祉用具販売事業者」という。）、地域密着型介護老人福祉施設、介護老人福祉施設、介護老人保健施設及び介護医療院、その事業として介護予防を行う者及びその事業として介護予防支援計画（第15条の2第6項に規定する介護予防支援計画をいう。第54条の2第1項及び別表第2において同じ。）を作成する者、その事業として同法第8条の2第11項に規定する特定介護予防福祉用具販売を行う者（第54条の2第1項及び別表第2において「特定介護予防福祉用具販売事業者」という。）並びに介護予防・日常生活支援事業者（その事業として同法第115条の45第1項第1号に規定する第1号事業を行う者をいう。以下同じ。）をいう。以下同じ。）であつて、第54条の2第1項の規定により指定を受けたもの（同条第2項本文の規定により同条第1項の指定を受けたものとみなされたものを含む。）にこれを委託して行うものとする。

③前条第5項及び第6項の規定は、介護扶助について準用する。

**（出産扶助の方法）**

**第35条** 出産扶助は、金銭給付によつて行うものとする。但し、これによることができないとき、これによることが適当でないとき、その他保護の目的を達するために必要があるときは、現物給付によつて行うことができる。

②前項ただし書に規定する現物給付のうち、助産の給付は、第55条第1項の規定により指定を受けた助産師に委託して行うものとする。

③第34条第5項及び第6項の規定は、出産扶助について準用する。

**（生業扶助の方法）**

**第36条** 生業扶助は、金銭給付によつて行うものとする。但し、これによることができないとき、これによることが適当でないとき、その他保護の目的を達するために必要があるときは、現物給付によつて行うことができる。

②前項但書に規定する現物給付のうち、就労のために必要な施設の供用及び生業に必要な技能の授与は、授産施設若しくは訓練を目的とするその他の施設を利用させ、又はこれらの施設にこれを委託して行うものとする。

③生業扶助のための保護金品は、被保護者に対して交付するものとする。但し、施設の供用又は技能の授与のために必要な金品は、授産施設の長に対して交付することができる。

**（葬祭扶助の方法）**

**第37条** 葬祭扶助は、金銭給付によつて行うものとする。但し、これによることができないとき、これによることが適当でないとき、その他保護の目的を達するために必要があるときは、現物給付によつて行うことができる。

②葬祭扶助のための保護金品は、葬祭を行う者に対して交付するものとする。

**（保護の方法の特例）**

**第37条の2** 保護の実施機関は、保護の目的を達するために必要があるときは、第31条第3項本文若しくは第33条第4項の規定により世帯主若しくはこれに準ずる者に対して交付する保護金品、第31条第3項ただし書若しくは第5項、第32条第2項、第34条第6項（第34条の2第3項及び第35条第3項において準用する場合を含む。）若しくは第36条第3項の規定により被保護者に対して交付する保護金品又は前条第2項の規定により葬祭を行う者に対して交付する保護金品のうち、介護保険料（介護保険法第129条第1項に規定する保険料をいう。）その他の被保護者が支払うべき費用であつて政令で定めるものの額に相当する金銭について、被保護者に代わり、政令で定める者に支払うことができる。この場合において、当該支払があつたときは、これらの規定により交付すべき者に対し当該保護金品の交付があつたものとみなす。

## 第6章　保護施設

**（種類）**

**第38条**　保護施設の種類は、左の通りとする。

1　救護施設
2　更生施設
3　医療保護施設
4　授産施設
5　宿所提供施設

②救護施設は、身体上又は精神上著しい障害があるために日常生活を営むことが困難な要保護者を入所させて、生活扶助を行うことを目的とする施設とする。

③更生施設は、身体上又は精神上の理由により養護及び生活指導を必要とする要保護者を入所させて、生活扶助を行うことを目的とする施設とする。

④医療保護施設は、医療を必要とする要保護者に対して、医療の給付を行うことを目的とする施設とする。

⑤授産施設は、身体上若しくは精神上の理由又は世帯の事情により就業能力の限られている要保護者に対して、就労又は技能の修得のために必要な機会及び便宜を与えて、その自立を助長することを目的とする施設とする。

⑥宿所提供施設は、住居のない要保護者の世帯に対して、住宅扶助を行うことを目的とする施設とする。

**（保護施設の基準）**

**第39条**　都道府県は、保護施設の設備及び運営について、条例で基準を定めなければならない。

②都道府県が前項の条例を定めるに当たつては、第1号から第3号までに掲げる事項については厚生労働省令で定める基準に従い定めるものとし、第4号に掲げる事項については厚生労働省令で定める基準を標準として定めるものとし、その他の事項については厚生労働省令で定める基準を参酌するものとする。

1　保護施設に配置する職員及びその員数
2　保護施設に係る居室の床面積
3　保護施設の運営に関する事項であつて、利用者の適切な処遇及び安全の確保並びに秘密の保持に密接に関連するものとして厚生労働省令で定めるもの
4　保護施設の利用定員

③保護施設の設置者は、第1項の基準を遵守しなければならない。

**（都道府県、市町村及び地方独立行政法人の保護施設）**

**第40条**　都道府県は、保護施設を設置することがで

きる。

②市町村及び地方独立行政法人（地方独立行政法人法（平成15年法律第118号）第2条第1項に規定する地方独立行政法人をいう。以下同じ。）は、保護施設を設置しようとするときは、あらかじめ、厚生労働省令で定める事項を都道府県知事に届け出なければならない。

③保護施設を設置した都道府県、市町村及び地方独立行政法人は、現に入所中の被保護者の保護に支障のない限り、その保護施設を廃止し、又はその事業を縮少し、若しくは休止することができる。

④都道府県及び市町村の行う保護施設の設置及び廃止は、条例で定めなければならない。

**（社会福祉法人及び日本赤十字社の保護施設の設置）**

**第41条**　都道府県、市町村及び地方独立行政法人のほか、保護施設は、社会福祉法人及び日本赤十字社でなければ設置することができない。

②社会福祉法人又は日本赤十字社は、保護施設を設置しようとするときは、あらかじめ、左に掲げる事項を記載した申請書を都道府県知事に提出して、その認可を受けなければならない。

1　保護施設の名称及び種類
2　設置者たる法人の名称並びに代表者の氏名、住所及び資産状況
3　寄附行為、定款その他の基本約款
4　建物その他の設備の規模及び構造
5　取扱定員
6　事業開始の予定年月日
7　経営の責任者及び保護の実務に当る幹部職員の氏名及び経歴
8　経理の方針

③都道府県知事は、前項の認可の申請があつた場合に、その施設が第39条第1項の基準のほか、次の各号の基準に適合するものであるときは、これを認可しなければならない。

1　設置しようとする者の経済的基礎が確実であること。
2　その保護施設の主として利用される地域における要保護者の分布状況からみて、当該保護施設の設置が必要であること。
3　保護の実務に当たる幹部職員が厚生労働大臣の定める資格を有するものであること。

④第1項の認可をするに当つて、都道府県知事は、その保護施設の存続期間を限り、又は保護の目的を達するために必要と認める条件を附することができる。

⑤第2項の認可を受けた社会福祉法人又は日本赤十字

社は、同項第1号又は第3号から第8号までに掲げる事項を変更しようとするときは、あらかじめ、都道府県知事の認可を受けなければならない。この認可の申請があつた場合には、第3項の規定を準用する。

**（社会福祉法人及び日本赤十字社の保護施設の休止又は廃止）**

**第42条** 社会福祉法人又は日本赤十字社は、保護施設を休止し、又は廃止しようとするときは、あらかじめ、その理由、現に入所中の被保護者に対する措置及び財産の処分方法を明らかにし、かつ、第70条、第72条又は第74条の規定により交付を受けた交付金又は補助金に残余額があるときは、これを返還して、休止又は廃止の時期について都道府県知事の認可を受けなければならない。

**（指導）**

**第43条** 都道府県知事は、保護施設の運営について、必要な指導をしなければならない。

②社会福祉法人又は日本赤十字社の設置した保護施設に対する前項の指導については、市町村長が、これを補助するものとする。

**（報告の徴収及び立入検査）**

**第44条** 都道府県知事は、保護施設の管理者に対して、その業務若しくは会計の状況その他必要と認める事項の報告を命じ、又は当該職員に、その施設に立ち入り、その管理者からその設備及び会計書類、診療録その他の帳簿書類（その作成又は保存に代えて電磁的記録（電子的方式、磁気的方式その他人の知覚によつては認識することができない方式で作られる記録であつて、電子計算機による情報処理の用に供されるものをいう。）の作成又は保存がされている場合における当該電磁的記録を含む。第51条第2項第5号及び第54条第1項において同じ。）の閲覧及び説明を求めさせ、若しくはこれを検査させることができる。

②第28条第3項及び第4項の規定は、前項の規定による立入検査について準用する。

**（改善命令等）**

**第45条** 厚生労働大臣は都道府県に対して、都道府県知事は市町村及び地方独立行政法人に対して、次に掲げる事由があるときは、その保護施設の設備若しくは運営の改善、その事業の停止又はその保護施設の廃止を命ずることができる。

1 その保護施設が第39条第1項の基準に適合しなくなつたとき。

2 その保護施設が存立の目的を失うに至つたとき。

3 その保護施設がこの法律若しくはこれに基づく

命令又はこれらに基づいてする処分に違反したとき。

②都道府県知事は、社会福祉法人又は日本赤十字社に対して、左に掲げる事由があるときは、その保護施設の設備若しくは運営の改善若しくはその事業の停止を命じ、又は第41条第2項の認可を取り消すことができる。

1 その保護施設が前項各号の1に該当するとき。

2 その保護施設が第41条第3項各号に規定する基準に適合しなくなつたとき。

3 その保護施設の経営につき営利を図る行為があつたとき。

4 正当な理由がないのに、第41条第2項第6号の予定年月日（同条第5項の規定により変更の認可を受けたときは、その認可を受けた予定年月日）までに事業を開始しないとき。

5 第41条第5項の規定に違反したとき。

③前項の規定による処分に係る行政手続法第15条第1項又は第30条の通知は、聴聞の期日又は弁明を記載した書面の提出期限（口頭による弁明の機会の付与を行う場合には、その日時）の14日前までにしなければならない。

④都道府県知事は、第2項の規定による認可の取消しに係る行政手続法第15条第1項の通知をしたときは、聴聞の期日及び場所を公示しなければならない。

⑤第2項の規定による認可の取消しに係る聴聞の期日における審理は、公開により行わなければならない。

**（管理規程）**

**第46条** 保護施設の設置者は、その事業を開始する前に、左に掲げる事項を明示した管理規程を定めなければならない。

1 事業の目的及び方針

2 職員の定数、区分及び職務内容

3 その施設を利用する者に対する処遇方法

4 その施設を利用する者が守るべき規律

5 入所者に作業を課する場合には、その作業の種類、方法、時間及び収益の処分方法

6 その他施設の管理についての重要事項

②都道府県以外の者は、前項の管理規程を定めたときは、すみやかに、これを都道府県知事に届け出なければならない。届け出た管理規程を変更しようとするときも、同様とする。

③都道府県知事は、前項の規定により届け出られた管理規程の内容が、その施設を利用する者に対する保護の目的を達するために適当でないと認めるとき

は、その管理規程の変更を命ずることができる。

（保護施設の義務）

**第47条** 保護施設は、保護の実施機関から保護のための委託を受けたときは、正当の理由なくして、これを拒んではならない。

②保護施設は、要保護者の入所又は処遇に当たり、人種、信条、社会的身分又は門地により、差別的又は優先的な取扱いをしてはならない。

③保護施設は、これを利用する者に対して、宗教上の行為、祝典、儀式又は行事に参加することを強制してはならない。

④保護施設は、当該職員が第44条の規定によつて行う立入検査を拒んではならない。

（保護施設の長）

**第48条** 保護施設の長は、常に、その施設を利用する者の生活の向上及び更生を図ることに努めなければならない。

②保護施設の長は、その施設を利用する者に対して、管理規程に従つて必要な指導をすることができる。

③都道府県知事は、必要と認めるときは、前項の指導を制限し、又は禁止することができる。

④保護施設の長は、その施設を利用する被保護者について、保護の変更、停止又は廃止を必要とする事由が生じたと認めるときは、すみやかに、保護の実施機関に、これを届け出なければならない。

**第7章 医療機関、介護機関及び助産機関**

（医療機関の指定）

**第49条** 厚生労働大臣は、国の開設した病院若しくは診療所又は薬局について、都道府県知事は、その他の病院若しくは診療所（これらに準ずるものとして政令で定めるものを含む。）又は薬局について、この法律による医療扶助のための医療を担当させる機関を指定する。

（指定の申請及び基準）

**第49条の2** 厚生労働大臣による前条の指定は、厚生労働省令で定めるところにより、病院若しくは診療所又は薬局の開設者の申請により行う。

②厚生労働大臣は、前項の申請があつた場合において、次の各号のいずれかに該当するときは、前条の指定をしてはならない。

1 当該申請に係る病院若しくは診療所又は薬局が、健康保険法（大正11年法律第70号）第63条第3項第1号に規定する保険医療機関又は保険薬局でないとき。

2 申請者が、禁錮以上の刑に処せられ、その執行を終わり、又は執行を受けることがなくなるまでの者であるとき。

3 申請者が、この法律その他国民の保健医療若しくは福祉に関する法律で政令で定めるものの規定により罰金の刑に処せられ、その執行を終わり、又は執行を受けることがなくなるまでの者であるとき。

4 申請者が、第51条第2項の規定により指定を取り消され、その取消しの日から起算して5年を経過しない者（当該取消しの処分に係る行政手続法第15条の規定による通知があつた日前60日以内に当該指定を取り消された病院若しくは診療所又は薬局の管理者であつた者で当該取消しの日から起算して5年を経過しないものを含む。）であるとき。ただし、当該指定の取消しの処分の理由となつた事実に関して申請者が有していた責任の程度を考慮して、この号本文に該当しないこととすることが相当であると認められるものとして厚生労働省令で定めるものに該当する場合を除く。

5 申請者が、第51条第2項の規定による指定の取消しの処分に係る行政手続法第15条の規定による通知があつた日から当該処分をする日又は処分をしないことを決定する日までの間に第51条第1項の規定による指定の辞退の申出をした者（当該指定の辞退について相当の理由がある者を除く。）で、当該申出の日から起算して5年を経過しないものであるとき。

6 申請者が、第54条第1項の規定による検査が行われた日から聴聞決定予定日（当該検査の結果に基づき第51条第2項の規定による指定の取消しの処分に係る聴聞を行うか否かの決定をすることが見込まれる日として厚生労働省令で定めるところにより厚生労働大臣が当該申請者に当該検査が行われた日から10日以内に特定の日を通知した場合における当該特定の日をいう。）までの間に第51条第1項の規定による指定の辞退の申出をした者（当該指定の辞退について相当の理由がある者を除く。）で、当該申出の日から起算して5年を経過しないものであるとき。

7 第5号に規定する期間内に第51条第1項の規定による指定の辞退の申出があつた場合において、申請者（当該指定の辞退について相当の理由がある者を除く。）が、同号の通知の日前60日以内に当該申出に係る病院若しくは診療所又は薬局の管理者であつた者で、当該申出の日から起算して5年を経過しないものであるとき。

8 申請者が、指定の申請前5年以内に被保護者の医療に関し不正又は著しく不当な行為をした者

であるとき。

9　当該申請に係る病院若しくは診療所又は薬局の管理者が第2号から前号までのいずれかに該当する者であるとき。

③厚生労働大臣は、第1項の申請があつた場合において、当該申請に係る病院若しくは診療所又は薬局が次の各号のいずれかに該当するときは、前条の指定をしないことができる。

1　被保護者の医療について、その内容の適切さを欠くおそれがあるとして重ねて第50条第2項の規定による指導を受けたものであるとき。

2　前号のほか、医療扶助のための医療を担当させる機関として著しく不適当と認められるものであるとき。

④前3項の規定は、都道府県知事による前条の指定について準用する。この場合において、第1項中「診療所」とあるのは「診療所（前条の政令で定めるものを含む。次項及び第3項において同じ。）」と、第2項第1号中「又は保険薬局」とあるのは「若しくは保険薬局又は厚生労働省令で定める事業所若しくは施設」と読み替えるものとする。

（指定の更新）

**第49条の3**　第49条の指定は、6年ごとにその更新を受けなければ、その期間の経過によつて、その効力を失う。

②前項の更新の申請があつた場合において、同項の期間（以下この条において「指定の有効期間」という。）の満了の日までにその申請に対する処分がされないときは、従前の指定は、指定の有効期間の満了後もその処分がされるまでの間は、なおその効力を有する。

③前項の場合において、指定の更新がされたときは、その指定の有効期間は、従前の指定の有効期間の満了の日の翌日から起算するものとする。

④前条及び健康保険法第68条第2項の規定は、第1項の指定の更新について準用する。この場合において、必要な技術的読替えは、政令で定める。

（指定医療機関の義務）

**第50条**　第49条の規定により指定を受けた医療機関（以下「指定医療機関」という。）は、厚生労働大臣の定めるところにより、懇切丁寧に被保護者の医療を担当しなければならない。

②指定医療機関は、被保護者の医療について、厚生労働大臣又は都道府県知事の行う指導に従わなければならない。

（変更の届出等）

**第50条の2**　指定医療機関は、当該指定医療機関の名称その他厚生労働省令で定める事項に変更があつたとき、又は当該指定医療機関の事業を廃止し、休止し、若しくは再開したときは、厚生労働省令で定めるところにより、10日以内に、その旨を第49条の指定をした厚生労働大臣又は都道府県知事に届け出なければならない。

（指定の辞退及び取消し）

**第51条**　指定医療機関は、30日以上の予告期間を設けて、その指定を辞退することができる。

②指定医療機関が、次の各号のいずれかに該当するときは、厚生労働大臣の指定した医療機関については厚生労働大臣が、都道府県知事の指定した医療機関については都道府県知事が、その指定を取り消し、又は期間を定めてその指定の全部若しくは一部の効力を停止することができる。

1　指定医療機関が、第49条の2第2項第1号から第3号まで又は第9号のいずれかに該当するに至つたとき。

2　指定医療機関が、第49条の2第3項各号のいずれかに該当するに至つたとき。

3　指定医療機関が、第50条又は次条の規定に違反したとき。

4　指定医療機関の診療報酬の請求に関し不正があつたとき。

5　指定医療機関が、第54条第1項の規定により報告若しくは診療録、帳簿書類その他の物件の提出若しくは提示を命ぜられてこれに従わず、又は虚偽の報告をしたとき。

6　指定医療機関の開設者又は従業者が、第54条第1項の規定により出頭を求められてこれに応ぜず、同項の規定による質問に対して答弁せず、若しくは虚偽の答弁をし、又は同項の規定による検査を拒み、妨げ、若しくは忌避したとき。ただし、当該指定医療機関の従業者がその行為をした場合において、その行為を防止するため、当該指定医療機関の開設者が相当の注意及び監督を尽くしたときを除く。

7　指定医療機関が、不正の手段により第49条の指定を受けたとき。

8　前各号に掲げる場合のほか、指定医療機関が、この法律その他国民の保健医療若しくは福祉に関する法律で政令で定めるもの又はこれらの法律に基づく命令若しくは処分に違反したとき。

9　前各号に掲げる場合のほか、指定医療機関が、被保護者の医療に関し不正又は著しく不当な行為をしたとき。

10　指定医療機関の管理者が指定の取消し又は指定

の全部若しくは一部の効力の停止をしようとするとき前5年以内に被保護者の医療に関し不正又は著しく不当な行為をした者であるとき。

**（診療方針及び診療報酬）**

**第52条** 指定医療機関の診療方針及び診療報酬は、国民健康保険の診療方針及び診療報酬の例による。

②前項に規定する診療方針及び診療報酬によることのできないとき、及びこれによることを適当としないときの診療方針及び診療報酬は、厚生労働大臣の定めるところによる。

**（医療費の審査及び支払）**

**第53条** 都道府県知事は、指定医療機関の診療内容及び診療報酬の請求を随時審査し、且つ、指定医療機関が前条の規定によつて請求することのできる診療報酬の額を決定することができる。

②指定医療機関は、都道府県知事の行う前項の決定に従わなければならない。

③都道府県知事は、第1項の規定により指定医療機関の請求することのできる診療報酬の額を決定するに当つては、社会保険診療報酬支払基金法（昭和23年法律第129号）に定める審査委員会又は医療に関する審査機関で政令で定めるものの意見を聴かなければならない。

④都道府県、市及び福祉事務所を設置する町村は、指定医療機関に対する診療報酬の支払に関する事務を、社会保険診療報酬支払基金又は厚生労働省令で定める者に委託することができる。

⑤第1項の規定による診療報酬の額の決定については、審査請求をすることができない。

**（報告等）**

**第54条** 都道府県知事（厚生労働大臣の指定に係る指定医療機関については、厚生労働大臣又は都道府県知事）は、医療扶助に関して必要があると認めるときは、指定医療機関若しくは指定医療機関の開設者若しくは管理者、医師、薬剤師その他の従業者であつた者（以下この項において「開設者であつた者等」という。）に対して、必要と認める事項の報告若しくは診療録、帳簿書類その他の物件の提出若しくは提示を命じ、指定医療機関の開設者若しくは管理者、医師、薬剤師その他の従業者（開設者であつた者等を含む。）に対し出頭を求め、又は当該職員に、関係者に対して質問させ、若しくは当該指定医療機関について実地に、その設備若しくは診療録、帳簿書類その他の物件を検査させることができる。

②第28条第3項及び第4項の規定は、前項の規定による検査について準用する。

**（介護機関の指定等）**

**第54条の2** 厚生労働大臣は、国の開設した地域密着型介護老人福祉施設、介護老人福祉施設、介護老人保健施設又は介護医療院について、都道府県知事は、その他の地域密着型介護老人福祉施設、介護老人福祉施設、介護老人保健施設若しくは介護医療院、その事業として居宅介護を行う者若しくはその事業として居宅介護支援計画を作成する者、特定福祉用具販売事業者、その事業として介護予防を行う者若しくはその事業として介護予防支援計画を作成する者、特定介護予防福祉用具販売事業者又は介護予防・日常生活支援事業者について、この法律による介護扶助のための居宅介護若しくは居宅介護支援計画の作成、福祉用具の給付、施設介護、介護予防若しくは介護予防支援計画の作成、介護予防福祉用具又は介護予防・日常生活支援の給付を担当させる機関を指定する。

②介護機関について、別表第2の上欄に掲げる介護機関の種類に応じ、それぞれ同表の中欄に掲げる指定又は許可があつたときは、その介護機関は、その指定又は許可の時に前項の指定を受けたものとみなす。ただし、当該介護機関（地域密着型介護老人福祉施設及び介護老人福祉施設を除く。）が、厚生労働省令で定めるところにより、あらかじめ、別段の申出をしたときは、この限りではない。

③前項の規定により第1項の指定を受けたものとみなされた別表第2の上欄に掲げる介護機関に係る同項の指定は、当該介護機関が同表の下欄に掲げる場合に該当するときは、その効力を失う。

④第49条の2（第2項第1号を除く。）の規定は、第1項の指定（介護予防・日常生活支援事業者に係るものを除く。）について、第50条から前条までの規定は、同項の規定により指定を受けた介護機関（第2項本文の規定により第1項の指定を受けたものとみなされたものを含み、同項の指定を受けた介護予防・日常生活支援事業者（第2項本文の規定により第1項の指定を受けたものとみなされたものを含む。）を除く。）について準用する。この場合において、第50条及び第50条の2中「指定医療機関」とあるのは「指定介護機関」と、第51条第1項中「指定医療機関」とあるのは「指定介護機関（地域密着型介護老人福祉施設及び介護老人福祉施設に係るものを除く。）」と、同条第2項、第52条第1項及び第53条第1項から第3項までの規定中「指定医療機関」とあるのは「指定介護機関」と、同項中「社会保険診療報酬支払基金法（昭和23年法律第129号）に定める審査委員会又は医療に関する審査

機関で政令で定めるもの」とあるのは「介護保険法に定める介護給付費等審査委員会」と、同条第4項中「指定医療機関」とあるのは「指定介護機関」と、「社会保険診療報酬支払基金又は厚生労働省令で定める者」とあるのは「国民健康保険団体連合会」と、前条第1項中「指定医療機関」とあるのは「指定介護機関」と読み替えるものとするほか、必要な技術的読替えは、政令で定める。

⑤第49条の2第1項及び第3項の規定は、第1項の指定（介護予防・日常生活支援事業者に係るものに限る。）について、第50条、第50条の2、第51条（第2項第1号、第8号及び第10号を除く。）、第52条から前条までの規定は、第1項の規定により指定を受けた介護機関（同項の指定を受けた介護予防・日常生活支援事業者（第2項本文の規定により第1項の指定を受けたものとみなされたものを含む。）に限る。）について準用する。この場合において、第49条の2第1項及び第3項中「厚生労働大臣」とあるのは「都道府県知事」と、第50条第1項中「指定医療機関」とあるのは「指定介護機関」と、同条第2項及び第50条の2中「指定医療機関」とあるのは「指定介護機関」と、「厚生労働大臣又は都道府県知事」とあるのは「都道府県知事」と、第51条第1項中「指定医療機関」とあるのは「指定介護機関」と、同条第2項中「指定医療機関が、次の」とあるのは「指定介護機関が、次の」と、「厚生労働大臣の指定した医療機関については厚生労働大臣が、都道府県知事の指定した医療機関については都道府県知事が」とあるのは「都道府県知事は」と、同項第2号から第7号まで及び第9号、第52条第1項並びに第53条第1項から第3項までの規定中「指定医療機関」とあるのは「指定介護機関」と、同項中「社会保険診療報酬支払基金法（昭和23年法律第129号）に定める審査委員会又は医療に関する審査機関で政令で定めるもの」とあるのは「介護保険法に定める介護給付費等審査委員会」と、同条第4項中「指定医療機関」とあるのは「指定介護機関」と、「社会保険診療報酬支払基金又は厚生労働省令で定める者」とあるのは「国民健康保険団体連合会」と、前条第1項中「都道府県知事（厚生労働大臣の指定に係る指定医療機関については、厚生労働大臣又は都道府県知事）」とあるのは「都道府県知事」と、「指定医療機関若しくは指定医療機関」とあるのは「指定介護機関若しくは指定介護機関」と、「命じ、指定医療機関」とあるのは「命じ、指定介護機関」と、「当該指定医療機関」とあるのは「当該指定介護機関」と読み替える

ものとするほか、必要な技術的読替えは、政令で定める。

**（助産機関及び施術機関の指定等）**

**第55条** 都道府県知事は、助産師又はあん摩マッサージ指圧師、はり師、きゅう師若しくは柔道整復師について、この法律による出産扶助のための助産又はこの法律による医療扶助のための施術を担当させる機関を指定する。

②第49条の2第1項、第2項（第1号、第4号ただし書、第7号及び第9号を除く。）及び第3項の規定は、前項の指定について、第50条、第50条の2、第51条（第2項第4号、第6号ただし書及び第10号を除く。）及び第54条の規定は、前項の規定により指定を受けた助産師並びにあん摩マッサージ指圧師、はり師、きゅう師及び柔道整復師について準用する。この場合において、第49条の2第1項及び第2項中「厚生労働大臣」とあるのは「都道府県知事」と、同項第4号中「者（当該取消しの処分に係る行政手続法第15条の規定による通知があつた日前60日以内に当該指定を取り消された病院若しくは診療所又は薬局の管理者であつた者で当該取消しの日から起算して5年を経過しないものを含む。）」とあるのは「者」と、同条第3項中「厚生労働大臣」とあるのは「都道府県知事」と、第50条第1項中「医療機関（以下「指定医療機関」とあるのは「助産師又はあん摩マッサージ指圧師、はり師、きゅう師若しくは柔道整復師（以下それぞれ「指定助産機関」又は「指定施術機関」と、同条第2項中「指定医療機関」とあるのは「指定助産機関又は指定施術機関」と、「厚生労働大臣又は都道府県知事」とあるのは「都道府県知事」と、第50条の2中「指定医療機関は」とあるのは「指定助産機関又は指定施術機関は」と、「指定医療機関の」とあるのは「指定助産機関若しくは指定施術機関の」と、「厚生労働大臣又は都道府県知事」とあるのは「都道府県知事」と、第51条第1項中「指定医療機関」とあるのは「指定助産機関又は指定施術機関」と、同条第2項中「指定医療機関が、次の」とあるのは「指定助産機関又は指定施術機関が、次の」と、「厚生労働大臣の指定した医療機関については厚生労働大臣が、都道府県知事の指定した医療機関については都道府県知事が」とあるのは「都道府県知事は」と、同項第1号から第3号まで及び第5号中「指定医療機関」とあるのは「指定助産機関又は指定施術機関」と、同項第6号中「指定医療機関の開設者又は従業者」とあるのは「指定助産機関又は指定施術機関」と、同項第7号から第9号まで

の規定中「指定医療機関」とあるのは「指定助産機関又は指定施術機関」と、第54条第1項中「都道府県知事（厚生労働大臣の指定に係る指定医療機関については、厚生労働大臣又は都道府県知事）」とあるのは「都道府県知事」と、「指定医療機関若しくは指定医療機関の開設者若しくは管理者、医師、薬剤師その他の従業者であつた者（以下この項において「開設者であつた者等」という。）」とあり、及び「指定医療機関の開設者若しくは管理者、医師、薬剤師その他の従業者（開設者であつた者等を含む。）」とあるのは「指定助産機関若しくは指定施術機関若しくはこれらであつた者」と、「当該指定医療機関」とあるのは「当該指定助産機関若しくは指定施術機関」と読み替えるものとするほか、必要な技術的読替えは、政令で定める。

**（医療保護施設への準用）**

**第55条の2**　第52条及び第53条の規定は、医療保護施設について準用する。

**（告示）**

**第55条の3**　厚生労働大臣又は都道府県知事は、次に掲げる場合には、その旨を告示しなければならない。

1　第49条、第54条の2第1項又は第55条第1項の指定をしたとき。

2　第50条の2（第54条の2第4項及び第5項並びに第55条第2項において準用する場合を含む。）の規定による届出があつたとき。

3　第51条第1項（第54条の2第4項及び第5項並びに第55条第2項において準用する場合を含む。）の規定による第49条、第54条の2第1項又は第55条第1項の指定の辞退があつたとき。

4　第51条第2項（第54条の2第4項及び第5項並びに第55条第2項において準用する場合を含む。）の規定により第49条、第54条の2第1項又は第55条第1項の指定を取り消したとき。

**第8章　就労自立給付金及び進学準備給付金**

**（就労自立給付金の支給）**

**第55条の4**　都道府県知事、市長及び福祉事務所を管理する町村長は、被保護者の自立の助長を図るため、その管理に属する福祉事務所の所管区域内に居住地を有する（居住地がないか、又は明らかでないときは、当該所管区域内にある）被保護者であつて、厚生労働省令で定める安定した職業に就いたことその他厚生労働省令で定める事由により保護を必要としなくなつたと認めたものに対して、厚生労働省令で定めるところにより、就労自立給付金を支給する。

②前項の規定により就労自立給付金を支給する者は、就労自立給付金の支給に関する事務の全部又は一部を、その管理に属する行政庁に限り、委任することができる。

③第1項の規定により就労自立給付金を支給する者は、就労自立給付金の支給に関する事務の一部を、政令で定めるところにより、他の就労自立給付金を支給する者に委託して行うことを妨げない。

**（進学準備給付金の支給）**

**第55条の5**　都道府県知事、市長及び福祉事務所を管理する町村長は、その管理に属する福祉事務所の所管区域内に居住地を有する（居住地がないか、又は明らかでないときは当該所管区域内にある）被保護者（18歳に達する日以後の最初の3月31日までの間にある者その他厚生労働省令で定める者に限る。）であつて教育訓練施設のうち教育訓練の内容その他の事情を勘案して厚生労働省令で定めるもの（次条において「特定教育訓練施設」という。）に確実に入学すると見込まれるものに対して、厚生労働省令で定めるところにより、進学準備給付金を支給する。

②前条第2項及び第3項の規定は、進学準備給付金の支給について準用する。

**（報告）**

**第55条の6**　第55条の4第1項の規定により就労自立給付金を支給する者又は前条第1項の規定により進学準備給付金を支給する者（第69条において「支給機関」という。）は、就労自立給付金若しくは進学準備給付金の支給又は第78条第3項の規定の施行のために必要があると認めるときは、被保護者若しくは被保護者であつた者又はこれらの者に係る雇主若しくは特定教育訓練施設の長その他の関係人に、報告を求めることができる。

**第9章　被保護者就労支援事業及び被保護者健康管理支援事業**

**（被保護者就労支援事業）**

**第55条の7**　保護の実施機関は、就労の支援に関する問題につき、被保護者からの相談に応じ、必要な情報の提供及び助言を行う事業（以下「被保護者就労支援事業」という。）を実施するものとする。

②保護の実施機関は、被保護者就労支援事業の事務の全部又は一部を当該保護の実施機関以外の厚生労働省令で定める者に委託することができる。

③前項の規定による委託を受けた者若しくはその役員若しくは職員又はこれらの者であつた者は、その委託を受けた事務に関して知り得た秘密を漏らしてはならない。

第55条の8　保護の実施機関は、被保護者に対する必要な情報の提供、保健指導、医療の受診の勧奨その他の被保護者の健康の保持及び増進を図るための事業（以下「被保護者健康管理支援事業」という。）を実施するものとする。

②前条第2項及び第3項の規定は、被保護者健康管理支援事業を行う場合について準用する。

**（被保護者健康管理支援事業の実施のための調査及び分析等）**

第55条の9　厚生労働大臣は、被保護者健康管理支援事業の実施に資するため、被保護者の年齢別及び地域別の疾病の動向その他被保護者の医療に関する情報について調査及び分析を行い、保護の実施機関に対して、当該調査及び分析の結果を提供するものとする。

②保護の実施機関は、厚生労働大臣に対して、前項の規定による調査及び分析の実施に必要な情報を、厚生労働省令で定めるところにより提供しなければならない。

③厚生労働大臣は、第1項の規定による調査及び分析に係る事務の一部を厚生労働省令で定める者に委託することができる。この場合において、厚生労働大臣は、委託を受けた者に対して、当該調査及び分析の実施に必要な範囲内において、当該調査及び分析に必要な情報を提供することができる。

④前項の規定による委託を受けた者若しくはその役員若しくは職員又はこれらの者であつた者は、その委託を受けた事務に関して知り得た秘密を漏らしてはならない。

**第10章　被保護者の権利及び義務**

**（不利益変更の禁止）**

第56条　被保護者は、正当な理由がなければ、既に決定された保護を、不利益に変更されることがない。

**（公課禁止）**

第57条　被保護者は、保護金品及び進学準備給付金を標準として租税その他の公課を課せられることがない。

**（差押禁止）**

第58条　被保護者は、既に給与を受けた保護金品及び進学準備給付金又はこれらを受ける権利を差し押さえられることがない。

**（譲渡禁止）**

第59条　保護又は就労自立給付金若しくは進学準備給付金の支給を受ける権利は、譲り渡すことができない。

**（生活上の義務）**

第60条　被保護者は、常に、能力に応じて勤労に励み、自ら、健康の保持及び増進に努め、収入、支出その他生計の状況を適切に把握するとともに支出の節約を図り、その他生活の維持及び向上に努めなければならない。

**（届出の義務）**

第61条　被保護者は、収入、支出その他生計の状況について変動があつたとき、又は居住地若しくは世帯の構成に異動があつたときは、すみやかに、保護の実施機関又は福祉事務所長にその旨を届け出なければならない。

**（指示等に従う義務）**

第62条　被保護者は、保護の実施機関が、第30条第1項ただし書の規定により、被保護者を救護施設、更生施設、日常生活支援住居施設若しくはその他の適当な施設に入所させ、若しくはこれらの施設に入所を委託し、若しくは私人の家庭に養護を委託して保護を行うことを決定したとき、又は第27条の規定により、被保護者に対し、必要な指導又は指示をしたときは、これに従わなければならない。

②保護施設を利用する被保護者は、第46条の規定により定められたその保護施設の管理規程に従わなければならない。

③保護の実施機関は、被保護者が前2項の規定による義務に違反したときは、保護の変更、停止又は廃止をすることができる。

④保護の実施機関は、前項の規定により保護の変更、停止又は廃止の処分をする場合には、当該被保護者に対して弁明の機会を与えなければならない。この場合においては、あらかじめ、当該処分をしようとする理由、弁明をすべき日時及び場所を通知しなければならない。

⑤第3項の規定による処分については、行政手続法第3章（第45条及び第14条を除く。）の規定は、適用しない。

**（費用返還義務）**

第63条　被保護者が、急迫の場合等において資力があるにもかかわらず、保護を受けたときは、保護に要する費用を支弁した都道府県又は市町村に対して、すみやかに、その受けた保護金品に相当する金額の範囲内において保護の実施機関の定める額を返還しなければならない。

**第11章　不服申立て**

**（審査庁）**

第64条　第19条第4項の規定により市町村長が保護の決定及び実施に関する事務の全部又は一部をその

233

管理に属する行政庁に委任した場合における当該事務に関する処分並びに第55条の4第2項（第55条の5第2項において準用する場合を含む。第66条第1項において同じ。）の規定により市町村長が就労自立給付金又は進学準備給付金の支給に関する事務の全部又は一部をその管理に属する行政庁に委任した場合における当該事務に関する処分についての審査請求は、都道府県知事に対してするものとする。

（裁決をすべき期間）

**第65条**　厚生労働大臣又は都道府県知事は、保護の決定及び実施に関する処分又は就労自立給付金若しくは進学準備給付金の支給に関する処分についての審査請求がされたときは、当該審査請求がされた日（行政不服審査法（平成26年法律第68号）第23条の規定により不備を補正すべきことを命じた場合にあつては、当該不備が補正された日）から次の各号に掲げる場合の区分に応じそれぞれ当該各号に定める期間内に、当該審査請求に対する裁決をしなければならない。

1　行政不服審査法第43条第1項の規定による諮問をする場合　70日
2　前号に掲げる場合以外の場合　50日

②審査請求人は、審査請求をした日（行政不服審査法第23条の規定により不備を補正すべきことを命じられた場合にあつては、当該不備を補正した日。第1号において同じ。）から次の各号に掲げる場合の区分に応じそれぞれ当該各号に定める期間内に裁決がないときは、厚生労働大臣又は都道府県知事が当該審査請求を棄却したものとみなすことができる。

1　当該審査請求をした日から50日以内に行政不服審査法第43条第3項の規定により通知を受けた場合　70日
2　前号に掲げる場合以外の場合　50日

（再審査請求）

**第66条**　市町村長がした保護の決定及び実施に関する処分若しくは第19条第4項の規定による委任に基づいて行政庁がした処分に係る審査請求についての都道府県知事の裁決又は市町村長がした就労自立給付金若しくは進学準備給付金の支給に関する処分若しくは第55条の4第2項の規定による委任に基づいて行政庁がした処分に係る審査請求についての都道府県知事の裁決に不服がある者は、厚生労働大臣に対して再審査請求をすることができる。

②前条第1項（各号を除く。）の規定は、再審査請求の裁決について準用する。この場合において、同項中「当該審査請求」とあるのは「当該再審査請求」

と、「第23条」とあるのは「第66条第1項において読み替えて準用する同法第23条」と、「次の各号に掲げる場合の区分に応じそれぞれ当該各号に定める期間内」とあるのは「70日以内」と読み替えるものとする。

**第67条及び第68条**　削除

（審査請求と訴訟との関係）

**第69条**　この法律の規定に基づき保護の実施機関又は支給機関がした処分の取消しの訴えは、当該処分についての審査請求に対する裁決を経た後でなければ、提起することができない。

## 第12章　費用

（市町村の支弁）

**第70条**　市町村は、次に掲げる費用を支弁しなければならない。

1　その長が第19条第1項の規定により行う保護（同条第5項の規定により委託を受けて行う保護を含む。）に関する次に掲げる費用
　イ　保護の実施に要する費用（以下「保護費」という。）
　ロ　第30条第1項ただし書、第33条第2項又は第36条第2項の規定により被保護者を保護施設に入所させ、若しくは入所を委託し、又は保護施設を利用させ、若しくは保護施設にこれを委託する場合に、これに伴い必要な保護施設の事務費（以下「保護施設事務費」という。）
　ハ　第30条第1項ただし書の規定により被保護者を日常生活支援住居施設若しくはその他の適当な施設に入所させ、若しくはその入所をこれらの施設に委託し、又は私人の家庭に養護を委託する場合に、これに伴い必要な事務費（以下「委託事務費」という。）

2　その長の管理に属する福祉事務所の所管区域内に居住地を有する者に対して、都道府県知事又は他の市町村長が第19条第2項の規定により行う保護（同条第5項の規定により委託を受けて行う保護を含む。）に関する保護費、保護施設事務費及び委託事務費

3　その長の管理に属する福祉事務所の所管区域内に居住地を有する者に対して、他の町村長が第19条第6項の規定により行う保護に関する保護費、保護施設事務費及び委託事務費

4　その設置する保護施設の設備に要する費用（以下「設備費」という。）

5　その長が第55条の4第1項の規定により行う就労自立給付金の支給（同条第3項の規定により委託を受けて行うものを含む。）及び第55条の

234

5 第1項の規定により行う進学準備給付金の支給（同条第2項において準用する第55条の4第3項の規定により委託を受けて行うものを含む。）に要する費用

6 その長が第55条の7の規定により行う被保護者就労支援事業及び第55条の8の規定により行う被保護者健康管理支援事業の実施に要する費用

7 この法律の施行に伴い必要なその人件費

8 この法律の施行に伴い必要なその事務費（以下「行政事務費」という。）

（都道府県の支弁）

第71条　都道府県は、次に掲げる費用を支弁しなければならない。

1 その長が第19条第1項の規定により行う保護（同条第5項の規定により委託を受けて行う保護を含む。）に関する保護費、保護施設事務費及び委託事務費

2 その長の管理に属する福祉事務所の所管区域内に居住地を有する者に対して、他の都道府県知事又は市町村長が第19条第2項の規定により行う保護（同条第5項の規定により委託を受けて行う保護を含む。）に関する保護費、保護施設事務費及び委託事務費

3 その長の管理に属する福祉事務所の所管区域内に現在地を有する者（その所管区域外に居住地を有する者を除く。）に対して、町村長が第19条第6項の規定により行う保護に関する保護費、保護施設事務費及び委託事務費

4 その設置する保護施設の設備費

5 その長が第55条の4第1項の規定により行う就労自立給付金の支給（同条第3項の規定により委託を受けて行うものを含む。）及び第55条の5第1項の規定により行う進学準備給付金の支給（同条第2項において準用する第55条の4第3項の規定により委託を受けて行うものを含む。）に要する費用

6 その長が第55条の7の規定により行う被保護者就労支援事業及び第55条の8の規定により行う被保護者健康管理支援事業の実施に要する費用

7 この法律の施行に伴い必要なその人件費

8 この法律の施行に伴い必要なその行政事務費

（繰替支弁）

第72条　都道府県、市及び福祉事務所を設置する町村は、政令の定めるところにより、その長の管理に属する福祉事務所の所管区域内の保護施設、指定医療機関その他これらに準ずる施設で厚生労働大臣の指定するものにある被保護者につき他の都道府県又は市町村が支弁すべき保護費及び保護施設事務費を一時繰替支弁しなければならない。

②都道府県、市及び福祉事務所を設置する町村は、その長が第19条第2項の規定により行う保護（同条第5項の規定により委託を受けて行う保護を含む。）に関する保護費、保護施設事務費及び委託事務費を一時繰替支弁しなければならない。

③町村は、その長が第19条第6項の規定により行う保護に関する保護費、保護施設事務費及び委託事務費を一時繰替支弁しなければならない。

（都道府県の負担）

第73条　都道府県は、政令で定めるところにより、次に掲げる費用を負担しなければならない。

1 居住地がないか、又は明らかでない被保護者につき市町村が支弁した保護費、保護施設事務費及び委託事務費の4分の1

2 宿所提供施設又は児童福祉法（昭和22年法律第164号）第38条に規定する母子生活支援施設（第4号において「母子生活支援施設」という。）にある被保護者（これらの施設を利用するに至る前からその施設の所在する市町村の区域内に居住地を有していた被保護者を除く。同号において同じ。）につきこれらの施設の所在する市町村が支弁した保護費、保護施設事務費及び委託事務費の4分の1

3 居住地がないか、又は明らかでない被保護者につき市町村が支弁した就労自立給付金費（就労自立給付金の支給に要する費用をいう。以下同じ。）及び進学準備給付金費（進学準備給付金の支給に要する費用をいう。次号、第75条第1項第2号及び第78条第3項において同じ。）の4分の1

4 宿所提供施設又は母子生活支援施設にある被保護者につきこれらの施設の所在する市町村が支弁した就労自立給付金費及び進学準備給付金費の4分の1

（都道府県の補助）

第74条　都道府県は、左に掲げる場合においては、第41条の規定により設置した保護施設の修理、改造、拡張又は整備に要する費用の4分の3以内を補助することができる。

1 その保護施設を利用することがその地域における被保護者の保護のため極めて効果的であるとき。

2 その地域に都道府県又は市町村の設置する同種の保護施設がないか、又はあつてもこれに収容若しくは供用の余力がないとき。

②第43条から第45条までに規定するものの外、前項の規定により補助を受けた保護施設に対する監督については、左の各号による。

1　厚生労働大臣は、その保護施設に対して、その業務又は会計の状況について必要と認める事項の報告を命ずることができる。

2　厚生労働大臣及び都道府県知事は、その保護施設の予算が、補助の効果を上げるために不適当と認めるときは、その予算について、必要な変更をすべき旨を指示することができる。

3　厚生労働大臣及び都道府県知事は、その保護施設の職員が、この法律若しくはこれに基く命令又はこれらに基いてする処分に違反したときは、当該職員を解職すべき旨を指示することができる。

（準用規定）

**第74条の2**　社会福祉法第58条第2項から第4項までの規定は、国有財産特別措置法（昭和27年法律第219号）第2条第2項第1号の規定又は同法第3条第1項第4号及び同条第2項の規定により普通財産の譲渡又は貸付を受けた保護施設に準用する。

（国の負担及び補助）

**第75条**　国は、政令で定めるところにより、次に掲げる費用を負担しなければならない。

1　市町村及び都道府県が支弁した保護費、保護施設事務費及び委託事務費の4分の3

2　市町村及び都道府県が支弁した就労自立給付費及び進学準備給付費の4分の3

3　市町村が支弁した被保護者就労支援事業及び被保護者健康管理支援事業に係る費用のうち、当該市町村における人口、被保護者の数その他の事情を勘案して政令で定めるところにより算定した額の4分の3

4　都道府県が支弁した被保護者就労支援事業及び被保護者健康管理支援事業に係る費用のうち、当該都道府県の設置する福祉事務所の所管区域内の町村における人口、被保護者の数その他の事情を勘案して政令で定めるところにより算定した額の4分の3

②国は、政令の定めるところにより、都道府県が第74条第1項の規定により保護施設の設置者に対して補助した金額の3分の2以内を補助することができる。

（遺留金品の処分）

**第76条**　第18条第2項の規定により葬祭扶助を行う場合においては、保護の実施機関は、その死者の遺留の金銭及び有価証券を保護費に充て、なお足りな

いときは、遺留の物品を売却してその代金をこれに充てることができる。

②都道府県又は市町村は、前項の費用について、その遺留の物品の上に他の債権者の先取特権に対して優先権を有する。

（損害賠償請求権）

**第76条の2**　都道府県又は市町村は、被保護者の医療扶助又は介護扶助を受けた事由が第三者の行為によつて生じたときは、その支弁した保護費の限度において、被保護者が当該第三者に対して有する損害賠償の請求権を取得する。

（時効）

**第76条の3**　就労自立給付金又は進学準備給付金の支給を受ける権利は、2年を経過したときは、時効によつて消滅する。

（費用等の徴収）

**第77条**　被保護者に対して民法の規定により扶養の義務を履行しなければならない者があるときは、その義務の範囲内において、保護費を支弁した都道府県又は市町村の長は、その費用の全部又は一部を、その者から徴収することができる。

②前項の場合において、扶養義務者の負担すべき額について、保護の実施機関と扶養義務者の間に協議が調わないとき、又は協議をすることができないときは、保護の実施機関の申立により家庭裁判所が、これを定める。

**第77条の2**　急迫の場合等において資力があるにもかかわらず、保護を受けた者があるとき（徴収することが適当でないときとして厚生労働省令で定めるときを除く。）は、保護に要する費用を支弁した都道府県又は市町村の長は、第63条の保護の実施機関の定める額の全部又は一部をその者から徴収することができる。

②前項の規定による徴収金は、この法律に別段の定めがある場合を除き、国税徴収の例により徴収することができる。

**第78条**　不実の申請その他不正な手段により保護を受け、又は他人をして受けさせた者があるときは、保護費を支弁した都道府県又は市町村の長は、その費用の額の全部又は一部を、その者から徴収するほか、その徴収する額に100分の40を乗じて得た額以下の金額を徴収することができる。

②偽りその他不正の行為によつて医療、介護又は助産若しくは施術の給付に要する費用の支払を受けた指定医療機関、指定介護機関又は指定助産機関若しくは指定施術機関があるときは、当該費用を支弁した都道府県又は市町村の長は、その支弁した額のうち

返還させるべき額をその指定医療機関、指定介護機関又は指定助産機関若しくは指定施術機関から徴収するほか、その返還させるべき額に100分の40を乗じて得た額以下の金額を徴収することができる。

③偽りその他不正な手段により就労自立給付金若しくは進学準備給付金の支給を受け、又は他人をして受けさせた者があるときは、就労自立給付金又は進学準備給付費を支弁した都道府県又は市町村の長は、その費用の額の全部又は一部を、その者から徴収するほか、その徴収する額に100分の40を乗じて得た額以下の金額を徴収することができる。

④前条第2項の規定は、前3項の規定による徴収金について準用する。

**第78条の2** 保護の実施機関は、被保護者が、保護金品（金銭給付によつて行うものに限る。）の交付を受ける前に、厚生労働省令で定めるところにより、当該保護金品の一部を、第77条の2第1項又は前条第1項の規定により保護費を支弁した都道府県又は市町村の長が徴収することができる徴収金の納入に充てる旨を申し出た場合において、保護の実施機関が当該被保護者の生活の維持に支障がないと認めたときは、厚生労働省令で定めるところにより、当該被保護者に対して保護金品を交付する際に当該申出に係る徴収金を徴収することができる。

②第55条の4第1項の規定により就労自立給付金を支給する者は、被保護者が、就労自立給付金の支給を受ける前に、厚生労働省令で定めるところにより、当該就労自立給付金の額の全部又は一部を、第77条の2第1項又は前条第1項の規定により保護費を支弁した都道府県又は市町村の長が徴収することができる徴収金の納入に充てる旨を申し出たときは、厚生労働省令で定めるところにより、当該被保護者に対して就労自立給付金を支給する際に当該申出に係る徴収金を徴収することができる。

③前2項の規定により第77条の2第1項又は前条第1項の規定による徴収金が徴収されたときは、当該被保護者に対して当該保護金品（第1項の申出に係る部分に限る。）の交付又は当該就労自立給付金（前項の申出に係る部分に限る。）の支給があつたものとみなす。

**（返還命令）**

**第79条** 国又は都道府県は、左に掲げる場合においては、補助金又は負担金の交付を受けた保護施設の設置者に対して、既に交付した補助金又は負担金の全部又は一部の返還を命ずることができる。

1 補助金又は負担金の交付条件に違反したとき。

2 詐偽その他不正な手段をもつて、補助金又は負担金の交付を受けたとき。

3 保護施設の経営について、営利を図る行為があつたとき。

4 保護施設が、この法律若しくはこれに基く命令又はこれらに基いてする処分に違反したとき。

**（返還の免除）**

**第80条** 保護の実施機関は、保護の変更、廃止又は停止に伴い、前渡した保護金品の全部又は一部を返還させるべき場合において、これを消費し、又は喪失した被保護者に、やむを得ない事由があると認めるときは、これを返還させないことができる。

**第13章 雑則**

**（後見人選任の請求）**

**第81条** 被保護者が未成年者又は成年被後見人である場合において、親権者及び後見人の職務を行う者がないときは、保護の実施機関は、すみやかに、後見人の選任を家庭裁判所に請求しなければならない。

**（都道府県の援助等）**

**第81条の2** 都道府県知事は、市町村長に対し、保護並びに就労自立給付金及び進学準備給付金の支給に関する事務の適正な実施のため、必要な助言その他の援助を行うことができる。

②都道府県知事は、前項に規定するもののほか、市町村長に対し、被保護者就労支援事業及び被保護者健康管理支援事業の効果的かつ効率的な実施のため、必要な助言その他の援助を行うことができる。

**（情報提供等）**

**第81条の3** 保護の実施機関は、第26条の規定により保護の廃止を行うに際しては、当該保護を廃止される者が生活困窮者自立支援法（平成25年法律第105号）第3条第1項に規定する生活困窮者に該当する場合には、当該者に対して、同法に基づく事業又は給付金についての情報の提供、助言その他適切な措置を講ずるよう努めるものとする。

**（町村の一部事務組合等）**

**第82条** 町村が一部事務組合又は広域連合を設けて福祉事務所を設置した場合には、この法律の適用については、その一部事務組合又は広域連合を福祉事務所を設置する町村とみなし、その一部事務組合の管理者（地方自治法（昭和22年法律第67号）第287条の3第2項の規定により管理者に代えて理事会を置く同法第285条の一部事務組合にあつては、理事会）又は広域連合の長（同法第291条の13において準用する同法第287条の3第2項の規定により長に代えて理事会を置く広域連合にあつては、理事会）を福祉事務所を管理する町村長とみなす。

（保護の実施機関が変更した場合の経過規定）

**第83条** 町村の福祉事務所の設置又は廃止により保護の実施機関に変更があつた場合においては、変更前の保護の実施機関がした保護の開始又は変更の申請の受理及び保護に関する決定は、変更後の保護の実施機関がした申請の受理又は決定とみなす。但し、変更前に行われ、又は行われるべきであつた保護に関する費用の支弁及び負担については、変更がなかつたものとする。

（厚生労働大臣への通知）

**第83条の2** 都道府県知事は、指定医療機関について第51条第2項の規定によりその指定を取り消し、又は期間を定めてその指定の全部若しくは一部の効力を停止した場合において、健康保険法第80条各号のいずれかに該当すると疑うに足りる事実があるときは、厚生労働省令で定めるところにより、厚生労働大臣に対し、その事実を通知しなければならない。

（実施命令）

**第84条** この法律で政令に委任するものを除く外、この法律の実施のための手続その他その執行について必要な細則は、厚生労働省令で定める。

（大都市等の特例）

**第84条の2** この法律中都道府県が処理することとされている事務で政令で定めるものは、地方自治法第252条の19第1項の指定都市（以下「指定都市」という。）及び同法第252条の22第1項の中核市（以下「中核市」という。）においては、政令の定めるところにより、指定都市又は中核市（以下「指定都市等」という。）が処理するものとする。この場合においては、この法律中都道府県に関する規定は、指定都市等に関する規定として指定都市等に適用があるものとする。

②第66条第1項の規定は、前項の規定により指定都市等の長がした処分に係る審査請求について準用する。

（保護の実施機関についての特例）

**第84条の3** 身体障害者福祉法（昭和24年法律第283号）第18条第2項の規定により障害者の日常生活及び社会生活を総合的に支援するための法律（平成17年法律第123号）第5条第11項に規定する障害者支援施設（以下この条において「障害者支援施設」という。）に入所している者、知的障害者福祉法（昭和35年法律第37号）第16条第1項第2号の規定により障害者支援施設若しくは独立行政法人国立重度知的障害者総合施設のぞみの園法（平成14年法律第167号）第11条第1号の規定により

独立行政法人国立重度知的障害者総合施設のぞみの園が設置する施設（以下この条において「のぞみの園」という。）に入所している者、老人福祉法（昭和38年法律第133号）第11条第1項第1号の規定により養護老人ホームに入所し、若しくは同項第2号の規定により特別養護老人ホームに入所している者又は障害者の日常生活及び社会生活を総合的に支援するための法律第29条第1項若しくは第30条第1項の規定により同法第19条第1項に規定する介護給付費等の支給を受けて障害者支援施設、のぞみの園若しくは同法第5条第1項の厚生労働省令で定める施設に入所している者に対する保護については、その者がこれらの施設に引き続き入所している間、その者は、第30条第1項ただし書の規定により入所しているものとみなして、第19条第3項の規定を適用する。

（緊急時における厚生労働大臣の事務執行）

**第84条の4** 第54条第1項（第54条の2第4項及び第5項並びに第55条第2項において準用する場合を含む。）の規定により都道府県知事の権限に属するものとされている事務は、被保護者の利益を保護する緊急の必要があると厚生労働大臣が認める場合にあつては、厚生労働大臣又は都道府県知事が行うものとする。この場合においては、この法律の規定中都道府県知事に関する規定（当該事務に係るものに限る。）は、厚生労働大臣に関する規定として厚生労働大臣に適用があるものとする。

②前項の場合において、厚生労働大臣又は都道府県知事が当該事務を行うときは、相互に密接な連携の下に行うものとする。

（事務の区分）

**第84条の5** 別表第3の上欄に掲げる地方公共団体がそれぞれ同表の下欄に掲げる規定により処理することとされている事務は、地方自治法第2条第9項第1号に規定する第1号法定受託事務とする。

（権限の委任）

**第84条の6** この法律に規定する厚生労働大臣の権限は、厚生労働省令で定めるところにより、地方厚生局長に委任することができる。

②前項の規定により地方厚生局長に委任された権限は、厚生労働省令で定めるところにより、地方厚生支局長に委任することができる。

（罰則）

**第85条** 不実の申請その他不正な手段により保護を受け、又は他人をして受けさせた者は、3年以下の懲役又は100万円以下の罰金に処する。ただし、刑法（明治40年法律第45号）に正条があるときは、

刑法による。

②偽りその他不正な手段により就労自立給付金若しくは進学準備給付金の支給を受け、又は他人をして受けさせた者は、3年以下の懲役又は100万円以下の罰金に処する。ただし、刑法に正条があるときは、刑法による。

**第85条の2** 第55条の7第3項（第55条の8第2項において準用する場合を含む。）及び第55条の9第4項の規定に違反して秘密を漏らした者は、一年以下の懲役又は百万円以下の罰金に処する。

**第86条** 第44条第1項、第54条第1項（第54条の2第4項及び第5項並びに第55条第2項において準用する場合を含む。以下この項において同じ。）、第55条の6若しくは第74条第2項第1号の規定に

よる報告を怠り、若しくは虚偽の報告をし、第54条第1項の規定による物件の提出若しくは提示をせず、若しくは虚偽の物件の提出若しくは提示をし、若しくは同項の規定による当該職員の質問に対して、答弁せず、若しくは虚偽の答弁をし、又は第28条第1項（要保護者が違反した場合を除く。）、第44条第1項若しくは第54条第1項の規定による当該職員の調査若しくは検査を拒み、妨げ、若しくは忌避した者は、30万円以下の罰金に処する。

②法人の代表者又は法人若しくは人の代理人、使用人その他の従業者が、その法人又は人の業務に関し、前項の違反行為をしたときは、行為者を罰するほか、その法人又は人に対しても前項の刑を科する。

# 6. 生活困窮者自立支援法

〈平成25年法律第105号〉

**第1章　総則**

**（目的）**

**第1条** この法律は、生活困窮者自立相談支援事業の実施、生活困窮者住居確保給付金の支給その他の生活困窮者に対する自立の支援に関する措置を講ずることにより、生活困窮者の自立の促進を図ることを目的とする。

**（基本理念）**

**第2条** 生活困窮者に対する自立の支援は、生活困窮者の尊厳の保持を図りつつ、生活困窮者の就労の状況、心身の状況、地域社会からの孤立の状況その他の状況に応じて、包括的かつ早期に行われなければならない。

②生活困窮者に対する自立の支援は、地域における福祉、就労、教育、住宅その他の生活困窮者に対する支援に関する業務を行う関係機関（以下単に「関係機関」という。）及び民間団体との緊密な連携その他必要な支援体制の整備に配慮して行われなければならない。

**（定義）**

**第3条** この法律において「生活困窮者」とは、就労の状況、心身の状況、地域社会との関係性その他の事情により現に経済的に困窮し、最低限度の生活を維持することができなくなるおそれのある者をいう。

②この法律において「生活困窮者自立相談支援事業」とは、次に掲げる事業をいう。

1　就労の支援その他の自立に関する問題につき、生活困窮者及び生活困窮者の家族その他の関係者からの相談に応じ、必要な情報の提供及び助言をし、並びに関係機関との連絡調整を行う事業

2　生活困窮者に対し、認定生活困窮者就労訓練事業（第16条第3項に規定する認定生活困窮者就労訓練事業をいう。）の利用についてのあっせんを行う事業

3　生活困窮者に対し、生活困窮者に対する支援の種類及び内容その他の厚生労働省令で定める事項を記載した計画の作成その他の生活困窮者の自立の促進を図るための支援が包括的かつ計画的に行われるための援助として厚生労働省令で定めるものを行う事業

③この法律において「生活困窮者住居確保給付金」とは、生活困窮者のうち離職又はこれに準ずるものとして厚生労働省令で定める事由により経済的に困窮し、居住する住宅の所有権若しくは使用及び収益を目的とする権利を失い、又は現に賃借して居住する住宅の家賃を支払うことが困難となったものであって、就職を容易にするため住居を確保する必要があると認められるものに対し支給する給付金をいう。

④この法律において「生活困窮者就労準備支援事業」とは、雇用による就業が著しく困難な生活困窮者（当該生活困窮者及び当該生活困窮者と同一の世帯に属する者の資産及び収入の状況その他の事情を勘案して厚生労働省令で定めるものに限る。）に対し、厚生労働省令で定める期間にわたり、就労に必要な知識及び能力の向上のために必要な訓練を行う事業をいう。

⑤この法律において「生活困窮者家計改善支援事業」とは、生活困窮者に対し、収入、支出その他家計の状況を適切に把握すること及び家計の改善の意欲を高めることを支援するとともに、生活に必要な資金の貸付けのあっせんを行う事業をいう。

⑥この法律において「生活困窮者一時生活支援事業」とは、次に掲げる事業をいう。

1　一定の住居を持たない生活困窮者（当該生活困窮者及び当該生活困窮者と同一の世帯に属する者の資産及び収入の状況その他の事情を勘案して厚生労働省令で定めるものに限る。）に対し、厚生労働省令で定める期間にわたり、宿泊場所の供与、食事の提供その他当該宿泊場所において日常生活を営むのに必要な便宜として厚生労働省令で定める便宜を供与する事業

2　次に掲げる生活困窮者に対し、厚生労働省令で定める期間にわたり、訪問による必要な情報の提供及び助言その他の現在の住居において日常生活を営むのに必要な便宜として厚生労働省令で定める便宜を供与する事業（生活困窮者自立相談支援事業に該当するものを除く。）

イ　前号に掲げる事業を利用していた生活困窮者であって、現に一定の住居を有するもの

ロ　現在の住居を失うおそれのある生活困窮者であって、地域社会から孤立しているもの

⑦この法律において「子どもの学習・生活支援事業」とは、次に掲げる事業をいう。

1　生活困窮者である子どもに対し、学習の援助を行う事業

2　生活困窮者である子ども及び当該子どもの保護者に対し、当該子どもの生活習慣及び育成環境の改善に関する助言を行う事業（生活困窮者自立相談支援事業に該当するものを除く。）

3　生活困窮者である子どもの進路選択その他の教育及び就労に関する問題につき、当該子ども及び当該子どもの保護者からの相談に応じ、必要な情報の提供及び助言をし、並びに関係機関との連絡調整を行う事業（生活困窮者自立相談支援事業に該当するものを除く。）

**（市及び福祉事務所を設置する町村等の責務）**

**第4条**　市（特別区を含む。）及び福祉事務所（社会福祉法（昭和26年法律第45号）に規定する福祉に関する事務所をいう。以下同じ。）を設置する町村（以下「市等」という。）は、この法律の実施に関し、関係機関との緊密な連携を図りつつ、適切に生活困窮者自立相談支援事業及び生活困窮者住居確保給付金の支給を行う責務を有する。

②都道府県は、この法律の実施に関し、次に掲げる責務を有する。

1　市等が行う生活困窮者自立相談支援事業及び生活困窮者住居確保給付金の支給、生活困窮者就労準備支援事業及び生活困窮者家計改善支援事業並びに生活困窮者一時生活支援事業、子どもの学習・生活支援事業及びその他の生活困窮者の自立の促進を図るために必要な事業が適正かつ円滑に行われるよう、市等に対する必要な助言、情報の提供その他の援助を行うこと。

2　関係機関との緊密な連携を図りつつ、適切に生活困窮者自立相談支援事業及び生活困窮者住居確保給付金の支給を行うこと。

③国は、都道府県及び市等（以下「都道府県等」という。）が行う生活困窮者自立相談支援事業及び生活困窮者住居確保給付金の支給、生活困窮者就労準備支援事業及び生活困窮者家計改善支援事業並びに生活困窮者一時生活支援事業、子どもの学習・生活支援事業及びその他の生活困窮者の自立の促進を図るために必要な事業が適正かつ円滑に行われるよう、都道府県等に対する必要な助言、情報の提供その他の援助を行わなければならない。

④国及び都道府県等は、この法律の実施に関し、生活困窮者が生活困窮者に対する自立の支援を早期に受けることができるよう、広報その他必要な措置を講ずるように努めるものとする。

⑤都道府県等は、この法律の実施に関し、生活困窮者に対する自立の支援を適切に行うために必要な人員を配置するように努めるものとする。

**第2章　都道府県等による支援の実施**

**（生活困窮者自立相談支援事業）**

**第5条**　都道府県等は、生活困窮者自立相談支援事業を行うものとする。

②都道府県等は、生活困窮者自立相談支援事業の事務の全部又は一部を当該都道府県等以外の厚生労働省令で定める者に委託することができる。

③前項の規定による委託を受けた者若しくはその役員若しくは職員又はこれらの者であった者は、その委託を受けた事務に関して知り得た秘密を漏らしてはならない。

**（生活困窮者住居確保給付金の支給）**

**第6条**　都道府県等は、その設置する福祉事務所の所管区域内に居住地を有する生活困窮者のうち第3条第3項に規定するもの（当該生活困窮者及び当該生活困窮者と同一の世帯に属する者の資産及び収入の状況その他の事情を勘案して厚生労働省令で定めるものに限る。）に対し、生活困窮者住居確保給付

金を支給するものとする。

② 前項に規定するもののほか、生活困窮者住居確保給付金の額及び支給期間その他生活困窮者住居確保給付金の支給に関し必要な事項は、厚生労働省令で定める。

**（生活困窮者就労準備支援事業等）**

**第7条** 都道府県等は、生活困窮者自立相談支援事業及び生活困窮者住居確保給付金の支給のほか、生活困窮者就労準備支援事業及び生活困窮者家計改善支援事業を行うように努めるものとする。

② 都道府県等は、前項に規定するもののほか、次に掲げる事業を行うことができる。

1 生活困窮者一時生活支援事業

2 子どもの学習・生活支援事業

3 その他の生活困窮者の自立の促進を図るために必要な事業

③ 第5条第2項及び第3項の規定は、前2項の規定により都道府県等が行う事業について準用する。

④ 都道府県等は、第1項に規定する事業及び給付金の支給並びに第2項各号に掲げる事業を行うに当たっては、母子及び父子並びに寡婦福祉法（昭和39年法律第129号）第31条の5第1項第2号に掲げる業務及び同法第31条の11第1項第2号に掲げる業務並びに社会教育法（昭和24年法律第207号）第5条第1項第13号（同法第6条第1項において引用する場合を含む。）に規定する学習の機会を提供する事業その他関連する施策との連携を図るように努めるものとする。

⑤ 厚生労働大臣は、生活困窮者就労準備支援事業及び生活困窮者家計改善支援事業の適切な実施を図るために必要な指針を公表するものとする。

**（利用勧奨等）**

**第8条** 都道府県等は、福祉、就労、教育、税務、住宅その他のその所掌事務に関する業務の遂行に当たって、生活困窮者を把握したときは、当該生活困窮者に対し、この法律に基づく事業の利用及び給付金の受給の勧奨その他適切な措置を講ずるように努めるものとする。

**（支援会議）**

**第9条** 都道府県等は、関係機関、第5条第2項（第7条第3項において準用する場合を含む。）の規定による委託を受けた者、生活困窮者に対する支援に関係する団体、当該支援に関係する職務に従事する者その他の関係者（第3項及び第4項において「関係機関等」という。）により構成される会議（以下この条において「支援会議」という。）を組織することができる。

② 支援会議は、生活困窮者に対する自立の支援を図るために必要な情報の交換を行うとともに、生活困窮者が地域において日常生活及び社会生活を営むのに必要な支援体制に関する検討を行うものとする。

③ 支援会議は、前項の規定による情報の交換及び検討を行うために必要があると認めるときは、関係機関等に対し、生活困窮者に関する資料又は情報の提供、意見の開陳その他必要な協力を求めることができる。

④ 関係機関等は、前項の規定による求めがあった場合には、これに協力するように努めるものとする。

⑤ 支援会議の事務に従事する者又は従事していた者は、正当な理由がなく、支援会議の事務に関して知り得た秘密を漏らしてはならない。

⑥ 前各項に定めるもののほか、支援会議の組織及び運営に関し必要な事項は、支援会議が定める。

**（都道府県の市等の職員に対する研修等事業）**

**第10条** 都道府県は、次に掲げる事業を行うように努めるものとする。

1 この法律の実施に関する事務に従事する市等の職員の資質を向上させるための研修の事業

2 この法律に基づく事業又は給付金の支給を効果的かつ効率的に行うための体制の整備、支援手法に関する市等に対する情報提供、助言その他の事業

② 第5条第2項の規定は、都道府県が前項の規定により事業を行う場合について準用する。

**（福祉事務所を設置していない町村による相談等）**

**第11条** 福祉事務所を設置していない町村（次項、14条及び第15条第3項において「福祉事務所未設置町村」という。）は、生活困窮者に対する自立の支援につき、生活困窮者及び生活困窮者の家族その他の関係者からの相談に応じ、必要な情報の提供及び助言、都道府県との連絡調整、生活困窮者自立相談支援事業の利用の勧奨その他必要な援助を行う事業を行うことができる。

② 第5条第2項及び第3項の規定は、福祉事務所未設置町村が前項の規定により事業を行う場合について準用する。

**（市等の支弁）**

**第12条** 次に掲げる費用は、市等の支弁とする。

1 第5条第1項の規定により市等が行う生活困窮者自立相談支援事業の実施に要する費用

2 第6条第1項の規定により市等が行う生活困窮者住居確保給付金の支給に要する費用

3 第7条第1項及び第2項の規定により市等が行う生活困窮者就労準備支援事業及び生活困窮者

一時生活支援事業の実施に要する費用

4 第7条第1項及び第2項の規定により市等が行う生活困窮者家計相談支援事業並びに子どもの学習・生活支援事業及び同項第3号に掲げる事業の実施に要する費用

**（都道府県の支弁）**

**第13条** 次に掲げる費用は、都道府県の支弁とする。

1 第5条第1項の規定により都道府県が行う生活困窮者自立相談支援事業の実施に要する費用

2 第6条第1項の規定により都道府県が行う生活困窮者住居確保給付金の支給に要する費用

3 第7条第1項及び第2項の規定により都道府県が行う生活困窮者就労準備支援事業及び生活困窮者一時生活支援事業の実施に要する費用

4 第7条第1項及び第2項の規定により都道府県が行う生活困窮者家計相談支援事業並びに子どもの学習・生活支援事業及び同項第3号に掲げる事業の実施に要する費用

5 第10条第1項の規定により都道府県が行う事業の実施に要する費用

**（福祉事務所未設置町村の支弁）**

**第14条** 第11条第1項の規定により福祉事務所未設置町村が行う事業の実施に要する費用は、福祉事務所未設置町村の支弁とする。

**（国の負担及び補助）**

**第15条** 国は、政令で定めるところにより、次に掲げるものの4分の3を負担する。

1 第12条の規定により市等が支弁する同条第1号に掲げる費用のうち当該市等における人口、被保護者（生活保護法（昭和25年法律第144号）第6条第1項に規定する被保護者をいう。第3号において同じ。）の数その他の事情を勘案して政令で定めるところにより算定した額

2 第12条の規定により市等が支弁する費用のうち、同条第2号に掲げる費用

3 13条の規定により都道府県が支弁する同条第1号に掲げる費用のうち当該都道府県の設置する福祉事務所の所管区域内の町村における人口、被保護者の数その他の事情を勘案して政令で定めるところにより算定した額

4 13条の規定により都道府県が支弁する費用のうち、同条第2号に掲げる費用

②国は、予算の範囲内において、政令で定めるところにより、次に掲げるものを補助することができる。

1 第12条及び第13条の規定により市等及び都道府県が支弁する費用のうち、第12条第3号及び第13条第3号に掲げる費用の3分の2以内

2 第12条及び第13条の規定により市等及び都道府県が支弁する費用のうち、第12条第4号並びに第13条第4号及び第5号に掲げる費用の2分の1以内

③前項に規定するもののほか、国は、予算の範囲内において、政令で定めるところにより、前条の規定により福祉事務所未設置町村が支弁する費用の4分の3以内を補助することができる。

④生活困窮者就労準備支援事業及び生活困窮者家計改善支援事業が効果的かつ効率的に行われている場合として政令で定める場合に該当するときは、第2項の規定の適用については、同項第1号中「掲げる費用」とあるのは「掲げる費用並びに第7条第1項の規定により市等及び都道府県が行う生活困窮者家計改善支援事業の実施に要する費用」と、同項第2号中「並びに第13条第4号及び第5号」とあるのは「及び第13条第4号（いずれも第7条第1項の規定により市等及び都道府県が行う生活困窮者家計改善支援事業の実施に要する費用を除く。）並びに第13条第5号」とする。

**第3章　生活困窮者就労訓練事業の認定**

**第16条** 雇用による就業を継続して行うことが困難な生活困窮者に対し、就労の機会を提供するとともに、就労に必要な知識及び能力の向上のために必要な訓練その他の厚生労働省令で定める便宜を供与する事業（以下この条において「生活困窮者就労訓練事業」という。）を行う者は、厚生労働省令で定めるところにより、当該生活困窮者就労訓練事業が生活困窮者の就労に必要な知識及び能力の向上のための基準として厚生労働省令で定める基準に適合していることにつき、都道府県知事の認定を受けることができる。

②都道府県知事は、生活困窮者就労訓練事業が前項の基準に適合していると認めるときは、同項の認定をするものとする。

③都道府県知事は、第1項の認定に係る生活困窮者就労訓練事業（次項及び第21条第2項において「認定生活困窮者就労訓練事業」という。）が第1項の基準に適合しないものとなったと認めるときは、同項の認定を取り消すことができる。

④国及び地方公共団体は、認定生活困窮者就労訓練事業を行う者の受注の機会の増大を図るように努めるものとする。

**第4章　雑則**

**（雇用の機会の確保）**

**第17条** 国及び地方公共団体は、生活困窮者の雇用の機会の確保を図るため、職業訓練の実施、就職の

あっせんその他の必要な措置を講ずるように努めるものとする。

②国及び地方公共団体は、生活困窮者の雇用の機会の確保を図るため、国の講ずる措置と地方公共団体の講ずる措置が密接な連携の下に円滑かつ効果的に実施されるように相互に連絡し、及び協力するものとする。

③公共職業安定所は、生活困窮者の雇用の機会の確保を図るため、求人に関する情報の収集及び提供、生活困窮者を雇用する事業主に対する援助その他必要な措置を講ずるように努めるものとする。

④公共職業安定所は、生活困窮者の雇用の機会の確保を図るため、職業安定法（昭和22年法律第141号）第33条の4第1項の規定による届出をして無料の職業紹介事業を行う都道府県等が求人に関する情報の提供を希望するときは、当該都道府県等に対して、当該求人に関する情報を電磁的方法（電子情報処理組織を使用する方法その他の情報通信の技術を利用する方法をいう。）その他厚生労働省令で定める方法により提供するものとする。

**（不正利得の徴収）**

**第18条** 偽りその他不正の手段により生活困窮者住居確保給付金の支給を受けた者があるときは、都道府県等は、その者から、その支給を受けた生活困窮者住居確保給付金の額に相当する金額の全部又は一部を徴収することができる。

②前項の規定による徴収金は、地方自治法（昭和22年法律第67号）第231条の3第3項に規定する法律で定める歳入とする。

**（受給権の保護）**

**第19条** 生活困窮者住居確保給付金の支給を受けることとなった者の当該支給を受ける権利は、譲り渡し、担保に供し、又は差し押さえることができない。

**（公課の禁止）**

**第20条** 租税その他の公課は、生活困窮者住居確保給付金として支給を受けた金銭を標準として課することができない。

**（報告等）**

**第21条** 都道府県等は、生活困窮者住居確保給付金の支給に関して必要があると認めるときは、この法律の施行に必要な限度において、当該生活困窮者住居確保給付金の支給を受けた生活困窮者又は生活困窮者であった者に対し、報告若しくは文書その他の物件の提出若しくは提示を命じ、又は当該職員に質問させることができる。

②都道府県知事は、この法律の施行に必要な限度にお

いて、認定生活困窮者就労訓練事業を行う者又は認定生活困窮者就労訓練事業を行っていた者に対し、報告を求めることができる。

③第1項の規定による質問を行う場合においては、当該職員は、その身分を示す証明書を携帯し、かつ、関係者の請求があるときは、これを提示しなければならない。

④第1項の規定による権限は、犯罪捜査のために認められたものと解釈してはならない。

**（資料の提供等）**

**第22条** 都道府県等は、生活困窮者住居確保給付金の支給又は生活困窮者就労準備支援事業若しくは生活困窮者一時生活支援事業（第3条第6項第1号に掲げる事業に限る。）の実施に関して必要があると認めるときは、生活困窮者、生活困窮者の配偶者若しくは生活困窮者の属する世帯の世帯主その他その世帯に属する者又はこれらの者であった者の資産又は収入の状況につき、官公署に対し必要な文書の閲覧若しくは資料の提供を求め、又は銀行、信託会社その他の機関若しくは生活困窮者の雇用主その他の関係者に報告を求めることができる。

②都道府県等は、生活困窮者住居確保給付金の支給に関して必要があると認めるときは、当該生活困窮者住居確保給付金の支給を受ける生活困窮者若しくは当該生活困窮者に対し当該生活困窮者が居住する住宅を賃貸する者若しくはその役員若しくは職員又はこれらの者であった者に、当該住宅の状況につき、報告を求めることができる。

**（情報提供等）**

**第23条** 都道府県等は、第7条第1項に規定する事業及び給付金の支給並びに同条第2項各号に掲げる事業を行うに当たって、生活保護法第6条第2項に規定する要保護者となるおそれが高い者を把握したときは、当該者に対し、同法に基づく保護又は給付金若しくは事業についての情報の提供、助言その他適切な措置を講ずるものとする。

**（町村の一部事務組合等）**

**第24条** 町村が一部事務組合又は広域連合を設けて福祉事務所を設置した場合には、この法律の適用については、その一部事務組合又は広域連合を福祉事務所を設置する町村とみなす。

**（大都市等の特例）**

**第25条** この法律中都道府県が処理することとされている事務で政令で定めるものは、地方自治法第252条の19第1項の指定都市（以下この条において「指定都市」という。）及び同法第252条の22第1項の中核市（以下この条において「中核市」とい

う。）においては、政令の定めるところにより、指定都市又は中核市が処理するものとする。この場合においては、この法律中都道府県に関する規定は、指定都市又は中核市に関する規定として指定都市又は中核市に適用があるものとする。

**（実施規定）**

**第26条** この法律に特別の規定があるものを除くほか、この法律の実施のための手続その他その執行について必要な細則は、厚生労働省令で定める。

## 第5章 罰則

**第27条** 偽りその他不正の手段により生活困窮者住居確保給付金の支給を受け、又は他人をして受けさせた者は、3年以下の懲役又は100万円以下の罰金に処する。ただし、刑法（明治40年法律第45号）に正条があるときは、刑法による。

**第28条** 第5条第3項（第7条第3項及び第11条第2項において準用する場合を含む。）又は第9条第5項の規定に違反して秘密を漏らした者は、一年以下の懲役又は100万円以下の罰金に処する。

**第29条** 次の各号のいずれかに該当する者は、30万円以下の罰金に処する。

①第21条第1項の規定による命令に違反して、報告若しくは物件の提出若しくは提示をせず、若しくは虚偽の報告若しくは虚偽の物件の提出若しくは提示をし、又は同項の規定による当該職員の質問に対して、答弁せず、若しくは虚偽の答弁をした者

②第21条第2項の規定による報告をせず、又は虚偽の報告をした者

**第30条** 法人の代表者又は法人若しくは人の代理人、使用人その他の従業者が、その法人又は人の業務に関して第27条又は前条第2号の違反行為をしたときは、行為者を罰するほか、その法人又は人に対して各本条の罰金刑を科する。

## 附 則

**（施行期日）**

**第1条** この法律は、平成27年4月1日から施行する。ただし、附則第3条及び第11条の規定は、公布の日から施行する。

**（検討）**

**第2条** 政府は、この法律の施行後3年を目途として、この法律の施行の状況を勘案し、生活困窮者に対する自立の支援に関する措置の在り方について総合的に検討を加え、必要があると認めるときは、その結果に基づいて所要の措置を講ずるものとする。

# 7. 子どもの貧困対策の推進に関する法律

〈平成25年法律第64号〉

## 第1章 総則

**（目的）**

**第1条** この法律は、子どもの現在及び将来がその生まれ育った環境によって左右されることのないよう、全ての子どもが心身ともに健やかに育成され、及びその教育の機会均等が保障され、子ども一人一人が夢や希望を持つことができるようにするため、子どもの貧困の解消に向けて、児童の権利に関する条約の精神にのっとり、子どもの貧困対策に関し、基本理念を定め、国等の責務を明らかにし、及び子どもの貧困対策の基本となる事項を定めることにより、子どもの貧困対策を総合的に推進することを目的とする。

**（基本理念）**

**第2条** 子どもの貧困対策は、社会のあらゆる分野において、子どもの年齢及び発達の程度に応じて、その意見が尊重され、その最善の利益が優先して考慮され、子どもが心身ともに健やかに育成されることを旨として、推進されなければならない。

②子どもの貧困対策は、子ども等に対する教育の支援、生活の安定に資するための支援、職業生活の安定と向上に資するための就労の支援、経済的支援等の施策を、子どもの現在及び将来がその生まれ育った環境によって左右されることのない社会を実現することを旨として、子ども等の生活及び取り巻く環境の状況に応じて包括的かつ早期に講ずることにより、推進されなければならない。

③子どもの貧困対策は、子どもの貧困の背景に様々な社会的な要因があることを踏まえ、推進されなければならない。

④子どもの貧困対策は、国及び地方公共団体の関係機関相互の密接な連携の下に、関連分野における総合的な取組として行われなければならない。

**（国の責務）**

**第3条** 国は、前条の基本理念（次条において「基本理念」という。）にのっとり、子どもの貧困対策を総合的に策定し、及び実施する責務を有する。

（地方公共団体の責務）

**第4条** 地方公共団体は、基本理念にのっとり、子どもの貧困対策に関し、国と協力しつつ、当該地域の状況に応じた施策を策定し、及び実施する責務を有する。

（国民の責務）

第5条　国民は、国又は地方公共団体が実施する子どもの貧困対策に協力するよう努めなければならない。

（法制上の措置等）

第6条　政府は、この法律の目的を達成するため、必要な法制上又は財政上の措置その他の措置を講じなければならない。

（子どもの貧困の状況及び子どもの貧困対策の実施の状況の公表）

第7条　政府は、毎年1回、子どもの貧困の状況及び子どもの貧困対策の実施の状況を公表しなければならない。

第2章　基本的施策

（子どもの貧困対策に関する大綱）

第8条　政府は、子どもの貧困対策を総合的に推進するため、子どもの貧困対策に関する大綱（以下「大綱」という。）を定めなければならない。

②大綱は、次に掲げる事項について定めるものとする。

1　子どもの貧困対策に関する基本的な方針

2　子どもの貧困率、一人親世帯の貧困率、生活保護世帯に属する子どもの高等学校等進学率、生活保護世帯に属する子どもの大学等進学率等子どもの貧困に関する指標及び当該指標の改善に向けた施策

3　教育の支援、生活の安定に資するための支援、保護者に対する職業生活の安定と向上に資するための就労の支援、経済的支援その他の子どもの貧困対策に関する事項

4　子どもの貧困に関する調査及び研究に関する事項

5　子どもの貧困対策に関する施策の実施状況についての検証及び評価その他の子どもの貧困対策に関する施策の推進体制に関する事項

③内閣総理大臣は、大綱の案につき閣議の決定を求めなければならない。

④内閣総理大臣は、前項の規定による閣議の決定があったときは、遅滞なく、大綱を公表しなければならない。

⑤前2項の規定は、大綱の変更について準用する。

⑥第2項第2号の「子どもの貧困率」、「一人親世帯の貧困率」、「生活保護世帯に属する子どもの高等学校等進学率」及び「生活保護世帯に属する子どもの大学等進学率」の定義は、政令で定める。

（都道府県計画等）

第9条　都道府県は、大綱を勘案して、当該都道府県における子どもの貧困対策についての計画（次項及び第3項において「都道府県計画」という。）を定めるよう努めるものとする。

②市町村は、大綱（都道府県計画が定められているときは、大綱及び都道府県計画）を勘案して、当該市町村における子どもの貧困対策についての計画（次項において「市町村計画」という。）を定めるよう努めるものとする。

③都道府県又は市町村は、都道府県計画又は市町村計画を定め、又は変更したときは、遅滞なく、これを公表しなければならない。

（教育の支援）

第10条　国及び地方公共団体は、教育の機会均等が図られるよう、就学の援助、学資の援助、学習の支援その他の貧困の状況にある子どもの教育に関する支援のために必要な施策を講ずるものとする。

（生活の安定に資するための支援）

第11条　国及び地方公共団体は、貧困の状況にある子ども及びその保護者に対する生活に関する相談、貧困の状況にある子どもに対する社会との交流の機会の提供その他の貧困の状況にある子どもの生活の安定に資するための支援に関し必要な施策を講ずるものとする。

（保護者に対する職業生活の安定と向上に資するための就労の支援）

第12条　国及び地方公共団体は、貧困の状況にある子どもの保護者に対する職業訓練の実施及び就職のあっせんその他の貧困の状況にある子どもの保護者の所得の増大その他の職業生活の安定と向上に資するための就労の支援に関し必要な施策を講ずるものとする。

（経済的支援）

第13条　国及び地方公共団体は、各種の手当等の支給、貸付金の貸付けその他の貧困の状況にある子どもに対する経済的支援のために必要な施策を講ずるものとする。

（調査研究）

第14条　国及び地方公共団体は、子どもの貧困対策を適正に策定し、及び実施するため、子どもの貧困に関する指標に関する研究その他の子どもの貧困に関する調査及び研究その他の必要な施策を講ずるものとする。

第3章　子どもの貧困対策会議

（設置及び所掌事務等）

第15条　内閣府に、特別の機関として、子どもの貧困対策会議（以下「会議」という。）を置く。

②会議は、次に掲げる事務をつかさどる。

1　大綱の案を作成すること。

2　前号に掲げるもののほか、子どもの貧困対策に関する重要事項について審議し、及び子どもの貧困対策の実施を推進すること。

③文部科学大臣は、会議が前項の規定により大綱の案を作成するに当たり、第8条第2項各号に掲げる事項のうち文部科学省の所掌に属するものに関する部分の素案を作成し、会議に提出しなければならない。

④厚生労働大臣は、会議が第2項の規定により大綱の案を作成するに当たり、第8条第2項各号に掲げる事項のうち厚生労働省の所掌に属するものに関する部分の素案を作成し、会議に提出しなければならない。

⑤内閣総理大臣は、会議が第2項の規定により大綱の案を作成するに当たり、関係行政機関の長の協力を得て、第8条第2項各号に掲げる事項のうち前2項に規定するもの以外のものに関する部分の素案を作成し、会議に提出しなければならない。

⑥会議は、第2項の規定により大綱の案を作成するに当たり、貧困の状況にある子ども及びその保護者、学識経験者、子どもの貧困対策に係る活動を行う民間の団体その他の関係者の意見を反映させるために必要な措置を講ずるものとする。

**（組織等）**

**第16条**　会議は、会長及び委員をもって組織する。

②会長は、内閣総理大臣をもって充てる。

③委員は、会長以外の国務大臣のうちから、内閣総理大臣が指定する者をもって充てる。

④会議の庶務は、内閣府において文部科学省、厚生労働省その他の関係行政機関の協力を得て処理する。

⑤前各項に定めるもののほか、会議の組織及び運営に関し必要な事項は、政令で定める。

**附　則　抄**

**（施行期日）**

**第1条**　この法律は、公布の日から起算して1年を超えない範囲内において政令で定める日から施行する。

**（検討）**

**第2条**　政府は、この法律の施行後5年を経過した場合において、この法律の施行の状況を勘案し、必要があると認めるときは、この法律の規定について検討を加え、その結果に基づいて必要な措置を講ずるものとする。

**附　則（令和元年6月19日法律第41号）**

**（施行期日）**

1　この法律は、公布の日から起算して3月を超えない範囲内において政令で定める日から施行する。

**（検討）**

2　政府は、この法律の施行後5年を目途として、この法律による改正後の子どもの貧困対策の推進に関する法律（以下この項において「新法」という。）の施行の状況を勘案し、必要があると認めるときは、新法の規定について検討を加え、その結果に基づいて必要な措置を講ずるものとする。

# さ～そ

や〜よ

ら〜ろ

わ

貧困に対する支援
【新・社会福祉士シリーズ16】

2022(令和4)年5月30日　初　版1刷発行

編　者　伊藤秀一

発行者　鯉渕友南

発行所　株式
　　　　会社　弘文堂　101-0062　東京都千代田区神田駿河台1の7
　　　　　　　　　　　TEL 03(3294)4801　振替 00120-6-53909
　　　　　　　　　　　https://www.koubundou.co.jp

装　丁　水木喜美男

印　刷　三美印刷

製　本　井上製本所

ISBN978-4-335-61221-3

# 新・社会福祉士シリーズ 全22巻

福祉臨床シリーズ編集委員会/編

**2021年度からスタートした新たな教育カリキュラムに対応!**

新・社会福祉士シリーズ 1
医学概論

## シリーズの特徴

社会福祉士の新カリキュラムに合致した科目編成により、社会福祉問題の拡大に対応できるマンパワーの養成に貢献することを目標とするテキストです。
たえず変動し拡大する社会福祉の臨床現場の視点から、対人援助のあり方、地域福祉や社会福祉制度・政策までをトータルに把握し、それらの相互関連を描き出すことによって、社会福祉を学ぶ者が、社会福祉問題の全体関連性を理解できるようになることを意図しています。

◎＝精神保健福祉士と共通科目